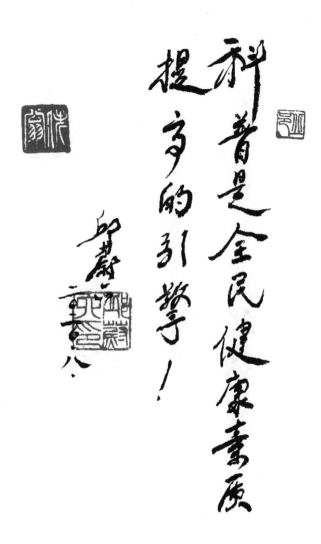

科普是全民健康素质
提高的引擎！

卯寿
二〇一
八

但願人長久

祝賀《有醫說醫—談醫論症科普薈》出版

戴建戎

二〇二〇年九月

谈医论症

防病随身

让医学神奇的魔力进入寻常百姓家

让健康生活融入千家万户

张书医 敬贺
庚子年

有医说医

——谈医论症科普荟

郭莲 罗蒙 主编

上海交通大学出版社

内容提要

本书汇编整理了上海交通大学医学院附属第九人民医院从事临床工作多年、临床经验丰富的专家执笔或审稿的多篇科普文章，从预防、诊断、治疗、日常保健等多个方面对内科、外科、口腔科及其他科室的常见疾病进行了深入浅出的介绍，语言通俗，重点突出。同时，对于读者关注的问题进行了较为详尽的阐述，关于常见病防治方面的不少疑问在书中都能找到满意的答案。更是对第九人民医院已在上海交通大学出版社出版的《谈医论症话健康》一到四辑精华文章的荟萃。

图书在版编目（CIP）数据

有医说医：谈医论症科普荟 / 郭莲，罗蒙主编.—
上海：上海交通大学出版社，2020
ISBN 978-7-313-23862-7

Ⅰ.①有 … Ⅱ.①郭…②罗… Ⅲ.①常见病—诊疗
—普及读物 Ⅳ.①R4-49

中国版本图书馆CIP数据核字（2020）第188952号

有医说医——谈医论症科普荟
YOUYI SHUOYI（TANYI LUNZHENG KEPU HUI）

主　　编：郭　莲 罗　蒙

出版发行：上海交通大学出版社		地　　址：上海市番禺路951号	
邮政编码：200030		电　　话：021-64071208	
印　　制：苏州市越洋印刷有限公司		经　　销：全国新华书店	
开　　本：710mm×1000mm 1/16		印　　张：16.5	
字　　数：295千字			
版　　次：2020年10月第1版		印　　次：2020年10月第1次印刷	
书　　号：ISBN 978-7-313-23862-7			
定　　价：48.00元			

编委会名单

三、口腔科

四、其他

序

医学科普百家谈 领航健康新时代

2020年，一场始料未及的新冠肺炎疫情席卷全球，影响和改变着人们的生活。此次疫情既是一次与时间赛跑、与病毒抗争的生死战场，也是一场全民医疗科普的重要课堂。如何通过多种途径向公众传播医学科普知识、重塑公众健康生活理念，已成为医疗卫生部门及全社会亟待解决的课题。上海开放大学联合上海交通大学医学院附属第九人民医院，以"社区教育志愿服务总队"为纽带，先行开启了"医学科普进社区、健康生活惠全民"的实践探索之路。

社区教育志愿服务总队是在市文明办、市志愿者协会的指导下，在市教委的领导下，由上海开放大学、上海市学习型社会建设服务指导中心统筹运作，现已在全市成立了41个工作站和228个服务点，招募志愿者逾5万人。其中，上海交通大学医学院附属第九人民医院（下简称"九院"）发挥三甲医院的高峰学科优势，组建了由近200名医学专家组成的社区教育志愿服务工作站，用优质医疗资源服务社区，以丰富多彩的科普项目承担着健康传播者的社会责任。

"医学科普进社区"是总队依托九院工作站重点培育的志愿服务项目，旨在形成"医教结合"提升全民健康素养的创新路径，《谈医论症话健康》系列丛书便是其中一项重要成果。自2016年起，先后由院党委书记沈国芳、郭莲担任主编，院宣传处汇聚数百名临床经验丰富的医学专家、各科室医务工作者策划撰写的《谈医论症话健康》已连续出版四辑并经新华书店在全国发行。该套丛书被列为"上海市社区教育系列教材"，由总队通过社区教育志愿服务网络配送到全市各社区（老年）院校和学习点，为居民带来了权威的"健康福音"，2019年获评为"上海老年教育优秀教材（读本）"。

丛书根植于百姓的健康需求，在医学专业术语与大众化语言之间架起一座桥梁，将晦涩难懂的医学名词转化为权威、可读、易懂的通俗语言，深受百姓喜爱，也鼓励带动了更多优秀的医务工作者加入科普写作的队伍中来。如今《有医说医——谈医论症科普荟》顺势破茧而出，从众多优秀成果中遴选出目前最受百姓关注的健康问题，如"糖尿病常见认知误区""把动脉斑块变成'死火山'""别让结石和息肉成为'癌'患""'午餐美容'有三大风险"等，同时延续了科学性、知识性、趣味性和可读性于一体的特点，更适用于医学科普教育落地社区、产生实效。

今年正值九院建院100周年，《有医说医——谈医论症科普荟》精选了100篇文章，寓意献礼建院百年，这既是对医务工作者传播健康知识付出和收获的盘点，更是对广大读者的真诚回报。通过这套书，彰显新时代医务工作者的人文情怀，将医学科普工作纳入社区教育，既是创设健康理念传播的有效机制，又是推进学习型社会建设的应然之举。

疫情终将过去，人们对健康的渴求却不会停歇。只有持续加强"人人参与、人人受益"和"健康融入万策"的理念，加大医学科普宣传教育力度，扩大社会有序参与规模，才能在春暖花开之时，人人共享"健康上海行动"结出的累累硕果。本书的付梓出版要特别感谢九院医务工作者的辛勤付出，感谢九院邱蔚六、戴尅戎和张志愿三位中国工程院院士为本书题字，期待九院社区教育志愿服务工作站以此为新的起点，让"医学健康"形成有温度、有实效的宣传教育品牌，让医学科普为每位市民的健康生活领航。希望今后能有更多如九院这样的高水平专业机构，积极关注和参与社区教育志愿服务工作，聚力打造学习型社会建设共同体，不断探索终身学习的新方式、新途径，为实现人民群众对美好生活的向往不懈努力！

2020年9月1日

（作者系上海开放大学校长、
上海市学习型社会建设服务指导中心主任）

目 录

一、内科

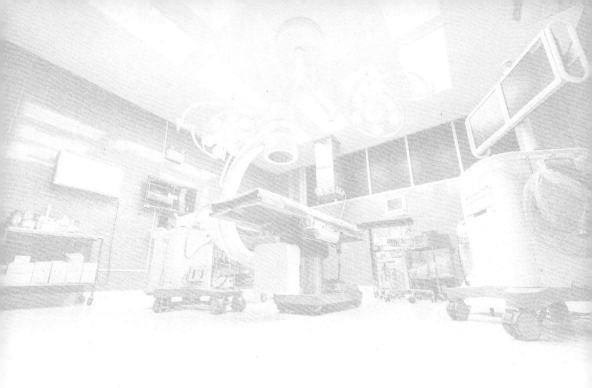

一、内　科

口干、眼干就是干燥综合征吗

赵福涛　风湿免疫科

秋季，很多人都会受到口干、眼干、眼痒、唇干、咽痛等问题的困扰，且大多习惯性地认为这是季节性的"秋燥"来袭，没什么大不了的。秋冬季节气候干燥，人们确实容易受到秋燥的困扰，但身体发出的"干燥警报"有些是病理性因素引起的。如果口干、眼干同时发生，持续且至少3个月没有缓解，就需要警惕是否得了"干燥综合征"。

干燥综合征是一种侵犯外分泌腺体（唾液腺、泪腺、腮腺等）的慢性系统性自身免疫性疾病，分为原发性与继发性两大类。它可继发于类风湿关节炎、系统性红斑狼疮、硬皮病和皮肌炎等多种结缔组织病。原发性干燥综合征属全球性疾病，在我国人群的发病率为0.3%~0.7%。其发病特点是女性多发，全球男女之比为1:9。临床主要表现为：口干，唾液减少，甚至吃干食必须水送，多发龋齿；眼干，有异物感，泪液减少，甚至无泪；反复腮腺肿大，关节疼痛肿胀；多系统损害，包括肺间质病变、萎缩性胃炎、慢性肝炎、肾小管酸中毒、血液系统损害及淋巴瘤等。

门诊有些患者常会问："医生，我怎么知道自己是不是患有干燥综合征呢？"其实，在临床工作中，要诊断干燥综合征，尤其是早期诊断，依赖于对口干燥症及干燥性角膜炎、抗链球菌超抗原（SSA）抗体和（或）抗斯耶格伦综合征B抗原（SSB）抗体、唇腺的灶状淋巴细胞浸润的检测。临床上，大多数患者以口干、眼干症状来就诊，与疾病累及唾液腺、泪腺相关。临床上，可根据唾液流率、角膜破裂时间、角膜染色、Schirmer实验阳性来辅助诊断。此外，自身抗体，如抗SSA抗体和抗SSB抗体，在疾病诊断中也起着重要的作用，前者在本病的敏感性高，后者则特异性较强。唇腺的灶状淋巴细胞浸润是干燥综合征患者特征性的病理学表现，是干燥综合征侵犯唾液腺体的最直接证明，故有较高的特异性。近年来，微创唇腺活检术因其具有创伤小、诊断阳性率较高、活检次日伤口即可愈合的优势，得到了临床推广。

那么，口干、眼干就一定是干燥综合征吗？答案是否定的。诊断原发性干燥综合征需要排除一些其他可能引起口干、眼干症状的疾病。老年人腺体退化萎缩会感觉口干、眼干；糖尿病患者经常有口干、口渴症状；而某些患者味蕾萎缩，同样也有口干症状；部分患者服用药物，如颠茄、山莨菪碱-2、抗溃疡药，以及放疗或化疗时，同样可出现口干不适。因此，当出现口干或眼干时，有必要到门诊做进一步检查以确诊。引起眼干的疾病也很多，首先要排除眼睛本身的病变，如眼睑下垂、眼球突出、泪囊堵塞等引起的干眼及泪少症状；其次要排除因过度用眼、环境干燥、某些药物等所致，这些因素同样也可造成患者眼干不适。患者可去眼科门诊检查，以明确诊断。

氨基转移酶升高就是肝炎吗

许 洁 卢君瑶 感染科

说到肝功能，人们常常首先会想到氨基转移酶（转氨酶）。其实转氨酶只不过是临床上常用的检查肝脏功能的指标之一。

肝功能检验主要包括血清丙氨酸氨基转移酶（ALT）、天门冬氨酸氨基转移酶（AST）、碱性磷酸酶（ALP）、γ-谷氨酰转肽酶（GGT）、胆红素（Bil）、白蛋白（ALB）等检测项目。那么，我们该如何解读这些肝功能指标呢？

转氨酶不止存在于肝细胞

我们通常所说的转氨酶就是丙氨酸氨基转移酶和天门冬氨酸氨基转移酶。

丙氨酸氨基转移酶主要存在于肝细胞中，其次为骨骼肌、肾脏、心肌中。ALT是肝细胞损害的敏感指标，其水平与肝脏损伤程度呈正比。

天门冬氨酸氨基转移酶主要存在于心肌中，其次才是肝脏、骨骼肌和肾脏等组织中。

当发生急性心肌梗死时，AST可显著升高。由于ALT和AST在骨骼肌、肾脏等都有分布，所以骨骼肌坏死、皮肌炎及肾梗死等均可导致其升高。

临床上，通常以转氨酶检测值对参考范围上限（ULN）的倍数来划分其升高水平，可以分为轻度升高（$<5\times$ULN）、中度升高（$<10\times$ULN）和显著升高（$>15\times$ULN）。

转氨酶升高的情况

急性、慢性肝炎，酒精性肝病、药物性肝炎、脂肪肝、肝癌等都可以造成肝细胞损伤，特别是发生急性病毒性肝炎、缺血性肝炎、急性药物或毒物诱导性肝损害时，转氨酶升高幅度最大可达上千单位每升，甚至更高。

当转氨酶升高$<2\times$ULN时，如患者无症状，白蛋白、凝血酶原时间和胆红素水平正常，可暂时随访观察。

分析转氨酶指标需要注意以下几种特殊情况。

（1）终末期肝病患者，由于有功能的肝细胞大量丧失，其ALT、AST可在正常值范围内。

（2）心肌和骨骼肌等脏器有损害时，ALT、AST也有可异常升高。

（3）在剧烈运动、长途旅行时可出现一过性的AST（偶有ALT）水平升高。

其他肝功能指标

总胆红素（TBil）、直接胆红素（DBiL）和总胆汁酸（TBA）是反映胆红素代谢及胆汁淤积的主要指标。

在病毒性肝炎患者中，血清胆红素浓度越高，肝细胞损害就越严重，病程也越长。在酒精性肝炎患者中，血清胆红素浓度超过上限值的5倍是预后不良的表现。

总蛋白（TP）和白蛋白（ALB）是反映肝脏合成功能的主要指标。白蛋白100%由肝细胞合成，所以各种原因导致肝细胞受损时，均可以导致白蛋白合成减少，于是白蛋白指标值降低。

白蛋白降低常见于慢性肝病，如肝硬化患者。但低白蛋白血症并非对肝病特异，还可见于蛋白质丢失、白蛋白消耗增加、蛋白质摄入减少人群，以及慢性感染和恶性肿瘤等患者。孕妇、周岁儿童以及10岁后的青春期少年的血清ALP水平会升高，高脂饮食后血清ALP水平也会短暂升高。

在排除上述生理因素及发生骨骼疾病后，血清ALP明显升高主要提示胆管阻塞性疾病，如胆道结石、胆管癌及胰头癌等。

GGT分布在多种组织中，血清GGT升高主要见于肝胆胰疾病，也可见于肝细胞炎症性疾病，如各种急慢性肝炎、酒精性肝病及肝硬化等，但是这类疾病的GGT通常只是轻中度升高。

此外，血清GGT水平升高也见于服用巴比妥类药物或苯妥英钠的患者，以及酗酒人群或酒精性肝病患者，亦见于：慢性阻塞性肺疾病、肾功能不全、急性心肌梗死后等疾病状态。

GGT的临床价值在于它有助于判断高ALP的组织来源，因为GGT活性在骨病时并不升高。GGT和ALP同时显著升高，则有助于证明ALP升高来源于肝胆疾病。

带您一起了解新冠病毒肺炎

陈云天　熊维宁　呼吸科

2019年12月起,我国和其他多个国家相继发现多起不明原因肺炎病例,人群中传播速度很快,最后确诊为新型冠状病毒肺炎。本文简要科普一下新型冠状病毒肺炎的临床特点和防治措施,以期给大众普及该疾病的防治常识,解除群众心中对本病的疑惑和恐慌。

什么是2019新型冠状病毒肺炎

冠状病毒是一个大型病毒家族,包括很多种病毒,大部分都无危害或危害性较小,极少数可引起严重急性呼吸综合征(SARS)和中东呼吸综合征(MERS)等较严重疾病。新型冠状病毒是以前从未在人体中发现的冠状病毒新毒株,2020年1月12日被世界卫生组织命名为2019-nCoV,由它感染后所引起的肺炎称为新型冠状病毒肺炎(NCP)。国际上,命名为COVID-19。该病毒在体外生存力其实并不强,对紫外线和热很敏感,56℃30分钟、乙醚、75%乙醇、含氯消毒剂、过氧乙酸和氯仿等均可有效灭活该病毒。

新冠病毒是怎么传播的

被新型冠状病毒感染的患者均可成为传染源,具有传染给其他人的能力,主要的传播途径还是经呼吸道飞沫传播和接触传播,而气溶胶和粪-口等也有传播的可能。通过流行病学调查显示,感染病例多可追踪到与确诊病例有过近距离密切接触的情况。飞沫传播是指患者喷嚏、咳嗽、说话的飞沫或呼出的气体被近距离直接吸入所导致的感染;接触传播是指飞沫沉积在物品表面,手接触污染后,再接触口腔、鼻腔、眼睛等处的黏膜,导致感染;气溶胶传播是指飞沫混合在空气中,形成气溶胶,被吸入后导致感染。各个年龄段的人都可能被病毒感染,其中老年人和体弱多病的人似乎更容易被感染,儿童和孕产妇也是新型冠状病毒感染肺炎的易感人群。因此,上述这些特殊人群在日常生活中更应该提高警惕,做好必要的防护。

新冠肺炎患者会出现哪些症状

新型冠状病毒感染所致的肺炎,潜伏期3~7天,起初患者有发热、乏力、干咳,少数患者伴有鼻塞、流涕、咽痛、肌痛和腹泻,病情加重后可逐渐出现呼吸困难等。在较严重病例中,感染可导致严重呼吸衰竭,甚至死亡。

新冠肺炎患者检查指标会有哪些异常表现

（1）发病初期的患者，其外周血白细胞总数正常或减少，可见淋巴细胞计数减少，部分患者的肝酶、乳酸脱氢酶和肌红蛋白增高，多数患者的C-反应蛋白和红细胞沉降率升高，严重者D-二聚体升高，外周血淋巴细胞会进行性减少。

（2）呼吸道分泌物采样、血液、粪便等标本的病毒核酸检测呈阳性，发病后病毒抗体检测呈阳性。

（3）患者胸部影像学表现呈现多发小斑片影及间质改变，以肺外带明显，可进展为双肺多发磨玻璃影、肺实变等。

如何确诊新冠肺炎

如果近期曾有重点地区旅居史，与确诊患者或发热人群等接触史，存在聚集性发病的，出现上述各项临床症状和实验室检查结果异常的人群属于疑似病例，进一步结合新型冠状病毒核酸或病毒特异性抗体检测，若结果呈阳性可明确诊断。如果疑似病例连续2次新型冠状病毒核酸检测结果呈阴性（采样时间至少间隔24小时）且发病7天后该病毒特异性抗体检测仍为阴性者可排除疑似。

确诊新冠肺炎后如何治疗

确诊患病后一定要严格地卧床休息，保证充足的营养，推荐进食高蛋白食物(如鸡蛋、鱼、瘦肉及奶制品等)，维持水电解质酸碱平衡，密切监测病情，吸氧，根据当地实际医疗条件可选用α-干扰素、洛匹那韦/利托那韦、利巴韦林、阿比多尔等药物抗病毒，慎用广谱抗菌药物。对于重症患者，必要时可给予高流量给氧、无创或有创机械通气支持、体外膜肺氧合、肾替代治疗和血液净化治疗等。中医药治疗(莲花清瘟胶囊、疏风解毒胶囊等)对疾病早期也有一定的疗效。

我们该如何去做好预防

到底应该如何预防感染新型冠状病毒？建议要加强个人防护，避免接触野生禽畜，杜绝带病上班、聚会，及时就医等，具体建议如下。

1. 加强个人防护

（1）出门戴好口罩，特别是前往人群密集的公共场所时，例如，电影院、网吧、KTV、大型商场、车站、机场、码头和展览馆等。

（2）做好个人防护和手卫生。家庭置备体温计、口罩、家用消毒用品等物品。保持手卫生，从公共场所返回、咳嗽手捂之后、饭前便后，用洗手液或肥皂流水洗手至少20秒，或者使用免洗洗手液。不确定手是否清洁时，避免用手接触口、鼻、眼。不要随地吐痰，打喷嚏或咳嗽时，用手肘衣服遮住口鼻。

（3）保持良好的生活习惯。居室整洁，勤开窗、通风，定时消毒。平衡膳食，均衡营养，适度运动，充分休息。口鼻分泌物用纸巾包好，弃置于有盖垃圾箱内。

主动做好个人与家庭成员的健康监测,自觉发热时要主动测量体温。家中有小孩的,可以常摸摸小孩的额头,如有发热迹象要为其测量体温。

2. 避免接触野生禽畜

(1)避免接触禽畜、野生动物及其排泄物和分泌物,避免购买活禽和野生动物。

(2)避免前往动物农场和屠宰场、活禽动物交易市场或摊位、野生动物栖息地等场所。必须前往时要做好防护,尤其是职业暴露人群。

(3)避免食用野生动物。不要食用已经患病的动物及其制品,要从正规渠道购买冰鲜禽肉,食用禽肉蛋奶时要充分煮熟。处理生鲜制品时,器具要生熟分开并及时清洗,避免交叉污染。

3. 杜绝带病上班、聚会

如出现发热、咳嗽等呼吸道感染症状时,一定要居家休息,不要外出和旅行。天气良好时居室多通风,接触他人请佩戴口罩。要避免带病上班、上课及聚会等。

4. 出现身体不适时请及时就医

从重点防控地区外出旅行归来的人群,如出现发热咳嗽等呼吸道感染症状,应根据病情就近选择医院发热门诊就医,并戴上口罩就诊,同时告知医生是否有与类似患者或动物接触史、旅行史等。

大众如何挑选、佩戴口罩

1. 佩戴原则

(1)在非疫区空旷且通风场所不需要佩戴口罩,进入人员密集或密闭公共场所需要佩戴口罩。

(2)在疫情高发地区空旷且通风场所建议佩戴一次性使用医用口罩;进入人员密集或密闭公共场所需佩戴医用外科口罩。

(3)有疑似症状到医院就诊时,需佩戴防护标准不低于医用外科口罩。

(4)有呼吸道基础疾病患者需在医生指导下使用防护口罩。年龄极小的婴幼儿不能戴口罩,因为容易引起窒息。

(5)棉纱口罩、海绵口罩和活性炭口罩对预防病毒感染无保护作用。

2. 推荐的口罩类型及使用对象

(1)一次性使用医用口罩:推荐公众在非人员密集的公共场所使用。

(2)医用外科口罩:防护效果优于一次性使用医用口罩,推荐疑似病例、公共交通司乘人员、出租车司机、环卫工人、公共场所服务人员等在岗期间佩戴。

(3)KN95/N95及以上防护口罩:防护效果优于医用外科口罩、一次性使用医用口罩,推荐现场调查、采样和检测人员使用,公众在人员高度密集场所或密闭公共场所也可佩戴。

（4）医用防护口罩（9132或1860）：推荐发热门诊、隔离病房医护人员及确诊患者转移时佩戴。

只要人们充分了解并掌握新型冠状病毒肺炎疾病的特点、传播方式、预防措施等，积极实行疫情防控"四早"策略，做到早发现、早诊断、早隔离及早治疗，把联防联控机制落实到基层，建立起完整的全民有效的防控网络，随着特异性新冠病毒疫苗的研制成功和人群的广泛接种，以及积极有效的抗病毒药物的成功筛选，人类一定能将兴风作浪的新冠病毒关到牢笼中。与此同时，保持健康的生活方式包括积极锻炼身体是增强个人免疫力的有效方法。

 # 老年高血压患者能拔牙吗

陆　平　老年病科

随着社会逐渐进入老龄化，老龄疾病也相继增多，牙齿疾患是老年人常需面对的问题之一。口腔科的两大疾病——牙周病和龋病的多发年龄为60岁以上，而老年人高血压、冠心病等疾病增加了拔牙手术的风险性。老年人拔牙让许多口腔科医生犯难，因为一不留神，拔牙就很容易成为心脑血管意外的导火线。

不少老年患者因龋病到医院要求拔牙时，常会因其患有高血压而遭到牙科医生的拒绝。很多人会问，老年高血压患者就不能拔牙了吗？的确，对老年高血压患者来说，拔牙是有一定风险性的，但也要视个人的具体情况而定，不能一概而论。

如果患者只是血压偏高，无心、肾、脑并发症，并且全身状况良好，或虽然血压较高，但服药后血压长期稳定，并且无明显的自觉症状，都是可以拔牙的。

老年高血压患者拔牙应注意哪些事项呢？

（1）70岁以上老年高血压患者对拔牙的耐受力差，出现风险的概率大，是否需要拔牙更应谨慎，应充分检查和评估后再定。

（2）老年高血压患者在拔牙之前一定要先告知医生自己的高血压病史，就诊时一定要选择正规的医院进行治疗。

（3）老年高血压患者在拔牙前必须要测量血压，如服药后血压仍不能降低，患者应改期拔牙。

（4）老年高血压患者拔牙前应打消顾虑，精神不要过度紧张，以防出现心率加快、血压升高等症状。

（5）老年高血压患者在拔牙前不宜空腹，因为空腹拔牙易出现晕厥现象；也不能吃得太饱，以防加重心脏负担。

（6）老年高血压患者拔牙后容易出血，应注意压迫止血和应用降压、止血药物。拔牙后当天不能做剧烈运动或重体力劳动，不饮酒，不吮吸创口，不漱口。

（7）拔牙后当麻醉药性消失，拔牙创口略有疼痛，一般不需服药，若有发热、疼痛剧烈、肿胀或大量出血的情况，应及时到拔牙的医院就诊。

（8）应当强调的是：①如果老年高血压患者出现四肢麻木、头晕呕吐、头痛头胀等现象，不宜拔牙；②如果老年高血压患者已有心、肾、脑等脏器病变或已出现心力衰竭，应该由专科治疗评估后才能决定是否拔牙；③术前应做好全面检查，对心功能有个精准评价。对心功能较差的患者，应在严密心血管监护下进行，严格控制拔牙时间和做到无痛拔牙。

其他情况下的老年高血压患者拔牙应注意哪些事项呢？

（1）高血压患者拔牙，其血压的安全范围应控制在160/90mmHg以内，血压的风险界限是180/100mmHg。

（2）合并糖尿病患者，要求空腹血糖控制在8.0mmol/L以内，术前还应考虑用抗菌药。

（3）尿毒症血透患者专科评估能耐受拔牙者，要求术前一天无肝素血透，术前还应考虑用药抗菌，预约心电监护拔牙。

（4）服用抗凝、抗血小板药物的患者拔牙时，要求术前一天停用此类药物，以防术后严重出血。

（5）血液病及肝硬化血小板减少患者，如果血小板计数<80×10^9/L，则为拔牙禁忌。

（6）患有心脑血管疾病的老年人如果要拔牙，必须病情稳定、无症状，心电图检查显示无严重广泛的心肌缺血，心肌酶谱和肌钙蛋白检查正常方可进行。

（7）曾经得过心肌梗死或脑梗死的患者，更应有至少半年的稳定期。

（8）对于病情不稳定或最近才开始发生的心绞痛、未得到控制的心律不齐、心功能Ⅲ级以上、心肌梗死与拔牙手术间隔少于6个月者，均应视为拔牙禁忌。

（9）对于植入了心脏起搏器或各种心脏支架、冠状动脉旁路手术的患者，术前还应考虑使用抗菌药，以降低菌血症的发生。

5 说说高血压患者规范用药的重要性

盛 净 老年科

高血压不规范用药的后果如何?

罗先生,78岁,5年前体检时发现,收缩压为170~180mmHg,舒张压为80~90mmHg,结合其他体检指标,医生给他戴上了高血压病的帽子。但他是一位西药治疗的抵制者,认为西药对肝肾损害很大。在最近的5年里,坚持要服用纯中药降压,还配合"夹耳朵""按脚心"等物理治疗。当周围朋友询问他治疗效果,他的回答含糊其辞:"有时有效,有时无效!"然而,他最近体检发现,尿蛋白、肌酐等肾脏指标严重超标,进一步检查后诊断为慢性肾功能衰竭。随后,罗先生只能进行血液透析治疗。现在看来,如果罗先生能够在高血压早期就进行规范治疗,绝对不会在数年里进展到血液透析的地步。

"三低一高"仍是我国高血压病防治的现状

在现代医学领域中,仍有很多疾病的发病机制是目前无法明确的,但高血压病却是个例外。高血压的发病机制已经明确,且精准的靶点已经找到,心、脑、肾已经成为高血压病侵犯的靶器官。这就意味着对于95%的高血压病患者来说,针对病因进行药物治疗,是可以有效控制高血压病的。

而对于老年高血压病患者来说,由于多存在动脉粥样硬化,导致血管弹性变差,所以血压就会呈现收缩压高、舒张压低,脉压相差很大的情况。这样的情况容易使血压波动幅度增大,从而使心肌梗死、脑卒中、肾功能衰竭的发生概率大大增加。因此,老年高血压病患者更需要接受规范的药物治疗。

目前,欧美发达国家高血压病的发病率已经出现了"拐点",但在我国,高血压病的发病率仍在不断上升,并且呈现出"知晓率低""治疗率低""控制率低"和"并发症病死率高""三低一高"的特点。目前,在我国高血压病的并发症中,脑卒中的发病率是位列全球第一的,且心血管事件、肾功能不全的发病率也在不断升高。这与我国目前在高血压病的预防、治疗方面存在诸多问题有关。其中,广大民众对高血压病药物治疗的认识误区可能就是重要原因之一。

光靠中药控制血压行不通

中医学对于高血压病的作用机制也有过详细的阐述和分类。其中一些中药对预防高血压病的并发症、阻止动脉粥样硬化等方面具有较好的疗效。但是,在应对高血压急症时,西药比中药拥有更明确的作用机制和有效的作用途径,因而降压效果更明显和快速。所以，像罗先生那样排斥西药治疗、完全依靠中医药治疗的做法，只能是延误了治疗时机，使靶器官进一步受损。

另外，对于高血压病前期或轻度高血压病患者来说，是可以通过包括调整饮食结构，服用三七、丹参、苦丁茶等中药茶饮来逆转高血压病的。而如果高血压已经进展为中度以后，单纯通过中药茶饮等方式来控制血压是不现实的。而且，同一种中药受其产地、种植时间等影响，药效成分会相差很大，现在不少中药因其种植土壤重金属污染严重，如果长期饮用这类中药茶饮，有可能会患上其他疾病。譬如，临床上可见长期饮用苦丁茶后患上血液病者。因此，热衷于把中医药治疗作为高血压治疗的唯一方法是绝不可取的。

未来高血压病用药能实现个人订制

如今，在不少基层医院中，以珍菊降压片、复方利血平片、复方降压片等为代表的降压复方制剂，依然可以看见其身影。这些在20世纪五六十年代我国首创的复方制剂，将若干种具有降压作用的药物，按比例调配在一起制成，因其价廉、研发成本低，且有一定的降压效果，历史上对我国高血压病防治做出过贡献。

然而，近二三十年，随着高血压病发病机制的明确，随之有针对性的西药被研发出来，我国传统复方制剂的优势越来越小了。而且，在这类复方制剂成分中，虽然各种药物成分剂量小，但是种类繁多，对其适用人群缺乏更精准的划分。因此，长期服用后出现不良反应的概率也会日益增多。一些复方制剂以利尿剂为基本成分，但长期服用此类药物，对于像糖尿病患者来说并不适合，容易引起空腹血糖的升高。还有一些复方制剂以中枢降压药利血平为主要成分，长期使用可能会影响患者的脑功能。

但是，高血压病的复方制剂是未来高血压病药物治疗的重要发展方向。这里所指的"复方制剂"不再是传统的复方制剂，而是基于高血压病发病机制，又针对特定高血压人群研制而成的复方制剂。这种复方制剂的成分简单，只由两三种主流的降压药组成，如利尿剂+血管紧张素Ⅱ受体阻滞剂（ARB）组合，更适合盐高敏型高血压病患者；钙通道阻滞剂+ARB组合，更适合心动过速型高血压病患者。未来的复方制剂还可以实现个性化订制，就像配镜一样，针对不同类型的高血压病患者做精细化定制，从而达到高血压治疗的更佳境界。

糖尿病常见认知误区

陈凤玲　内分泌科

糖尿病是一组由多病因引起的以慢性高血糖为特征的代谢性疾病,是由于胰岛素分泌和(或)利用缺陷引起。关于糖尿病的诊断标准,1999年WHO糖尿病专家委员会报告指出,糖尿病症状加随机血糖大于等于11.1mmol/L,或空腹血糖大于等于7mmol/L,或口服葡萄糖耐量试验(OGTT)2小时血糖大于等于11.1mmol/L,即可诊断为糖尿病。

没有口干、多尿、消瘦等表现就不是糖尿病吧?

若无典型"三多一少"症状,需再测一次血糖并证实为高,诊断才成立。

我不吃糖,没有家族病史,怎会得糖尿病呢?

糖尿病的病因和发病机制极为复杂,至今尚未被阐明。总的来说,遗传因素及环境因素共同参与其发病。不同类型糖尿病其病因不同。

1型糖尿病(T1DM):绝大多数是自身免疫性疾病,遗传因素和环境因素共同参与其发病。T1DM有遗传易感性,其遗传易感性涉及50多个基因,包括组织相容性白细胞抗原(HLA)基因和非HLA基因,现尚未被完全识别。环境因素以及病毒感染:风疹病毒、腮腺炎病毒、柯萨其病毒、脑心肌炎病毒和巨细胞病毒等;化学毒物和饮食因素;自身免疫因素(胰岛自身抗体、T淋巴细胞)。

2型糖尿病(T2DM):主要由遗传因素与环境因素所致,包括胰岛素抵抗和β细胞功能缺陷,胰岛α细胞功能异常和肠促胰岛素分泌缺陷,肠道菌群结构异常等。

一旦开始吃药就要终身服药了吗?

在饮食和运动不能使血糖控制达标时,应及时应用降糖药物治疗,早期应用降糖药物可良好地控制血糖,有一部分患者的胰岛功能可得到恢复,后期糖尿病药物可以减少甚至停药。如果不及时进行药物干预,发生糖尿病并发症后会影响生活质量和预期寿命。对于新诊断的2型糖尿病患者,良好的血糖控制能降低糖尿病微血管并发症和长期大血管事件发生和死亡的风险。

我不吃药,是药就有三分毒?

目前,糖尿病降糖药种类比较多,多无明显的毒性作用,大部分肝肾功能正常或轻度受损的患者都能被正常代谢掉。一般降糖药物的不良反应包括低血糖、肝肾功能损伤、胃肠道反应。如果患者一开始就存在肝肾功能受损,医生会选用一些合适的降糖药物。长期高血糖的危害极大,本身会对肾脏造成较大损失,并最终发展成尿毒症。所以,应及时应用降糖药物,并定期随访,遵医嘱使用。

血糖高,开点药把血糖降下来就可以了吗?

糖尿病治疗强调综合治疗,近期目标是控制高血糖和相关代谢紊乱以消除糖尿病症状和防止急性并发症,远期目标是预防和(或)延缓糖尿病慢性并发症的发生和发展,提高患者的生活质量、降低病死率和延长寿命。综合控制包括血糖、血压、血脂及体重等,不仅仅是控制好血糖就可以。

朋友用这个药效果很好,我也开这药可以吗?

糖尿病的治疗强调个体化治疗,医生会根据每位患者的基本病情(家族遗传史、体重、血脂、肝肾功能、胰岛功能及心肺功能等)制订合适的个体化治疗方案。

我不注射胰岛素,注射了就会成瘾

胰岛素无任何成瘾性,该应用时要及时应用。胰岛素应用适应证包括:1型糖尿病;各种严重的糖尿病急性或慢性并发症;手术、妊娠和分娩;新发病且与1型糖尿病鉴别困难的消瘦糖尿病;新诊断的2型糖尿病伴有明显高血糖;或在糖尿病病程中无明显诱因出现体重下降者;2型糖尿病β细胞功能明显减退症;某些特殊类型糖尿病。

药物治疗后不需控制饮食,想吃啥就吃啥

合理的饮食控制是糖尿病血糖控制的基本措施。降糖方案一定要在良好控制饮食的基础上进行制订,胰岛素降糖患者注射完胰岛素后少吃会发生低血糖,多吃血糖就会偏高。接受降糖药物治疗的糖尿病患者要求定时定量规律进食。

饮食误区:过度控制饮食或饥饿疗法

过度控制饮食会造成严重营养不良,促进糖尿病神经并发症、低蛋白血症、贫血甚至饥饿性酮症的发生。饮食量应根据患者身高、体重、活动量、并发症情况等制定。因此,每一位糖尿病患者应在医生的帮助下制订适合自己的营养计划,形成良好饮食习惯,纠正代谢紊乱,达到良好的代谢控制,预防并发症的发生。

血脂正常,为什么要吃降血脂的药?

糖尿病患者的血脂管理要比正常人严格,例如,糖尿病不合并动脉粥样硬化性心血管疾病者要求低密度脂蛋白小于2.6mmol/L,合并动脉粥样硬化性心血管疾病者要求低密度脂蛋白小于1.8mmol/L,这个标准比非糖尿病患者要严格。所以有些糖尿病患者即使血脂在正常范围内,仍需使用降脂药物。

糖尿病患者为什么要做踝肱指数ABI、血管超声甚至下肢动脉计算机断层摄影血管造影(CTA)检查?

医生应对糖尿病患者进行并发症评估。与非糖尿病人群相比,糖尿病人群中动脉粥样硬化症的患病率要高2~4倍,且发病年龄较轻,病情进展也较快。而

且有些糖尿病患者就诊时已有足背动脉搏动减弱，需要做进一步检查踝肱指数（ABI）、血管超声甚至下肢动脉CTA检查等。糖尿病大血管病变危害较大，严重者可发生脑梗死、心肌梗死、下肢动脉闭塞以及由于足坏疽造成的截肢等。因此，对于糖尿病大血管病变，应尽可能做到早发现、早预防以延缓并发症的进展。

让遗传病不再困扰家庭

宋怀东　　内分泌科

很久以前，当父母所得疾病出现在子女身上，并且一代一代传下去的时候，人们对这种家族"魔咒"般的疾病产生了莫大的恐慌。后来，我们知道这些疾病叫做遗传性疾病，同时也认识到，对于遗传性疾病，医生们往往束手无策，治不好。

随着医学的不断发展，如今对于遗传性疾病的治疗手段越来越多。20世纪90年代初，人类基因组计划的开启更是打开了新世界的大门，对疾病的认识迈向了分子时代，于是我们又拥有了一种攻克遗传性疾病的"新武器"——分子诊断。

治疗糖尿病"有的放矢"

对于糖尿病，我们发现有些糖尿病是会遗传给下一代的，有些糖尿病虽然不一定会遗传，但是后代发病的风险明显高于普通人群。

有种糖尿病只是"感应装置"故障。糖尿病中有一种特殊类型的新生儿糖尿病，是一种出生时就带有的遗传性先天性糖尿病。原先不了解这种糖尿病的时候，这些患儿一出生就要注射胰岛素，不仅给患儿带来巨大的痛苦，而且其血糖也非常难控制。后来发现，这类糖尿病是一种葡萄糖感受器的基因发生了突变。

胰岛有一套"感应装置"，我们吃进去的食物，在体内变成葡萄糖，血液中葡萄糖的量是多还是少，β细胞上的两种蛋白可以感知，并根据感知到的水平高低来调控胰岛素的分泌。这类患者的葡萄糖感受器坏了，血糖再高机体也无法感知，胰岛就接收不到分泌胰岛素的"指令"，但是胰岛素的合成能力和分泌能力其实是正常的。只要把葡萄糖感受器"调试"好了，就可以达到非常好的治疗效果。后来研究发现，这类患者是由于组成葡萄糖感受器的一个基因KCNJ11突变引起的，使用磺脲类药物就可以治疗这种糖尿病，比如常用的格列本脲（优降糖）、格列齐特（达美康）等。用药1年后糖化血红蛋白就能控制稳定，可以跟正常人一样。如果不做分子诊断，这类患者就没办法得到合理的治疗。

有种糖尿病不必用药。最近还发现了一种葡萄糖激酶突变的基因，这类糖尿病不需要吃药，也不需要注射胰岛素，只要调整生活方式和进行饮食控制就可以了。因为这类基因突变导致的糖尿病的病程是良性的。糖尿病最可怕的是并发症。目前，治疗糖尿病之所以要严格控制血糖，就是为了预防心、脑、肾、眼睛等的并发症。但是葡萄糖激酶基因突变的糖尿病，发生并发症的概率极低。

可见，分子诊断对糖尿病的治疗有很大的指导作用。

大多数糖尿病是40岁以后发病的，但有些单基因遗传性糖尿病多在二三十岁或更早就发病了。比如MODY糖尿病（年青发病的成年型糖尿病），一般是家族中几代人都有比较年青的糖尿病患者，大多在25岁前发病。另外，还有线粒体糖尿病，是一种比较严重的糖尿病类型，除了糖尿病之外，还会累及神经等全身多系统。对于这些糖尿病，分子诊断除了可以明确诊断让治疗"有的放矢"之外，还可以通过产前诊断来避免这一疾病遗传给下一代。

常规疗法治不好的"甲减"

我国开展新生儿筛查后，发现先天性甲状腺功能减退症（甲减）的患病率较高，大约每2 000个新生儿中就有一个先天性甲减。

先天性甲减的患儿缺乏甲状腺激素，如果出生后就使用甲状腺素替代就可以达到较好的治疗效果。但事实上，在先天性甲减中有一类患儿用甲状腺素替代是无效的。比如甲状腺激素受体突变的先天性甲减，即使补充甲状腺素，由于受体突变，对甲状腺素不敏感，治疗就无效。还有一类先天性甲减是因为把甲状腺素从细胞外转运到细胞内的一种蛋白发生了突变，而甲状腺素必须进入细胞内才能发挥作用，进入不到细胞内，血液中甲状腺素浓度再高也没有用。像这样的患者，如果及时做分子诊断，就知道不能选择常规的治疗方法，可能需要将甲状腺素提高到比常规更高的水平才能起到一定的治疗作用。

有些遗传病可以被阻断

家族中有遗传性疾病，或者生下的孩子患有先天性遗传性疾病，一家人都会焦虑和纠结，后代是否都将遗传这一疾病，还要不要生孩子呢？

现在，分子诊断可以明确一部分疾病的遗传基因，有助于阻断遗传。比如生下的孩子患有先天性心脏病、唇腭裂、先天性耳聋、性发育异常及先天性甲减等疾病，最好做分子诊断找出突变基因，因为同样是先天性心脏病或唇腭裂，不同家族的致病基因是不同的。然后生二胎的时候做产前检查，避免再生下这类疾病的患儿。

所以，我们建议有遗传疾病的夫妇，在怀孕前进行遗传咨询。如果明确患有基因突变导致的疾病，在怀孕早期两三个月的时候进行产前诊断，抽取羊水做分子诊断，明确胎儿是否存在这一基因突变，如果遗传了这一基因突变，就要跟家属沟通决定是否终止妊娠。这类夫妇还是有机会生育不带有这种基因突变的孩子的。

对于单基因遗传疾病，除了产前诊断之外，还有试管婴儿的方法可以避免遗传。比如，想要怀孕的时候，做试管婴儿培养多个胚胎，然后筛查这些胚胎是否带有父母的基因突变，选择不带有基因突变的胚胎植入母体，就能生育一个正常的孩子。而且这一孩子携带的是正常的基因，他的后代也就不会再遗传这类疾病，这一遗传就被阻断了。

有些遗传病可以预防

目前，已经发现的先天性遗传疾病有几千种，但并不是所有的先天性遗传疾病都能用分子诊断来明确。已经发现致病基因的疾病还不是很多。比如先天性耳聋、先天性甲减等，如果用现在的分子诊断技术来检查，大约有一半的患者可以明确致病基因，剩下一半左右的患者目前还没有找到致病基因，还需要进一步的研究。如β-珠蛋白生成障碍性贫血（地中海贫血）基本都能检测出致病基因，这种贫血主要见于我国南部广东、广西及云南等地区。

遗传性疾病中，有些是单基因遗传，而有些是多基因遗传。

比如，先天性甲减就是单基因遗传病，只要存在这一基因突变，就一定会得先天性甲减。对于单基因遗传性疾病，一旦得了这一疾病，一般都没有办法改变，但是可以通过药物治疗等方法，使疾病得以改善，让患者能够像正常人一样生活。

先天性甲减，目前是一种可治疗的疾病。大多数先天性甲减只要药物替代治疗，效果良好者就可以像正常孩子一样，学习、工作都不受影响。

再比如唇腭裂，也是一种单基因遗传性疾病，但可以通过整形改变这种外观。还有先天性心脏病，可以通过手术使患者拥有正常的心脏功能。所以，先天性疾病并不是都没有办法治疗，有些疾病目前已有很好的治疗方法。而对于一些我们目前还无法治疗的遗传性疾病，我们还可以通过分子诊断的方式，避免将这一疾病遗传给下一代。

肥胖、高血压、2型糖尿病、甲亢等疾病则属于多基因遗传病。

多基因遗传病是指体内有几十个基因突变与这一疾病的发病有关。所以，父母有这一疾病，子女不一定就有这一疾病，属于散在遗传性疾病，具有家族聚集性特点。多基因疾病的遗传规律非常复杂，很难推测。父母有这类疾病，子女得这类疾病的风险就高得多。

对于多基因遗传病，即使带有易感基因，也不一定就会得病。环境因素和遗传因素联合在一起才会发病。比如，肥胖，有家族史，但如果控制饮食、积极运动，也可能不会肥胖。糖尿病也是这样，虽然携带了糖尿病的易感基因，患糖尿病的风险比正常人高，但是如果控制饮食，控制好体重，也不一定会患糖尿病。

多基因遗传疾病多半是遗传背景下由于生活方式改变导致的疾病。通过对生活方式的干预，可以让疾病不发生，这是我们可以做到的。这类疾病也是可以预防的。

8 告诉你糖尿病的一些"真相"

陆颖理　内分泌科

糖尿病已经成为一种家喻户晓的慢性疾病，但糖尿病的病因、机制、治疗等还存在很多未知的地方。本文将带大家去发现了一些不寻常的糖尿病"真相"。

同位素示踪剂发现糖尿病"真相"

葡萄糖分子是由6个碳原子以及12个氢原子、6个氧原子组成，如果把正常的碳12变成同位素碳13，葡萄糖就可以被定位、定量跟踪，它的分解、代谢过程就能一一展现在我们面前。有了这一技术，就能对糖尿病的发生、发展机制开展进一步的研究。

我们为什么会得糖尿病？为什么有些患者并没有过量饮食，也出现了糖尿病？糖尿病究竟是因为饮食过量，还是肝脏代谢异常引起？

有些患者是因为吃得太多导致血糖升高，但有的患者吃得不多也得了糖尿病，这是因为肝脏合成葡萄糖过多引起的。有些患者不吃晚饭或者晚饭后血糖正常，但早晨起来后血糖还是超标。这是因为，血糖并不是因为吃得多就会超标，而是因为合成过多才超标的。通过同位素示踪剂检查，就能发现这一机制。

研究发现，糖尿病患者进食葡萄糖后，吸收葡萄糖的量确实比非糖尿病患者要多。而糖尿病患者在肝脏中合成的葡萄糖比非糖尿病患者也更多一些。

有些糖尿病患者存在胰岛素抵抗，肌肉吸收葡萄糖障碍，通过同位素示踪剂检查，就能精准了解糖尿病患者肌细胞是否吸收了葡萄糖，从而更进一步了解糖尿病的病理机制。

同位素示踪剂不但可以跟踪葡糖糖，还能跟踪脂肪、蛋白质等其他多种代谢物质。通过药物跟踪研究，还能进一步指导临床治疗方案。

"两次打击"会导致糖尿病发病风险剧增

糖尿病其实是一种代谢性疾病，在西方发达国家已经出现拐点，发病率呈下降趋势，但在我国仍处于上升趋势。2014年，我国华东地区展开了大范围的糖尿病流行病学调查，尤其是环境因素的调查。在对经济环境因素的调查中发现，儿童时期经历1959—1962年中国经济萧条、人群营养状态最缺乏的时期，成年后经历改革开放经济迅速发展、大吃大喝导致营养过剩的时期，同时经历过这两个时期的人群，糖尿病的发病率最高。

我们将其称为"两次打击"理论：童年期过饥、成年期过饱导致糖尿病发病率增高。

同样的，一日三餐"饥一顿、饱一顿"的饮食习惯，也会导致糖尿病的发病风险增加，跟"两次打击"理论相符。

有些爱美的减肥人士崇尚饥饿疗法、辟谷疗法，一星期中持续饥饿5~6天，然后再集中进食1~2天，这种饮食方式也会对细胞造成"两次打击"，从而增加糖尿病的患病风险。

另外，有些孕妇在妊娠期为了保持身材，过度控制饮食，使得胎儿处在饥饿状态中，这类婴儿出生后，也容易罹患糖尿病。

"两次打击"理论并非糖尿病发病的唯一病因。调查还发现，环境污染中的铅暴露与肥胖相关，其机制可能与免疫相关。

糖友出现颌面肿块可能是感染

临床中，口腔肿块患者中有一大部分合并糖尿病、合并感染。这些患者血糖一旦升高则容易引起感染，而且感染会发生在身体的任何部位。口腔颌面内感染时，由于包膜较厚，内部的感染因子无法渗透出去，就容易形成肿块，会被误认为是肿瘤。实际上，这类患者经过抗感染治疗和降血糖治疗后，肿块就会逐渐消失。

另外，口腔颌面部感染还容易引起蜂窝织炎，而蜂窝织炎如果得不到及时有效的治疗，就容易引起败血症，导致全身感染而危及生命，且病死率较高。

以此为基础，内分泌科与口腔颌面头颈-肿瘤科开展合作，救治了众多糖尿病合并口腔颌面部感染的患者。

除此之外，牙周病、牙体牙髓病等多种口腔疾病也与糖尿病相关。我们在多年的临床工作中发现，很多糖尿病患者牙齿都有严重的缺失，有些严重的糖尿病患者满口牙齿都脱落了。但是，由于存在糖尿病的基础，这类患者的牙齿种植成功率相对较低。除此，如果血糖控制不好，牙周病、牙体牙髓病、口腔修复及口腔黏膜病等的治疗也会非常困难。

曾有一位来自温州的患者，因外院诊断为舌癌而慕名来到上海第九人民医院就诊。在后来的检查中发现，患者血糖很高，会诊意见认为，患者的"舌癌"可能只是口腔舌头的严重感染，经过抗感染和降血糖治疗后，果不其然，患者的"舌癌"逐渐消失。

偏头痛"赖"上止痛药怎么办

苏敬敬　刘建仁　神经内科

临床中经常会有问：为什么我有偏头痛，开始服用止痛药管用，而越吃越没用了呢？

这种往往偏头痛发作比较频繁，导致他们偏头痛发作时就要服用止痛药。开始服用止痛药后效果明显，但一旦不服用，头痛会加重，而且止痛药的剂量会越来越大，所以就形成了对止痛药身体和心理的依赖，长此以往就会出现"即使服用了止痛药效果也越来越差，但不服药会更痛"的现象，出现头痛迁延不愈，患者诉"一天到晚都痛"，我们称之为药物依赖性头痛，或药物滥用性头痛。

止痛药也会"成瘾"

研究认为，止痛药对中枢神经系统都有不同程度的影响。如果长期或大量服用止痛药，会逐渐减弱中枢神经系统自身存在的抗痛机制，反而可能出现痛觉过敏，轻微的外界刺激都可能诱发或加重偏头痛的发生，出现偏头痛发作更加频繁，程度更加严重，这样就形成了对止痛药生理和心理上的依赖。

患者一旦停用止痛药，则会产生种种戒断症状，如失眠、焦虑、全身不适及胃肠道症状等。

出现这种情况，患者可能通过增加服药剂量或服药次数，短时间内可能会缓解疼痛，但长时间却可形成恶性循环，头痛会越来越重。这类患者往往非常痛苦，生活质量很差，工作效率不高，严重影响生活和工作质量。

因此，服用止痛药与我们常见的吸烟饮酒一样也会"成瘾"。得了头痛不能滥用止痛药物。这一点应该引起医生和患者的重视。

得了药物滥用性头痛该怎么办

（1）首先，医护人员应该对这种患者进行长期至少1年时间的随访，并且告知患者这种偏头痛不是药物使用不足所致，而是药物使用过量导致的。告知患者每周使用2~3天的止痛药已经过量了，要学会如何正确使用止痛药物。

（2）在撤去止痛药物之前需要口服预防性用药，因为预防性用药达到有效血药浓度的时间常需4周左右。常见的预防性用药包括抗癫痫药，如托吡酯、丙戊酸钠、加巴喷丁及左乙拉西坦等。

（3）口服预防性用药3~4周后，才开始逐渐停用止痛药物。有些药物可以立即撤去，如含对乙酰氨基酚的药物、麦角胺类和曲普坦类药物，而有些药物则需要缓慢撤去,如苯二氮䓬类、巴比妥类等。

需要告知患者在撤药过程中可能出现戒断症状,如恶心、呕吐、睡眠障碍、心慌、焦虑、反跳性头痛等,平均持续3~5天,可以给予止吐、镇静、水化,甚至激素治疗。此外,可以同时结合生物反馈疗法、松弛训练、压力管理和认知行为治疗。

如果偏头痛每月疼痛发作的时间超过15天,每次超过4小时,而且这种状态已经超过3月,那么可以说患者得了慢性偏头痛。对于慢性偏头痛,有研究表明,使用A型肉毒毒素行局部注射治疗是安全有效的。

⑩ 血液净化不只是清除"尿毒"

丁　峰　肾脏内科

说起肾脏病,除了恶性肿瘤之外,人们最害怕的大概就是尿毒症了。以前,得了尿毒症相当于得了"绝症"。然而,随着医学的不断进步,尿毒症已经成为一种可以长期生存的慢性疾病。对于尿毒症的治疗,大家比较熟悉的应该就是血透了。血透全称是血液透析,是血液净化技术中的一种。

血液净化是一种医疗技术,是把患者的血液引出身体外,并通过一种净化装置除去其中某些致病物质,从而净化血液,达到治疗疾病的目的。血液净化包括血液透析、血液滤过、血液灌流、血浆置换及免疫吸附等不同方法。

血液净化可治疗全身多种疾病

大众对血液净化的了解,可能就是治疗尿毒症的血液透析疗法。事实上,血液净化不仅能治疗尿毒症,还能治疗其他各个系统的多种疾病,基本上覆盖了我们人体的各个脏器和临床的各个专业。

风湿免疫性疾病:比如系统性红斑狼疮、血管炎患者,血液中会产生自身抗体,攻击人体正常的细胞组织。通过血液净化的方法,把这些致病抗体清除干净,就能快速抑制病情,然后再结合药物治疗,达到长期控制的效果。对于一些重症红斑狼疮、重症血管炎患者,就可以采用血液净化的方法来治疗。

神经内科疾病:比如格林-巴利综合征、重症肌无力等,可以通过血液净化中的一种方式——血浆净化技术,把血液中的致病物质清除,也可以达到快速治疗的效果。

血液病:有许多血液病可以通过血液净化来治疗,比如多发性骨髓瘤、溶血性贫血等。

肝脏疾病：比如重症肝炎患者肝功能衰竭时，需要人工肝技术来维持肝功能，这也是一种血液净化的方法。

心血管疾病：心脏病患者如果出现心衰、体内水钠潴留严重时，也可以用血液净化的方式——超滤技术，将血液中的水钠清除。家族性高脂血症患者，当血脂严重超标、药物无法使血脂下降时，也可以使用血液净化技术清除过多的血脂。

现代血液净化技术不再仅限于治疗尿毒症，还可以治疗全身多种疾病，是一项发展迅速的医疗技术，也是一种多学科联合的治疗方式。但是，血液净化技术不能滥用。

破净化大难题，让两全其美更完美

血液净化治疗有一大难题。血液从血管内流出进入净化装置，经净化后再回到血管中，在这整个净化过程中，需要使用抗凝药物避免血液凝固，维持血液的流动状态。但是，抗凝药物是把"双刃剑"，在防止血液凝固的同时，也可能有引起全身出血的风险，尤其是罹患出血性疾病的患者，抗凝药物的使用会大大增加出血的风险。必须精准地把控抗凝药物的剂量，根据病情变化随时调整药量，才能保证血液净化的顺利进行。

比如，刚刚经历手术的患者、刚刚遭受外伤的患者，出现急性肾功能衰竭时，需要血液净化治疗。如果使用抗凝药物就可能引起大出血而危及生命，但不做血液净化治疗同样也会危及生命。遇到这类情况，无论是医生、患者还是家属，都很难做出抉择。

一种技术的高度，就取决于对这类疑难复杂病例的处理。临床上，90%的患者都是普通患者，只有10%的患者是疑难复杂病例。就像一场考试，最难的是附加题，但也正是附加题才是真正考验一个人学识深浅的关键题。

国际上，对于既有出血倾向（比如脑出血、胃溃疡、紫癜等）又需要抗凝的患者，常采用局部枸橼酸抗凝的方法来处理，可以达到"两全其美"的效果。其实，这个"美"并不完美。因为这一技术非常复杂、麻烦，消耗大量的人力，成本也非常高，需要医生、护士全程人工监测患者生命体征和各项指标的变化，随时调整药物剂量。在医护人员非常紧缺的当下，这一技术想要常规开展起来就非常困难。

针对这一难题，我们对局部枸橼酸抗凝技术进行深入研究，历时近10年，利用枸橼酸药代动力学和钙离子透析清除动力学原理，结合研究组发现的连续性肾脏替代治疗（CRRT）二阶段补钙现象，最终使得局部枸橼酸抗凝技术变得精准、简单且可操作，并利用上述发现研发制作成自动化设备，将医护人员彻底解放出来，使这一技术可以达成普适化、大众化。

很多患者在血液净化的过程中都需要使用局部枸橼酸抗凝来处理。比如

CRRT治疗的患者中，就有20%~40%的高危出血风险患者需要使用这一技术。维持性透析患者中也有10%~20%的患者需要使用这一技术。自动化局部枸橼酸抗凝技术辅助下的透析疗法替代无肝素透析疗法，在保证疗效的同时更加安全，并能更加长久地维持透析治疗的顺利开展。

创透析新技术，全面提高毒素清除率

以前，尿毒症被认为是"绝症"，后来有了透析技术，这一疾病就成为慢性病，患者可以长期生存。但是，在透析治疗的过程中，患者又出现了很多并发症，发现很多中分子毒素无法清除，于是就将透析膜的孔径扩大，这样一来中分子毒素就能被顺利清除了。但随之又发现了大分子毒素无法清除带来的并发症，然后又进一步对透析膜进行改善……

血液净化是一种不完全的肾脏替代疗法，对毒素的清除并不完全。

血液中的毒素大致可以分为三大类。其中一类毒素与血液中的蛋白质相结合，被称为蛋白结合毒素，常规的透析治疗无法清除这类毒素。而且研究还发现，这类毒素与尿毒症患者的心脑血管疾病高发有关，并最终增加尿毒症患者的病死率。

虽然吸附、灌流技术能够将蛋白结合毒素清除，但同时也会伤害血液中的正常成分。为此，我们研发了一种"脂质体透析技术"。这一方法简单、安全，蛋白结合毒素的清除率也得以成倍提高。

除了尿毒症患者，肝功能衰竭患者血液净化治疗的核心问题也是如何提高蛋白结合毒素的清除率。以往使用白蛋白透析液来结合并清除这些毒素，但其价格昂贵，很多患者及家庭都无法接受。现在使用"脂质体透析技术"，就能很好地解决这个问题。

♥ 11 得了痛风，毁了肾脏

王应灯　仙淑丽　肾脏内科

痛风（gout），该病名早在古籍《医略六书》就被正式提出，而今随着经济的迅速发展和居民饮食结构的改变，加上缺乏适量的体力活动，痛风和高尿酸血症的发病率在我国直线上升，且呈现年轻化趋势。根据近年各地高尿酸血症发病率的报道，保守估计目前我国约有高尿酸血症患者1.2亿，约占人口总数的9.0%。

人们不禁要问："什么是高尿酸血症？而痛风又是怎么回事？得了痛风该怎么预防和治疗？……"下面就来谈一谈人们对于痛风认识上的误区及有关的疑问。

高尿酸血症就是痛风吗

随着生活水平的提高,人们的健康意识不断增强,定期体检成了常态。有些人拿到体检报告一看:血清尿酸增高。就想:哎呀,我得痛风了!那到底高尿酸血症是不是就是痛风呢?答案是否定的。

高尿酸血症(HUA)是指在正常嘌呤饮食状态下,非同日2次空腹血尿酸水平男性高于420μmol/L,女性高于360μmol/L。这个浓度是尿酸在血液中的饱和浓度,超过此浓度时,尿酸盐即可沉积在组织中,造成痛风组织学改变。痛风是因关节内尿酸结晶沉积而导致关节剧痛和发炎的一种疾病。这些结晶的生成是由于血中尿酸浓度异常增高所致。尿酸来自体内细胞的正常分解并经肾脏排泄。如果肾功能不良或者机体产生的尿酸过多,血液中的高浓度尿酸就会引起关节内的结晶沉积。所以,高尿酸血症不是痛风,但高尿酸血症患者发生痛风的可能性大致和血清尿酸水平增高的程度成正比。

所以,对于无症状性高尿酸血症患者,不能放任其不管,应积极寻找高血尿酸的成因和相关因素,并加以纠正或避免,如利尿药、降压药、化疗药及肾病、血液病、糖尿病、高血压、血脂异常等,同时应避免肥胖、高嘌呤及高热量饮食、酗酒等不良生活习惯。

什么样的关节痛才是痛风

有些老年人,时有关节疼痛,那他是得了痛风吗?其实不尽然。痛风的发作有其自己的特点:急性发作(也称为急性痛风性关节炎)没有预兆,常在夜间突然发生,且疼痛部位集中,程度剧烈,同时受累的关节表现为发红、发热和肿胀,局部皮肤发亮,触痛明显。痛风最常侵犯大踇趾根部的关节,但也常见于膝、腕、手指和肘关节等。大多数痛风会复发。最初偶尔发作,常侵犯一个关节,持续几天后症状完全消失,直至下次发作。但是,随着发作次数的增多,症状会持续更久,受累的关节更多。随着多个关节同时受累,痛风会发展为慢性(长期性)疾病。

所以,如果只是单纯关节疼痛,受累关节无明显红肿发热,或者疼痛位置不集中,累及多个关节,往往不是痛风发作。

痛风有什么危害

痛风性关节炎多为自限性,在1~2周内自行缓解;反复发作的关节炎会遗留慢性关节疼痛。暂时的痛楚往往引不起患者重视,而痛风的危害在于长期反复发作引起的关节破坏及高尿酸血症相伴的代谢紊乱综合征,如肥胖、高血脂、血糖异常,显著加重动脉粥样硬化的发展,使痛风患者心肌梗死、脑卒中等的发生率显著增高。最为重要的是尿酸盐结晶沉积于肾脏引起肾功能损害。

如何早期发现痛风呢

对人群进行大规模的血尿酸普查可及时发现高尿酸血症,这对早期防治痛风有十分重要的意义。如无条件进行大规模血尿酸检测,至少应对下列人员进行血尿酸的定期检测:①60岁以上的老年人,无论男、女及是否肥胖;②肥胖的中年男性及绝经期后的女性;③糖尿病、高血压、动脉粥样硬化、冠心病、脑血管病(如脑梗死、脑出血)患者;④原因未明的关节炎,尤其是中年以上以单关节炎发作为特征的患者;⑤肾结石,尤其是多发性肾结石。

痛风该如何进行治疗

有些患者因关节痛到医院就诊,医生给他的诊断是:痛风急性发作,开了药吃了1周,关节不痛了,就自行停药,也未定期随访,结果没过多久痛风又发作了。所以痛风的治疗应该是在医生指导下进行正规治疗。

在痛风发作时,治疗的目的是控制发作,以止痛为主,降血尿酸药物暂停使用。最快在24小时内可以控制痛风发作,最迟一般来说不超过2周。常用药物包括:非类固醇类抗炎药[有双氯芬酸钠(英太青)、布洛芬(芬必得)、塞来昔布(西乐葆)、安康信等]、秋水仙碱、泼尼松(强的松)等。

痛风发作停止后,即为痛风发作的间隙期,治疗目的是降血尿酸。常用药物包括别嘌呤醇、苯溴马隆(立加利仙)等。

平时应注意饮食控制(低嘌呤饮食)、碱化尿液(小苏打片)、多饮水。

治疗并发症和合并症:如有肾损害者和有尿路结石者应给予相应的治疗,合并高血压、糖尿病、冠心病、肥胖症、高血脂及动脉粥样硬化等应给予相应的治疗。

最好选择中西医结合调治,可有效减轻西药的毒副作用,增强嘌呤代谢和尿酸排泄,长期稳定尿酸水平。需要特别指出的是降尿酸药物不能随意停止,需在医生指导下逐渐减量或者停药,即使停药后仍应定期随访血尿酸水平。

降尿酸药物可以长期服用吗

对于降尿酸药物,人们总是有这样的误区:是药三分毒!降尿酸药物更是"毒中之王",去看看它们的说明书就知道了,所以这类药物"能少吃就少吃"。的确,降尿酸药物中苯溴马隆有可能导致肾结石,严重肾功能不全者禁用,对别嘌呤醇严重过敏者,可出现致死性剥脱性皮炎,秋水仙碱大剂量服用可造成肝肾功能损害……看到或者听到这些不良反应,人们的顾虑就来了:既然这些药这么"毒",那我们能不吃就不吃,能少吃就少吃。其实,只要在医生指导下用药,完全不用担心。医生会根据患者具体情况权衡利弊,安全用药。有些痛风患者长期或者终身服降尿酸药物,也没有出现上述不良反应,并且现在制药科技不断改进,新型制剂不断推出，不良反应也已经越来越小。

痛风可以治愈吗

非常肯定地说，痛风不能治愈，但可以控制和预防。首先要饮食控制，不良饮食习惯是诱发痛风发作的罪魁祸首，所以痛风患者要控制饮食及改善自己的生活习惯，具体如下。

应供给足量的碳水化合物和脂肪。如对心肾无不利影响，应多饮水以及一些利尿的降酸茶。

烹调方法多用烩、煮、蒸等，少用煎、炸、熬。食物应尽量易消化。

多选用富含维生素B_1及维生素C的食物。可用食物：粳米、面、馒头、牛奶、鸡蛋、水果及各种植物油。

蔬菜除龙须菜、芹菜、菜花、菠菜及香菜外，其他均可食用。

蛋白质可根据体重，按照比例来摄取，1千克体重应摄取0.8克至1克的蛋白质，并以牛奶、鸡蛋为主。如果是瘦肉、鸡鸭肉等，应该煮沸后去汤食用，避免吃炖肉或卤肉。少吃脂肪。

禁用动物内脏、鱼籽、骨髓、沙丁鱼、牡蛎、小虾皮、鲭鱼、淡菜、肝、肾、脑、蛤蜊、蟹、鱼、肉汤、鸡汤、豌豆、扁豆、蘑菇及各类海鲜等，各种强烈的调味品及加强神经兴奋的食物如酒、浓茶及辣味品等。在这里需特别强调，痛风患者可适量食用豆腐、豆皮及豆干等，不宜食用整粒豆子和豆浆。

保持理想体重，超重或肥胖就应该减轻体重。不过，减轻体重应循序渐进，否则容易导致酮症或痛风急性发作。

若单靠饮食不能控制痛风发作同时合并高尿酸血症者，可在医生指导下服用降尿酸药物。

肾脏内科医生不会治疗痛风

医学教科书上"痛风"是归入免疫系统疾病中的，所以很多人包括部分医务人员都到风湿免疫科去看痛风，其实肾脏内科才是治疗痛风的主要科室。为什么这样说呢？

首先，痛风的诊断基于临床表现及血清尿酸水平，血清尿酸是肾功能生化检验中的一项，而肾脏内科医生看得最多的化验报告就是肾功能检查报告。

其次，降尿酸药物在肾功能不全患者中应用须十分谨慎，用药不得当有可能会加重肾功能损害，而肾脏内科医生对肾功能不全患者如何用药十分熟悉，自然会同时兼顾药物疗效及肾功能的保护。

还有最重要的一点，肾脏内科医生"爱肾如命"。他们认为肾脏就是人们的第二生命，他们每天都在想尽办法去保护患者的肾功能，对痛风患者，他们想到的不仅是控制痛风的发作,还要减少痛风反复发作引起的远期后果。

所以,肾脏内科医生完全有能力治疗痛风,同时还擅长保护患者的肾功能,故去肾脏内科治疗痛风,有百利而无一害。

总之,得了痛风不可怕,痛风虽然不能治愈,但它也不是洪水猛兽,只要做到"管住嘴、减体重、多饮水、勤运动、听医生、把药用",相信痛风一定可以被预防和控制。千万别到"得了痛风,毁了肾脏"的地步再去就诊,到时悔之晚矣!

⑫ 警惕消化性溃疡

赵　昕　刘海林　消化内科

消化性溃疡的发病具有一定的季节性,无论初发或复发,都是以气温多变时最易发病。因此,在季节交替时,尤应注意防寒保暖、顾护脾胃,以免诱发消化性溃疡病。

病例:刘先生是一家旅游公司的老司机。由于工作的原因,他经常奔忙在路上,饥一顿饱一顿的。不久前,刘先生如厕后发现自己的大便呈黑色,感觉双脚发软,一下子跌坐在卫生间。被紧急送医后,初步诊断为消化道出血。等刘先生病情稳定后,医生又为他做了胃镜检查,在胃镜下清楚地看到,刘先生的胃窦部有多个溃疡,可见引起他消化道出血的"罪魁祸首"正是溃疡。

为何消化性溃疡易在寒冷季高发

胃窦部溃疡属于消化性溃疡的一种。消化性溃疡主要是指发生在胃与十二指肠的溃疡,是一种易反复发作的慢性疾病。大致来说,10个人中会有一人在其一生中被消化性溃疡光顾。

一般来说,消化性溃疡一年四季均可发病,但以秋冬、冬春交替、气候波动性变化较大时最为多见。这主要是三方面原因造成的。

(1)气温下降会引起人体自主神经兴奋性高、功能紊乱,抵抗力有所下降。同时,人体的血管收缩后,相应的胃黏膜血管也会随之收缩,血流量减少,黏膜受到的保护就有所减弱,容易引起各类胃病发作。

(2)换季时节的气温突变易促进胃酸分泌,使胃肠道发生痉挛性收缩,降低其抵抗力和适应性,因而诱发消化性溃疡。

(3)由于天气寒凉,不少人喜欢吃辛辣食物或热食来驱寒。例如,火锅,这也会增加对胃部黏膜的刺激,最终引起胃出血。加上过劳或精神紧张等因素,使原有的溃疡挛缩而造成幽门梗阻和溃疡面穿孔、出血,这在临床上也很常见。

溃疡引发的消化道出血很常见

除了消化道溃疡容易高发外,因溃疡引发的消化道出血也很常见。患者通常发病急、出血量大,可伴有失血性休克,有时甚至可能危及生命。

寒冷诱发消化道出血的明确机制现在还不十分清楚,但可能是由于寒冷使人体处于一种"应激状态",体内多种激素分泌失衡,同时外界寒冷刺激促使血管收缩、加速血液循环,从而升高血管内压力,增加血管破裂的风险。

此外,寒冷季节还易发生呼吸道感染,表现为咳嗽、咳痰,从而加剧胸腹腔压力,增高血管压力,诱发消化道出血;也可与细菌及毒素所致损伤有关,如作为消化性溃疡重要病因的幽门螺杆菌,其活动在寒冷季节增强,使消化性溃疡多发,同样容易诱发溃疡出血。

溃疡常表现为上腹部节律性疼痛

消化性溃疡中,老年人最易患胃溃疡,而年轻人以十二指肠溃疡居多。

消化性溃疡病的常见临床表现包括中上腹部疼痛、胃灼热、反酸、嗳气、恶心、呕吐等,食欲多保持正常,但偶可因食后疼痛发作而惧食,以致体重减轻、失眠等。

疼痛是消化性溃疡患者的主要症状,且多以上腹部节律性、周期性疼痛为主要特征。消化性溃疡病的疼痛其实很有特点,可以帮助患者鉴别。

(1)长期性。由于溃疡发生后可自行愈合,但每于愈合后又好复发,故常有上腹疼痛长期反复发作的特点,病史平均6~7年,有的可长达一二十年,甚至更长。

(2)周期性及节律性。上腹部疼痛呈反复周期性发作,可持续几天、几周或更长。十二指肠溃疡的疼痛规律性更为明显,常发生在餐后2~4小时,表现为饥饿痛,进食或服抑酸药物后缓解;部分十二指肠溃疡患者,由于夜间的胃酸分泌较高,尤其是在睡前曾进餐,可发生半夜疼痛。胃溃疡疼痛常在餐后1小时内发生,经1~2小时后逐渐缓解。

老年人的消化性溃疡通常不明显

特别提醒:有些人患有消化性溃疡,却缺乏上腹部节律性疼痛症状。临床上,将其称为无痛性消化性溃疡。患者中90%以上是老年人。

为何老年人消化性溃疡常常不"报警"呢?

老年人对疼痛的敏感性差;有些老年人平时经常服用解热镇痛药或糖皮质激素类药。这些药能对疼痛具有抑制作用,因此患者若患有消化性溃疡却不易感到疼痛;老年人胃肠道平滑肌张力降低,发生溃疡后不易引起胃肠痉挛,因而出现疼痛的概率较低;老年人胃酸分泌功能减低,对溃疡面的刺激较轻;老年人患消化性溃疡时合并有慢性支气管炎、肺气肿等疾病，由于咳嗽、咯痰、胸闷、气短等症状相对较重，溃疡造成的疼痛症状反而被掩盖。

无痛性消化性溃疡并不是绝无任何症状。比如，出现上腹部隐痛、泛酸、胃灼热、嗳气、腹胀、恶心等症状，或有无法解释的进行性贫血、食欲减退、体重减轻、疲乏无力等。因此，有上述表现的老年人，应警惕无痛性消化性溃疡发生的可能。

消化性溃疡三分靠治，七分靠养

消化性溃疡也是"三分靠治，七分靠养"。要有效防控消化性溃疡以及复发，膳食疗养必不可少。

三餐必须定时吃，特别是早餐，不吃早餐容易造成胃黏膜受损。要少吃过酸或易产酸的食物，在溃疡的急性期或胃酸过多者不宜喝牛奶。

要保证充足的睡眠，力求身心愉快平静，避免精神不愉快影响消化功能，进而影响胆汁的排泄，从而诱发溃疡病的发生。

健康小贴士

长期服用非类固醇类抗炎药也要当心：一些慢性病（如风湿性疾病、心脑血管疾病等）需要长期服用非类固醇类抗炎药物，但这类药物对胃肠道有不良反应，最具代表的就是阿司匹林。目前，长期服用这类药物已经成为消化性溃疡发病的第二大病因，值得引起关注。

⑬ 肠菌疗法改善肠道微生态

孟祥军　消化内科

大体上，人体内存在两个基因组，一个是源自父母遗传；另一个则是出生以后定居于人体的微生物基因组。人体肠道内，有至少1 000多种数量巨大的共生微生物，其遗传信息的总和叫作"微生物组"，它们是后天基因组的主要组成部分。先天、后天两个基因组相互协调、和谐一致，保证了人体的健康。

生活在我们肠道中的海量微生物，究竟是怎样存在着的呢？

1 000万亿：肠道里的细菌数量

当婴儿还在母亲子宫里的时候，处于几乎无菌的环境，比消毒过的手术套还要干净，但随着婴儿的出生，各种微生物从母亲的产道、奶水、外界的空气等途径进入婴儿的肠道繁殖定居，随着人体的生长，逐渐形成了以细菌、病毒为主的肠道微生物群。

如果说人体的肠道是一座巨大的尚未被完全开发的原始森林,那么肠道微生物就是寄居其中的千奇百怪的生物。据估计肠道细菌约有1 000万亿个以上,还有些其他"族类",比如病毒、真菌和其他单细胞生物等,其数量也不少于细菌的数量。人体每天排便150克~200克,如果蒸发掉水分,干重的1/3都是细菌,而1克粪便里所含的细菌就比地球上的总人口数量还要多。

正是这些人们看不见甚至感知不到的"庞大的"肠道菌群,在帮助我们消化乳糖,合成有益的物质,代谢、降解及排泄代谢产物甚至毒物,为我们机体提供B族维生素,刺激免疫器官的发育并促使其功能不断演进、完善,与我们的胃肠道黏膜等共同筑起了一道生态屏障,抵御和抗击各种外来的病原微生物,保证我们的健康。

万病之源起于肠

大约在2012年前后,肠道菌群重新成为国外医学界的热门研究领域。《科学》《自然》以及《细胞》等权威杂志,相继刊登了有关肠道菌群的研究论文,肠道菌群对人的健康影响越来越被重视。实际上,医学之父希波克拉底早就说过:"万病之源起于肠"。

越来越多的研究证实,肠道菌群失调与各种消化系统疾病(如腹泻、便秘、幽门螺杆菌相关性疾病、肠易激综合征、炎症性肠病、结直肠癌等)密切相关,包括代谢综合征(如高血压、高血脂、高尿酸、肥胖、脂肪肝及糖尿病等)、口腔健康问题(如口臭、龋齿及复发性口腔溃疡等)、各种神经系统疾病(如早老性痴呆、帕金森病、自闭症、焦虑症及忧郁症等)、过敏性疾病(如过敏性鼻炎、哮喘、荨麻疹及湿疹等)、妇科的炎症与肿瘤等,都与之有着千丝万缕的联系。

肠道菌群研究:仍处于"盲人摸象"阶段

人体的微生态系统大体上包括口腔、皮肤、呼吸道、泌尿道和胃肠道系统,其中胃肠道是人体内最大的微生态系统居住地。国内科学家对人体微生态的研究可以追溯到新中国成立前的一批科学家,其中,我国微生物学界的先锋魏曦教授最早观察到正常菌群在保持机体平衡中的作用。

肠道微生物数量众多,称得上"不可计数"。时至今日,人类对它们的认识却仍处于"盲人摸象阶段"。人类现在已知的肠道微生物种类屈指可数,比如已知种类极少的几种乳酸杆菌、肠球菌及粪球菌等。

想把肠道里的细菌都认全,绝不是件容易的事。首先,把它们从肠道里以"原形原样""请"出来就很困难,科学研究通常需要把肠道细菌放到实验室的培养皿中继续繁殖观察,但它们似乎习惯了暖湿的肠道环境,一半以上的肠道细菌一旦换个环境就无法存活。目前,引起人们重视的幽门螺杆菌是澳大利亚科学家在1983年发现的，幽门螺杆菌和溃疡病、胃癌及淋巴瘤等多种疾病有关。

你以为消化道只有这一种细菌吗？其实还有很多是我们不知道的，它们目前尚无法分离出来。未来对肠道菌群的研究可能要综合运用分子生物学技术、大数据及新的未来技术。

肠道菌群研究，未来方向何在

对肠道菌群的研究应始终秉持科学客观的态度，重视但不宜过分夸大其作用，对于肠道菌群未来的研究方向，还需解决下面这些问题。

了解肠道菌群和肠道炎症性疾病的关系：首先要知道有哪些细菌是有益的，哪些是有害的。目前，国内外都在开展相关研究。

了解肠道菌群和肿瘤性疾病的关系：究竟是菌群改变导致肿瘤的发病？还是肿瘤发生后导致了菌群的改变？又或者在不同的条件下是两者的交互作用等？科学家们需要回答这些问题。目前的研究显示，有些细菌确实会导致某种肿瘤更容易发生以及耐药性增加。

此外，还要了解肠道菌群和代谢性疾病的关系，如常见的高血压、高血脂、高尿酸、肥胖、脂肪肝及糖尿病等。

益生菌制剂：健康人群无须额外补充

在超市冷藏柜里，你一定见过琳琅满目的、添加了益生菌的乳制品。相较于普通乳制品，人们愿意花更多的钱购买添加了益生菌的酸奶，因为益生菌可以助消化、提高免疫力。但是，对于益生菌的健康原理，可能大部分人就一知半解了。

什么是益生菌？每天，我们都会吞下成千上万的细菌，可能来自你刚刚吃完的晚餐，可能来自与你交谈的朋友呼出的空气。这些细菌我们绝大部分不认识，幸运的是，它们并不会对我们的身体产生明显影响。而那些被证实吃下去会对我们身体有好处的"好细菌"，统称为益生菌。

一个健康的肠道里本来有很多益生菌，我们每时每刻都得益于它们的服务，但滥用抗生素、糟糕的饮食、生病、压力等会抑制益生菌的生长。当肠道的益生菌不足时，才需要从外界补充益生菌。

要补充益生菌，保持细菌的活性很重要。但从口腔进入体内的益生菌，要经过胃酸的"洗礼"，胆汁、抗体等的破坏，能够安然到达、定居于大肠的比例并不高，所以想通过饮用含有益生菌的酸奶以达到补充肠道益生菌的目的，其可行性较低。更何况，酸奶中的益生菌在包装、消毒过程中多数都已"牺牲"了。但从医疗角度来说，临床上益生菌口服制剂仍可用于治疗肠道菌群失调、消化不良等疾病。并非所有胃肠疾病都需补充益生菌，健康人群自身就能保持足够的益生菌，无须再额外补充。

盲目滥用益生菌制剂甚至可能对健康带来负面影响。比如，导致益生菌依赖性的消化不良。人体长期使用人工合成的益生菌产品，会使肠道功能"变懒"，逐步丧失自身繁殖有益菌的能力，人体肠道久而久之便会对外界补充产生依赖性。

粪菌移植：用健康者粪便中的功能菌重建肠道菌群

2018年，法国巴黎一家医院开启了一项粪便征集计划：为了研究肠道疾病，进行粪便征集，样本被采用的人，可获得50欧元报酬。但由于院方的原意被曲解为"只要拿来你的粪便，我们就给你50欧元"。于是，大量捐赠者涌入，造成局面失控，医院不得不叫停计划。

这并不是一个吸人眼球的猎奇话题，而是当前一个热门的医学研究——粪菌移植。在我国，已有多项研究和报道，比如，2019年有媒体报道过一个相关案例：广州市一所医院接诊了一位有10多年溃疡性结肠炎的患者，在多种常规治疗都无法控制病情的情况下，该患者接受了粪菌移植手术，经过将近3年的粪菌移植治疗，最终，该患者的溃疡性结肠炎症状基本消失。

粪菌移植，顾名思义，其治疗的核心是将健康人粪便中的功能菌分离出来，制成悬液保存于特定条件下，通过胃镜、鼻-空肠管、肠镜、造瘘口、灌肠等导入患者肠道中，重建新的肠道菌群，实现肠道及肠道外疾病的治疗，包括整体菌群移植和选择性菌群移植。而现代的粪菌移植治疗与我国古代的"人粪治病"并无相同之处。

目前，粪菌移植主要用于治疗肠道菌群相关疾病。如，炎症性肠病（溃疡性结肠炎、克罗恩病），肠易激综合征，肠道细菌失调（抗生素相关性腹泻、艰难梭菌感染）等。也有报道表明，粪菌移植对治疗先天性痴呆、帕金森病、糖尿病、脂肪肝、肥胖、脊髓侧索硬化症、渐冻症及精神疾病等也颇见成效。

目前公认的粪菌治疗效果较好的疾病是炎症性肠道疾病，如伪膜性肠炎，这是一种由艰难梭菌引起的疾病，发病率很高，大部分患者由于长期服用了抗生素、激素及化疗等，造成肠道菌群紊乱，出现腹泻甚至肠黏膜溃疡。比如，呼吸道感染的重症患者，很容易患上伪膜性肠炎，此时无法停用抗生素。有报道，利用粪菌移植治疗这种疾病，已经实现了"90%的一次性治愈率"。但是，对粪菌移植的临床应用，更应持审慎的科学态度。因为，临床治疗的要求是严谨的，对于粪菌移植一定要保持科学客观的态度，不宜夸大治疗范围和效果。

二甲双胍：优化肠道菌群比例

二甲双胍是治疗2型糖尿病的一线药物。近些年的一些研究发现，它还可以改变肠道菌群的组成和功能。二甲双胍能够恢复肠道菌群的比例，使其向有利于健康的方向转变，还可以为肠道有益菌提供优势生存环境，从而起到降低血糖、正向调节免疫系统的作用。

服用二甲双胍的常见不良反应是嗳气。在《自然》杂志上发表的一篇研究论文对此解释为：二甲双胍抑制糖类的吸收，未吸收的糖类经肠内细菌代谢能产生较多气体，从而给患者带来胃肠道不适。

此外，这项研究未显示其他类型的糖尿病治疗药物对肠道微生物具有实际的影响。对未服用二甲双胍治疗的2型糖尿病患者的研究发现，不论患者来自哪个国家，他们肠道中所含的能够产生短链脂肪酸（具有健康促进作用）的细菌水平都较低。研究人员正在调查，缺乏产生脂肪酸的某些肠道细菌组合，是否是引发2型糖尿病的因素之一。当前，二甲双胍主要还是降糖药物，其如何影响肠道菌群还需要进行更深入的研究。

12 把动脉斑块变成"死火山"

王长谦　心血管内科

体检发现动脉内有斑块，是动脉粥样硬化的表现，也是心肌梗死、脑梗死的风险信号。该怎么预防这些风险事件的发生呢？

在没有形成动脉粥样硬化斑块的时候，我们就要注意预防风险因素。有了动脉粥样硬化斑块之后，还要注意尽量使斑块变稳定。斑块在血管内就像一座火山，如果是死火山就不会造成很大危害，如果是活火山，那危害就大了，我们应尽量要使活火山变成死火山，避免死火山变成活火山。

具体应该如果做呢？建议从以下几个因素进行干预。

使斑块本身变成稳定斑块

我们把动脉斑块比作"饺子"，如果"饺子"皮薄肉厚就容易破，形成动脉血栓而堵塞动脉，就有可能引起心肌梗死、脑梗死等风险事件。

如果把"饺子"变成皮厚馅少的"饺子"，那就不容易破了。将肥胖、高血糖、高血压、高血脂、吸烟及缺乏运动等风险因素控制好，斑块就不易变成不稳定斑块，特别是胆固醇高者，使用他汀类降脂药能使斑块变稳定。

减少斑块破溃的机会

虽然有些"饺子"的皮比较薄，但如果不给它加压的话也不一定会破。斑块破溃的风险受体内就是血流动力学的影响。如果情绪激动、过度劳累，血压会发生波动，就可能使血管内血流的剪切应力产生改变，"饺子"的薄皮就破了。

患者要控制好自己的情绪,合理安排好自己的作息时间,控制好自己的血压,这样也能减少斑块破溃的机会。

药物方面可以使用β受体阻滞剂,能够平稳血流动力学;降压药物建议使用长效制剂,尤其是长效血管紧张素转换酶抑制剂/血管紧张素受体阻断剂(ACEI/ARB)类。因为若使用短效降压药,血压可能在下一顿服用前就已经升高了,而长效降压药更能使血压保持在一个较稳定的水平。

预防血栓形成

另外,斑块破溃以后就会出现血栓。血栓形成的负荷越小,造成的危害也会越小,因为负荷小了后,管腔狭窄的加重就减轻了。怎样才能减轻血栓形成的负荷呢?就是长期使用抗血小板药物。

动脉中血栓的形成,最关键的是血小板,把血小板抑制住,不让血小板活化,血栓的负荷就会减少。所以,有了动脉粥样硬化后就要长期使用抗血小板药物,预防血小板突然破溃所激发的血栓形成。最常用、最经济实惠的抗血小板药物就是服用肠溶阿司匹林,慢性动脉粥样硬化性疾病都需要长期服用肠溶阿司匹林进行预防性治疗。

血压、血脂控制更严格

出现斑块,说明有动脉粥样硬化了,这个时候的预防就是二级预防。有些指标的控制要求会更严格,比如对于低密度脂蛋白胆固醇的水平要求降得更低,血压要求控制得更低。如果没有斑块,相对来说这些指标要求会低一点。

也就是说,二级预防对于要求达到的目标会更严格,在这一点上会改变治疗的决策。比如,有了斑块以后他汀类药物的使用剂量会增加,使低密度脂蛋白胆固醇降得更低。

⑮ 聊聊高血压的"兄弟"糖尿病和肥胖的标准

言　西　许左隽　心血管内科

糖尿病与高血压经常如影随形,不但使心脑血管的损伤雪上加霜,而且特别容易损伤肾脏、眼睛等器官。因为患有糖尿病的患者全身大小血管就好比浸泡在糖水里腐蚀,如果再加上高血压,患者无疑处在双倍风险的境地。

血糖标准并非书上说的那么死板

糖尿病分为4个类型:1型糖尿病、2型糖尿病、妊娠糖尿病和特殊类型糖尿病。虽然同为糖尿病，血糖控制标准大不相同，到底哪一个才是最准确的呢?

在众多《指南》中，目前我国医学界比较公认的是中华医学会糖尿病学分会（CDS）发布的2013年版《中国2型糖尿病防治指南》和美国糖尿病学会（ADA）发布的2016年版《糖尿病诊疗标准》。

在此基础上，根据不同患者的具体情况，选择相对严格或宽松的血糖目标值，也就是"分层达标"。即使同为2型糖尿病，不同病情血糖控制的目标也不同。

看看你属于以下哪一类人群，血糖控制达标了吗?

标准最严格: 中青年、病程较短、没有明显心脑血管疾病的糖尿病患者，糖化血红蛋白<6.5%，空腹血糖4.4~6.1mmol/L，餐后血糖<7.8mmol/L。

标准略宽松: 70岁以上、病程相对较长、无严重低血糖、无严重心脑血管疾病的糖尿病患者，糖化血红蛋白<7.0%，空腹血糖6.1~7.0mmol/L，餐后血糖8.0~10.0mmol/L。

标准更宽松: 病程较长、经常出现低血糖者尤其合并有心脑血管疾病的糖尿病患者，糖化血红蛋白<8.0%，空腹血糖7.0~9.0mmol/L，餐后血糖8.0~11.0mmol/L。

糖尿病患者的血糖控制目标不是千篇一律，而是应根据每个人的具体情况确定。以一般控制目标为基础，个体化制订控制目标为原则。总之，良好的血糖控制应从制订合理的血糖控制目标开始。

BMI不是评判健康的"黄金标准"

每次体检，我们不仅关心自身的血糖、血压数值，也想通过身高、体重等数值了解自己的整体健康程度。国际上，医生经常会用体重指数（body mass index，BMI）来衡量一个人的胖瘦程度，该指数也与个人的健康状况有至关重要的关系。

以往来说，把体重（单位为千克）除以身高（单位为米）的平方，就能得到你的BMI指数。

体重不足: BMI指数<18.5;

健康: BMI指数18.5~24.9;

超重: BMI指数24.9~29.9;

肥胖: BMI指数30~35;

重度肥胖: BMI指数>35。

然而近几年，越来越多的研究显示，仅凭BMI是无法反映新陈代谢状况的，这样判断出来的健康状况有很大缺陷。

单看BMI指数不能确定一个人是否肥胖。例如，十分健壮的运动员可能也会由于BMI较大被归为超重，但他们身上几乎没太多脂肪，仅仅是因为肌肉密度比较大、比脂肪重而已,并不意味着他们不健康。

这是因为BMI指数无法区别脂肪和肌肉。在很多情况下,一个被BMI指数归为超重或1级肥胖(临近超重范围)的人,只要进行适当的健身运动,新陈代谢就可能比正常体重的人更健康。相反,一个体重并不太重但是有大肚腩的人可能却被BMI归入比较健康的行列,因为它没有考虑其过粗的腰围。

不过,我们不必完全抛弃BMI,它依然可以作为判断健康的第一步。只是这个标准不是绝对的,并不适合每一个人。而且,身材胖瘦并不是判断健康的唯一标准,只要在日常生活中注意健康饮食,养成良好的作息习惯,坚持运动,就可以拥有健康的身体。

⑯ 早搏也会有生命危险

解玉水　心血管内科

很多人都听说过早搏,但由于大多数人的早搏并不严重,甚至没有不舒服的症状,所以不少人就对早搏不以为然,殊不知有些严重的早搏也是会有生命危险的。

早搏有良性和恶性之分

正常人的心脏跳动的节律非常规整,而早搏是过早的搏动,就是在心脏规律整齐的跳动过程中,突然出现一次提前的搏动,然后又恢复正常。早搏是一种常见的心律失常,在中老年人群中发病率仅次于房颤。

按部位分:正常人的心脏搏动由窦房结发出,因而叫作窦性心律。而早搏则由异位起搏点发起。从心室发出的早搏叫室性早搏,从心房发出的早搏叫房性早搏,还有从房室交界处发出的早搏叫房室交界性早搏。早搏通常都是有病灶的,其发起部位即病灶所在部位。

按频率分:早搏的频率即每天次数可多可少,少则24小时少于100次,称为偶发早搏;多则24小时达到几万次,一般超过1 000次/24小时者称为频发早搏。

按症状分:有些人的早搏没有明显症状,称为无症状早搏;而有些人的早搏伴有心慌、胸闷、乏力等症状。早搏有无症状与早搏的频率没有明显关系。正常成人的24小时心跳为10万次左右,但有些人早搏上万次也没有任何症状,而有些人早搏次数很少,却感觉非常难受。

按病因分:通常,心脏功能、结构都正常,找不到明确病因的早搏称为功能性早搏或特发性早搏。而有些早搏是有病因的，通常与器质性心脏病或结构性心脏病伴发。特别是中老年人有冠心病、陈旧性心肌梗死病史者，容易出现早搏。其他还有高血压、糖尿病、心肌病、风湿性心脏病、先天性心脏病及病毒性心肌炎等都可能出现早搏。

根据早搏的频率、病因等评估，偶发、特发性的早搏一般都是良性早搏，而频发、伴有较严重结构性心脏病、有生命危险的早搏则为恶性早搏。

出现早搏要找病因

早搏的症状表现多种多样：有的人早搏发生时会有种难以言说的不适感；有的感觉一瞬间心脏突然停跳；有的感觉心脏突然要跳出来；有的感觉走路没有力气……早搏的这些不同症状表现与患者本身存在的基础疾病有一定的关系。

结构性心脏疾病：这是引起早搏的最常见原因，包括冠心病、风湿性心脏病、先天性心脏病、病毒性心肌炎、肥厚性心肌病及扩张性心肌病等。本身就有心脏疾病的患者，比没有结构性心脏病的人更容易出现早搏。早搏常继发于心肌肥厚、心力衰竭、心肌缺血及心肌炎症者。比如，年轻人某段时期过度劳累，也可能出现早搏，表现为心慌、呼吸困难，检查发现频繁早搏，就要考虑急性病毒性心肌炎的可能。

高血压病：高血压病往往与心血管疾病并发，还会引起高血压性心脏病，也容易发生早搏。

糖尿病：糖尿病会引起神经病变和微血管病变，微血管病变会导致心脏供血不足，糖尿病还会引起糖尿病性心肌病，并发心脏功能减退。这些都会引起早搏。

甲状腺功能亢进（甲亢）：也会引起心脏症状，早搏就是其中之一。

老慢支、肺气肿、肺心病：肺气肿、老慢支的患者后期都会出现肺动脉粥样硬化，导致右心负荷过重，引起右心增大，从而出现房早、房速甚至房颤。

电解质紊乱：有些早搏的发生跟电解质紊乱有关。比如，低血钾会引起室性早搏甚至室性心动过速。纠正电解质紊乱后，这类早搏就会消失。

药物：有些早搏由药物引起。比如某些抗菌素（红霉素、阿奇霉素等）、抗过敏药、抗心律失常药、解热镇痛药、抗肿瘤药等都会干扰心肌细胞代谢，影响离子通道，有致心律失常的不良反应，会引起早搏。

这些早搏有生命危险

有些人发现自己有早搏后不以为然，也有些人对早搏非常紧张。一般特发性早搏没有生命危险，多见于身体比较健康的中青年，没有高血压、心脏病史，心功能良好，对此类早搏没有必要过度担心。但是有些早搏有生命危险，需要引起重视，及时明确诊断及治疗。

急性心肌梗死引起的早搏：特别是24小时之内的大面积心肌梗死，有些患者会出现频繁早搏，甚至出现二联律（每个正常心跳后面都紧跟着一个早搏）。急性期心肌梗死、心肌缺血时出现的早搏是有生命危险的，会增加心肌梗死的病死率，使病情雪上加霜。

心力衰竭引起的早搏：心力衰竭患者的早搏容易诱发室颤、室性心动过速，尤其是早联律间期（R-on-T）的室性早搏，可危及生命。

急性病毒性心肌炎引起的早搏：得了急性病毒性心肌炎后没有好好休息，会出现早搏加重，诱发急性、恶性心律失常，甚至会有生命危险。

马方综合征引起的早搏：马方综合征是一种先天性、遗传性结缔组织病，伴有血管畸形，会引起心脏主动脉血管壁变性，容易扩张后形成夹层、撕裂，引发运动性猝死。早期可无明显心血管症状，会出现早搏。

伴有反复晕厥的早搏：年轻人反复晕厥，开始时心律失常，出现室早、室速、室颤，可能为离子通道病，如长Q-T综合征、布鲁哥达（Brugada）综合征、儿茶酚胺敏感的室性心动过速等，这些疾病都可合并早搏。

由此可见，早搏患者要做全面的检查，包括心电图、心超、冠状动脉造影等检查，排查早搏背后的心脏疾病。

无症状的频繁早搏不能大意

患了早搏到底要不要治疗呢？没有症状的早搏是不是就不用治疗了呢？

应该根据早搏的频率、症状、病因等多种因素综合判断！

首先要看有无症状。有些人虽然早搏次数不多，但症状明显，就需要治疗。有些人虽然早搏次数很多，但没有不适症状，就不一定需要治疗，但应该请心脏专科医师进行细致的评估，排除严重心脏病，排除可能的心脏危险。对于特发性早搏，无症状者可以不治疗，有症状者可以进行药物治疗。

其次要看早搏频率。对于没有症状的早搏，频率是很重要的判断指标。一般情况下，24小时早搏数量低于1 000次者，如果没有心脏疾病，可以不治疗；而超过1 000次的频发早搏，要引起重视，如果同时有不适症状，就需进行药物治疗。

长期频繁的早搏会引起心脏扩大、心力衰竭，称为早搏介导的心肌病。所以，对没有症状的频繁早搏也不能大意，需要定期随访复查。如果室早次数超过总心率的15%，比如24小时心率10万次，早搏次数超过1.5万次，就认为是早搏负荷过重，会引起患者心脏扩大、心力衰竭。

早搏治疗的目的有两个：一是改善症状，提高患者生活质量；二是延长寿命。如果早搏没有生命危险，治疗就应以改善生活质量为目的；如果早搏威胁生命，则要进行根治。

射频消融可根治早搏

那么, 治疗早搏有哪些方法呢? 有些人吃了药后早搏还是治不好, 又该怎么办呢?

首先要重视早搏的病因治疗, 其次, 早搏的治疗可以先尝试药物治疗, 如果疗效不佳, 可以考虑做射频消融介入治疗。

抗心律失常药物治疗: 有些早搏, 药物治疗就可以改善。药物不仅可以治疗特发性的早搏, 也可以治疗心脏疾病继发性或伴发性的早搏。药物治疗早搏的效果在50%~60%, 但疗效可能不持久, 治标不治本, 或者不良反应大, 患者不能耐受。

经导管射频消融治疗: 如果药物治疗效果不佳, 或不良反应大, 或某些特殊类型的室性早搏, 则可以考虑经导管消融治疗, 射频消融可以根治早搏, 有效率可达90%。

消融治疗适合稳定、频繁的单型性早搏患者。对于很多早搏次数较少的人群, 很难标测早搏病灶, 也没有必要做消融治疗。比如, 急性病毒性心肌炎部病变范围广、病灶多、病情不稳定, 不适合消融治疗。等度过急性期, 病情稳定后, 早搏也可能减少或消失。对于孤立性、无器质性心脏病、病史多年的早搏, 可选择射频消融治疗。有些陈旧性心肌梗死发生的早搏, 可能与心肌梗死遗留下的瘢痕有关, 也可以考虑做消融治疗。

病因治疗: 对于有原因的早搏, 还应该针对早搏病因进行治疗。病因解除了, 早搏自然也就消除了。比如, 病毒性心肌炎、急性心肌梗死、心肌缺血等引起的早搏, 可以先进行药物治疗或血运重建治疗, 原发病痊愈后, 早搏可能就减少或消失了; 冠心病心肌缺血可能需要做经皮冠状动脉介入治疗(PCI); 有些瓣膜病变患者可能需要做瓣膜置换手术; 有些肥厚性心肌病患者可能需要做消融手术等。

17 日新月异的白血病治疗方法

石　军　血液内科

患了白血病后, 患者都比较恐惧和悲观, 其实现在有很多方法可以治疗白血病, 治疗的手段也在不断改进。

基因诊断技术"看"到白血病的"过去未来"

白血病按照细胞分化成熟程度和病情进展来看, 可以分为两大类: 急性白血病和慢性白血病。按细胞类型主要分为髓系白血病和淋巴细胞白血病。近些年来，新的诊断技术又将白血病的分型更加细化了。

1. 儿童以急性多见，成人急、慢性都可见

慢性白血病多见于中、老年人，而且发病率随着年龄增长而增高。但是近些年来慢性白血病也开始年轻化了，青壮年罹患慢性髓系白血病的情况也逐渐增多。

急性白血病平均发病年龄相对年轻。急性淋巴细胞白血病多见于12岁以下儿童，成年人则以急性髓系白血病（又称急性非淋巴细胞白血病）多见。儿童，尤其是2岁以下的儿童，得了急性淋巴细胞白血病的预后较好，甚至能治愈；而成年人得了急性淋巴细胞白血病，其预后就很差。

2. 基因诊断让白血病分类更细化

白血病现在的诊断方法有了明显的进步，基本上能评估预测出患者的预后和生存率。传统的方法是通过显微镜观察骨髓细胞的形态，就能区别是急性淋巴细胞白血病还是非淋巴细胞白血病，称之为FAB分型。

随着诊断技术的发展，我们不仅能看到肿瘤细胞的形态，还能看到细胞的表面及内部发生了什么样的变化，包括细胞内的基因、染色体的变化，并据此使急性白血病的诊断分型更加精准，称为MICM分型。前一个"M"指细胞形态学，即传统的"FAB"分型；"I"指根据白血病细胞表面标记进行免疫学分型；"C"指细胞遗传学，白血病细胞常伴有染色体改变；后一个"M"指分子生物学，即特异性基因变化。MICM诊断能更加清楚地了解白血病的类型，从而评估危险程度及其预后，帮助医生了解白血病"过去"的变化和"未来"的转归。所以，现在对于急性白血病的诊断多提倡MICM诊断模式。

白血病治疗方法日新月异

近些年来，肿瘤治疗取得了很大进展。尤其是血液肿瘤方面，越来越多的新治疗手段被应用于临床，并获得了较好的疗效，大大延长了患者的寿命，提高了患者的生活质量。白血病的治疗方法主要有以下几种。

1. 化学治疗（简称化疗）

这种方法是用化学合成的药物杀灭肿瘤细胞。白血病的化疗是一个长期的过程，整个疗程需要2年左右时间。常规化疗方案大部分都是有效的，但化疗药物使用次数多、时间长，也会产生耐药，对于原发耐药的患者基本没有效果。

低危的急性髓系白血病一般采用化疗即可，中高危患者则需要化疗联合造血干细胞移植。

有些患者对化疗非常恐惧，但实际上化疗并没有想象中的那么可怕。现在有很多方法可以减轻化疗药物的不良反应。而且，血液病的化疗没有其他肿瘤的化

疗不良反应大，自我感觉也没有那么明显。

2. 靶向治疗

靶向治疗是近些年来新开展的治疗方法。在细胞分子水平上，针对已经明确的致癌位点，设计相应的治疗药物，进入体内与致癌位点相结合，使肿瘤细胞特异性死亡，而不会波及周围正常组织细胞。

以前在没有靶向药物的情况下，慢性髓系白血病一般都要做干细胞移植。如果患者口服化疗药物而不做干细胞移植的话，平均每年发展成急性白血病的概率会上升25%左右，到了第4、第5年的时候，100%会发展成急性白血病，病情迅速恶化。所以必须做干细胞移植。自从靶向药物问世之后，慢性髓系白血病患者只要服用靶向药物，大部分患者病情能得到控制。

根据MICM诊断，急性髓系白血病又可以分为8型，其中有些类型的白血病预后比较好。比如急性早幼粒细胞白血病（M3型），自从全反式维A酸应用于M3型白血病治疗，这一类型的白血病从原先90%的病死率变成现在95%左右的缓解率。

3. 免疫治疗

嵌合抗原受体T细胞（CAR-T细胞）治疗是目前肿瘤免疫治疗的"新宠"。研究发现，肿瘤细胞有抑制免疫的作用。白血病患者的T细胞会被"催眠"，会"自杀"，会失去辨别肿瘤细胞的能力，患者自身的T细胞无法杀灭肿瘤细胞。CAR-T细胞治疗一般是取出患者自身的T细胞，在体外通过基因工程改造，使其能够识别肿瘤细胞，成为肿瘤特异性T细胞，被"武装"后的T细胞拥有了"定向子弹"，只"攻打"肿瘤细胞，然后将"武装"后的T细胞回输入患者体内，从而起到治疗肿瘤的作用。

CAR-T治疗的效果可以用"神奇"一词来形容，第一次成功地使用在美国的一位急性淋巴细胞白血病的女孩身上。原本奄奄一息的患儿，经治疗后第2天就明显好转。还有一位肿瘤患者腹部包块明显，肾衰竭，双下肢严重水肿，经CAR-T治疗后，第2天水肿明显消退，各项功能明显好转。

但是，CAR-T治疗有很大的一个缺陷，就是容易复发。所以，现在提倡在靶向治疗之后，再进行干细胞移植。

4. 造血干细胞移植（包括骨髓移植）

即通过静脉输注造血干细胞，重建患者正常造血和免疫系统。与单纯的化疗相比，干细胞移植有明显的优势。比如，高危急性淋巴细胞白血病患者只做化疗，3年生存率约为20%，剩下的80%都会复发；但是做了干细胞移植后，复发率下降到40%左右。

成年人的急性非淋巴细胞白血病低危类型很少见，中高危类型比较多见，所以大多提倡干细胞移植。

白血病有很多类型，不同分型的白血病适合不同的治疗方法，多数情况下是多种治疗方法联合使用。现在白血病的系统治疗方案是：先用标准化疗方案进行化疗，病情缓解后进行干细胞移植，但是患者还是有可能会复发，急性淋巴细胞白血病患者复发之后可以再做CAR-T治疗，病情缓解后再桥接干细胞移植，形成一种序贯疗法。

5. 自体移植和异基因移植

造血干细胞移植分两种：一种叫自体移植，将自己的干细胞回输给自己；另一种叫异基因移植，把健康人的干细胞移植给患者。

（1）自体移植：做自体移植前，要先用标准剂量化疗药物将体内的肿瘤细胞杀死，再把身体内的造血干细胞取出来并冷冻，然后进行超大剂量化疗，尽量杀灭患者体内残留的肿瘤细胞。治疗白血病的化疗药物在杀死肿瘤细胞的同时，也会杀死造血细胞，等于为了杀死"敌人"，把"战友"也杀死了。所以，在此之前先要保下一部分"战友"，等超大剂量化疗结束之后，再把"战友""补充回去"，造出健康的血液细胞。

自体干细胞移植也有复发的风险，因为白血病的原发部位在骨髓，取出来移植的干细胞中以及骨髓中都可能存在残留的肿瘤细胞。自体干细胞移植后，随着残留肿瘤细胞的不断繁殖，只要肿瘤细胞一多起来，T细胞又会陷入"睡眠"状态，白血病就容易复发。所以，白血病患者中有一部分可以做自体干细胞移植，但是大部分都不能做自体移植，因而应采用异基因造血干细胞移植。

（2）异基因移植：异基因移植复发的概率相对较低，最大的风险是会产生排异反应，必须应用免疫抑制剂。他人的细胞会"攻打"患者自己的细胞，出现移植物抗宿主病（GVHD），表现为发热、食欲不振、腹泻、腹痛、呕吐、皮肤红斑或丘疹、肝功能受损等多种多样的症状。急性的排异反应还有可能危及生命，导致移植相关性死亡，但也正因为有移植物抗白血病效应，异基因移植才不易复发。

现在有越来越多的方法可以使自体造血干细胞移植的复发率降低，也有很多方法可以减轻异基因移植的排斥反应。目前来看，在治疗某些血液病时，自体移植和异基因移植的长期生存率几乎是一样的。

近年来，血液病治疗的技术更新特别快，只要患者能够生存下来，就有希望等到新的治疗方法。长期生存下去就有希望！

⑱ 肿瘤的免疫治疗

刘　峰　肿瘤科

20世纪40年代发展起来的"细胞毒性药物治疗"，俗称"化疗"，为人类抗击肿瘤立下了赫赫战功，至今仍然不断推陈出新，宝刀未老，并在临床上被广泛使用，可以说仍然是目前肿瘤治疗的中坚力量。

2000年前后，肿瘤靶向治疗时代开启，自带"精准治疗"的光环，不断攻城略地，至今势头不减，取得了非常不俗的成绩。

2013年，抗程序性死亡-1（PD-1）药物的发布，正式开启了肿瘤免疫治疗划时代的革命。其独特的作用机制，广泛的应用前景，迅速引起了各大药企的竞相研发，同时吸引了临床医生和患者的广泛关注。

免疫治疗是最新的肿瘤治疗方法，同时也是最古老的抗肿瘤手段，人类已经坚持不懈地对其探索了100多年。科学家们始终相信，无论是何种抗肿瘤的药物，都无法真正彻底地消灭肿瘤细胞，而唯独人体免疫才是消灭肿瘤的终极手段。一直以来，临床医生会发现一些极个别的案例，虽然患者肿瘤已经发生转移，已经没有任何治愈的可能，但最后患者却出人意料地自愈。科学家们相信，在这些个别的案例中，是因为某些偶然的因素激活了患者体内的免疫系统，从而成功地消灭了肿瘤细胞，让患者幸运地自愈了。这个现象增加了科学家们探索肿瘤免疫疗法的信心。

但无论是肿瘤，还是免疫系统，都极其复杂，两者相生相克，常常是"道高一尺，魔高一丈"。免疫系统帮助我们大多数人躲过了肿瘤细胞的反复攻击。但个别肿瘤细胞却极其"聪明"，巧妙地躲过了免疫系统的识别，最终让一部分人罹患了癌症。

近些年来，科学家已经发现了一些肿瘤细胞躲避免疫系统攻击的分子机制，比如PD-1/PD-L1。如果能够有效阻断这个分子，免疫细胞就有可能被重新活化，从而有效地去攻击肿瘤细胞。果然，当给患者使用抗PD-1/PD-L1的药物后，一些已经广泛转移的肿瘤获得了持续的缓解。现在这类药物已经在临床上广泛使用，成为继化疗和靶向治疗之后，又一个重量级的肿瘤药物治疗手段。2018年诺贝尔生理或医学奖颁给了免疫疗法的奠基人美国科学家詹姆斯艾利森和日本科学家本庶佑。

在一些肿瘤患者中，免疫治疗获得了比既往任何治疗手段都优秀的效果。但仍有很多患者并不适合免疫治疗，这是因为PD-1/PD-L1只是肿瘤逃避免疫攻击的众多分子机制之一，如果肿瘤细胞利用的是其他的逃避机制，则抗PD-1/PD-L1药物就无法起效。因此，免疫疗法的路还很长，还需要不断地改进和拓展，相信未来会有更多的免疫疗法进入临床，让更多的患者从免疫治疗中获益。目前，除了抗PD-1/PD-L1免疫治疗，还有抗溶细胞的T淋巴细胞关联抗原（CTLA-4）免疫治疗、CAR-T细胞免疫治疗等，分别具有不同的适应证。

作为肿瘤患者，到底该选择免疫治疗、靶向治疗，还是化疗呢？

这需要和自己的医生充分沟通。临床医生一般会根据患者的肿瘤类别、病理类型、分子分型、患者状态、疾病发展的阶段、治疗目的、治疗费用，以及最新的循证医学证据等各种信息进行综合考虑，给患者一个合适的治疗建议，有时候会建议患者使用其中一种治疗手段，有时候也会建议使用两种甚至三种治疗手段进行联合治疗。

肿瘤免疫治疗时代已开启，随着相关药物的普及，相信会让更多的肿瘤患者获得长期生存的希望。

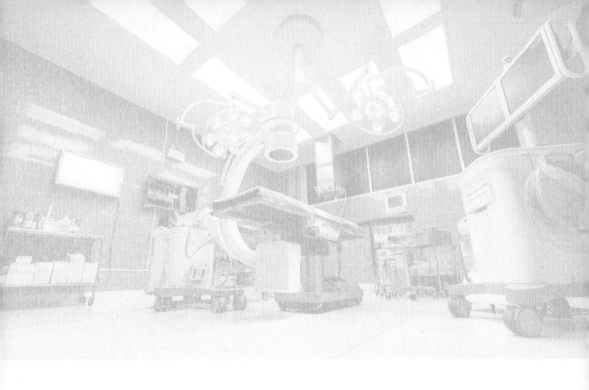

二、外　科

⑲　人工耳蜗"三微"精准植入

李　蕴　耳鼻咽喉头颈外科

人工耳蜗植入手术目前已相当成熟,但临床研究提示,植入手术技术和手术质量仍是影响术后效果的重要因素,并且随着人工耳蜗技术的发展和患者期望值的提高,人工耳蜗植入手术越来越微创化、精细化,更注重手术细节和技巧,追求完美植入过程,所谓"三微"精准植入。

微小切口

不止于美观。人工耳蜗植入手术第一步就是做皮肤切口。从医学的角度看,较大切口更有利于手术视野的暴露,便于手术操作。但从患者或患儿家长的角度说,总希望切口小,没有明显瘢痕。

外在皮肤进行微小切开是非常重要的,这不仅是美观问题,微小的切口还能有效减少术后皮瓣并发症。人工耳蜗植入手术使用微小切口,不仅外观良好,术后切口恢复更快。

微创手术路径

没有缺漏也没有多余动作。微小切口就代表微创手术吗?不是。因为如果仅切口小,而手术的实质过程不注重保护皮下的筋膜、肌肉、血管、神经及骨质等,这并不能称为微创手术。而且,有时因为片面追求小切口,导致手术中视野暴露不够,局部组织遭到过度牵拉损伤,甚至因为看不清术野损伤神经,更是得不偿失!

人工耳蜗植入微创手术,不仅要求微小切口,更要求整个过程微创,需要扎实的耳神经和侧颅底外科功底。手术时需要做到:不该切除的组织不去切,不该碰触的组织不去碰,不应有的多余动作不去做,操作过程要细致轻柔,不要有任何多余动作,以达到尽可能的微创。

微创电极植入

达到尽可能地微创。人工耳蜗电极植入耳蜗内有2条途径:耳蜗开窗植入或自身圆窗植入。它们都可以把电极植入耳蜗内,但存在区别。

耳蜗开窗植入是在耳蜗底圈人为地磨出一个小孔植入电极,医生操作更为简便,而且各型电极都可以很容易地植入。但从保护患者残余听力和耳蜗自身结构的角度上讲,这却存在问题,因为使用电钻在耳蜗壁上打孔必然损伤耳蜗内部结构和残余听力。

第二种路径是从内耳(耳蜗)自身存在的解剖结构——圆窗植入,可以避免上述问题,保护残余听力和耳蜗结构,患者有机会享受未来更新的技术,但对医生操作来说,圆窗植入更考验植入技术。

无论是采用圆窗植入或开窗植入路径,为达到更好的微创电极植入效果,我们要求必须遵循严格细致的操作步骤。比如,植入电极一定是放在最后一步,而且在植入电极之前,必须将术野完全清理干净,包括止血完全、冲洗干净术腔、更换干净纱布和手套、准备好电极。

这一切完成后,再取出填塞在圆窗膜或开窗处膜性结构前的吸收性明胶海绵,轻柔十字切开一个微小膜性切口,尽可能让淋巴液不外溢,然后轻柔插入电极,封闭插入电极切口,这一切操作都要求细致、轻柔、耐心,不允许有其他多余操作,最大限度保护内耳精细结构不被破坏,力求达到微创电极植入,为植入者保留享受未来新技术的权利。

除了"三微",我们还强调"精准",即整个手术植入过程都要尽可能做到微创。即使最后缝合微小切口,采用微创线缝合,切口部位基本不用拆线。

相信大家看了以上介绍,对人工耳蜗手术方法应该有所了解了。人工耳蜗植入手术可以帮助听力有障碍的朋友有效恢复听力,有听力障碍的朋友也有望恢复正常生活。

20 宝宝说话迟,发音不准,需警惕儿童迟发性听力下降

陈 颖 耳鼻咽喉头颈外科

全球平均每2分钟诞生1名聋儿,每10秒钟就出现1名聋人。

早期发现听力障碍在防止聋哑和避免言语发育障碍中有着举足轻重的作用,新生儿听力筛查是早期发现听力障碍的有效办法,可避免先天性耳聋的儿童因聋致哑。

然而,新生儿听力筛查近20年的实践经验证明:听力筛查只能发现耳聋患者,不能明确耳聋病因,也不能早期发现"儿童迟发性耳聋"。后者是指出生时听力正常,在生长发育过程中出现的永久性听力下降。

研究发现,并非所有的儿童期耳聋都发生于新生儿期,永久性感音神经性耳聋的发病率在新生儿期、儿童期(5岁)和青少年期分别为1.9‰、2.7‰和3.5‰,呈逐渐上升趋势。

迟发性耳聋通常发病较隐匿,不易被常规听力筛查和体检发现,导致儿童言

语发育障碍,给家庭带来极大困扰的同时也给社会带来了沉重的负担。

新生儿听力-基因联合筛查可预警儿童迟发性耳聋。

为什么新生儿听力筛查不能发现儿童迟发性耳聋?

新生儿听力筛查通常采用听觉电生理(耳声发射或自动听性脑干诱发电位)方法判断受试者是否存在听力下降,对于出生时听力正常的新生儿,目前两种听力筛查方法尚无有效的电生理学指标可以预警或提示"儿童迟发性耳聋"

高危因素筛查可以作为儿童迟发性耳聋早期预警吗?

作为世界儿童听力研究权威机构之一的美国婴幼儿听力联合会(Joint Committee on Infant Hearing, JCIH)于2007年推荐了儿童迟发性耳聋患儿的高危因素,用于对可能发生儿童迟发性耳聋的患儿进行早期预警,

一项对学龄前儿童进行大规模听力筛查和流行病学调查发现仅37.5%的迟发性耳聋患儿具备JCIH推荐的高危因素,说明高危因素筛查效率低,实际临床应用性效果差,不适合作为儿童迟发性耳聋早期预警的方法。

导致儿童迟发性耳聋的主要病因是什么?

儿童迟发性耳聋的原因众多,除了噪声、药物等环境因素外,遗传因素是导致迟发性耳聋的最主要病因。

在一项结合新生儿听力筛查、儿童迟发性耳聋诊断和基因突变关联性的研究中发现:GJB2基因p.V37I突变在儿童迟发性耳聋病例中的纯合率高达20%,证实该突变与中国儿童迟发性耳聋具有高度相关性,是重要的遗传易感性突变。

另外,GJB2基因p.V37I突变在汉族人群中的携带率高达6%,按此数据计算,全国共有400万个p.V37I突变纯合者,他们都是迟发性耳聋的易感个体。

如何早期发现儿童迟发性耳聋?

GJB2基因p.V37I突变是导致中国汉族人群迟发性耳聋最常见的易感突变,存在该突变的患儿往往因为在新生儿听力筛查时没有表现出听力下降而"通过"了听力筛查。

通过大量前期实验,我们已经构建了一种快速有效、高通量、低成本的GJB2基因p.V37I突变筛查体系,为"听力-基因联合筛查"奠定了坚实的基础。

综上所述,新生儿听力-基因联合筛查不仅能早期发现先天性耳聋,而且能预测儿童迟发性耳聋的发病,是一种有效的筛查模式。

对儿童迟发性耳聋的易感个体进行听力随访,尽早进行听力干预,可有效避免影响其言语发育。

最后需要指出的是,在儿童生长发育的过程中,无论新生儿听力-基因筛查结果如何,所有家长都应该时刻关注儿童听力保健,避免噪声刺激,尽量避免使

用耳毒性药物，对于有耳聋家族史、存在耳聋高危因素的儿童，建议进行相关的遗传咨询和听力学随访。

㉑ 撑好"房顶"，使鼻子呼吸畅通

王珮华　　耳鼻咽喉头颈外科

鼻子位于我们人体的最前方，首当其冲，也容易受伤。鼻子受伤了，是否只要"缝缝补补"让伤口长好就可以了呢？鼻外伤与其他外伤不同，鼻子就像一间房间，鼻梁就像房顶，房顶一旦塌陷，房间内的空气流通就会不顺畅。所以，对于鼻外伤的治疗，首先要将"房顶"支撑好，然后要解决通气问题，治疗要兼顾外形和功能，使患者获益更多。

"首当其冲"的鼻外伤

鼻外伤按照严重程度可以分成以下几大类。

（1）软组织损伤。这是鼻外伤最常见的类型。比如，皮肤撕裂，甚至破烂不堪，但是没有损伤到鼻骨。

（2）鼻骨损伤。这也是鼻外伤比较常见的类型。鼻骨相对比较脆弱，尤其是前端非常薄，稍大的外力就可能导致骨折。

（3）鼻眶筛骨折。眼眶及内侧的筛骨发生骨折，这类鼻外伤比较严重，发生率相对较低，但风险高，需要及时处理，否则凹陷的骨头自己愈合后就很难再恢复原样。

（4）骨折波及颅底。这是非常严重而复杂的外伤类型，除了鼻部之外，骨折还波及颅底等多处。

鼻外伤多见于交通事故和醉酒事件，篮球运动中也有不少鼻骨骨折者。据统计，面部外伤者中将近40%有鼻外伤。

鼻骨骨折需要手术吗?

鼻骨骨折是鼻外伤中比较常见的一种类型，那么鼻骨骨折后是否需要手术呢？这需要根据骨折严重程度来分型判断。

（1）1型：骨折但没有移位，或者轻度移位但不影响外形，不必手术。

（2）2型：骨折有移位或凹陷，且影响外形，需要手术处理。

（3）3型：骨折且有鼻中隔骨折，除了对外形有影响，通气功能也会受到影响，需要手术。

（4）4型：除鼻骨骨折外，同时眼眶骨、筛骨等也有可能发生骨折，甚至有颅底损伤，需尽快手术处理。

鼻骨骨折类型最多见的是2型和3型，只要及时做出精准的判定，及早干预治疗，患者的获益就更多。最复杂的是面部粉碎性骨折，手术难度高、耗时长，要像拼图一样把一块块小碎骨都拼接回原来的位置和形状，然后用钛网或钛板做好固定。

对于不需要手术的鼻骨骨折，有些患者可能会担心在愈合的过程中是否会发生移位。如果骨折没有移位，虽然不需要手术处理，但可以使用鼻夹外固定，保护鼻骨，避免碰触导致骨折移位。一般使用鼻夹板固定1个月左右，达到临床愈合即可，完全愈合则需要3个月左右。

一般鼻骨骨折的处理，外部使用鼻夹固定，内部填充明胶海绵支撑鼻腔，内外结合。如果是鼻眶筛骨折，还需要用钛板、钛钉固定眶缘。对于儿童鼻眶筛骨折，一般使用可吸收的生物材料钉子进行固定，这样更容易愈合。

手术后的患者，也需要予以局部制动，避免活动牵拉伤口。另外还需定期冲洗鼻腔，使用血管收缩药物等，保持鼻腔通畅，避免感染。

修复外伤的同时重视功能保护

在鼻外伤的处理过程中，很多患者或医生可能更关注外形的修复，认为只要"缝补"好了就万事大吉了。其实不然，鼻腔有很多功能，主要包括通气、嗅觉、免疫、共鸣发声、调温加湿及美观等功能，其中最主要的是通气功能。气不通则呼吸困难，患者会非常痛苦。作为鼻科医生，在关注鼻子美观功能的同时，还要重视通气等其他多种功能，因而可以称之为功能性鼻整形。

生命第一，功能第二，美观第三

遇到鼻外伤患者，第一步要排除颅脑损伤，生命第一，功能第二，美观第三。而很多时候，我们往往会忽略对鼻腔功能的保护。鼻外伤的处理千万不要忽视鼻腔的功能。很多医生做清创缝合时，只注意外观的修复却忽略了内部的修复，没有注意鼻腔功能的损伤、鼻腔内部的肿胀，包括鼻中隔、鼻甲的损伤等。

鼻外伤的处理主要分为两期：第一期，急症处理；第二期，陈旧期如瘢痕等的处理。这两期之间没有严格的时间规定，可根据患者的具体情况来区别。鼻腔功能的问题最好能在第一期就处理好，否则等到第二期就很难处理。

重视通气功能的保护

通气障碍严重者，会出现濒死感；而长期通气不畅，对健康也有影响，会造成机体缺氧。若保护好鼻腔功能，患者的主观感受非常明显，自觉呼吸通畅，则外形恢复正常。

鼻外伤一期处理的时候，伤口可能存在感染、肿胀，容易掩盖鼻腔功能损伤，这个时候就要先把鼻腔的外形固定好，做一些必要的填塞，将"房子"的房梁、墙壁都支撑牢固。这些处理其实并不是很复杂，主要是医生要有保护鼻腔通气功能的意识，减少后期不必要的麻烦。比如，外伤造成部分软组织的缺损，如果只是做表面缝合，会导致鼻腔缩小，以后就会影响呼吸。所以，第一期处理的时候，应该将皮瓣覆盖后缝合，并用支架撑住鼻腔的形状，避免伤口愈合过程中鼻腔缩小。

在鼻腔功能的保护方面，医生的意识很重要。另一方面，鼻外伤确实存在出血、肿胀的问题，比较难处理，辨别有一定的困难。但更重要的还是意识问题，如果能意识到鼻腔功能，及早处理，后期就很少出现功能问题。

保护下鼻甲，保护调温、加湿功能

鼻腔还有一种很神奇的功能：哪怕是室外零下20℃的温度，空气吸入鼻腔后也会上升到30℃左右，有强大的加温功能。这一功能主要是下鼻甲的"功劳"，除此之外，它还有过滤不洁空气的作用。

下鼻甲除了下鼻甲骨之外，还包含内侧黏膜层和外侧黏膜层。下鼻甲损伤的患者，容易造成调温、加湿功能障碍，患者吸入支气管、肺的空气又冷又干，非常痛苦，而且还会影响机体免疫力，造成咽喉部炎症、支气管炎及肺炎等。鼻甲损伤通过手术再造可以一定程度地恢复部分功能，黏膜虽然有一定的再生能力，但是一旦被破坏，就容易形成瘢痕增生，很难恢复。

所以，在鼻外伤的处理方面，还要注意黏膜层的保护，不要轻信祖传秘方，不要盲目剪除鼻甲。以前医学上对鼻甲的研究不多，认为剪除鼻甲影响不大。但是，近些年来的研究发现，鼻甲也有很重要的作用，因此应越来越重视对鼻甲的保护。

㉒ 保护听力，从预防噪声性听力损失开始

汪琪璇　吴　皓　耳鼻咽喉头颈外科

现代社会中，噪声暴露几乎无处不在，噪声性听力损失已成为人们全生命周期听力健康的一大威胁，严重影响人们的学习、工作、生活和人际交流，还可能影响儿童青少年患者的智力发育以及老年患者的认知功能，给患者和家庭带来心理和经济负担。

但噪声性听力损失也是最有可能通过早期预防和干预来避免或降低危害的一类感音神经性听力损失。下面，就让我们一起来了解噪声性听力损失的特点和防控措施吧！

噪声性听力损失有多常见?

噪声性听力损失一直是全球三大职业病之首。美国疾控中心的数据显示,约12%~25%的职业噪声暴露人群存在永久性听力损失。上海交通大学医学院耳科学研究所前期对我国上海造船厂10 000余名职工进行听力及健康调查研究发现,26.5%的职业噪声暴露人群存在双耳高频听力损失。

除职业噪声外,娱乐、交通等生活噪声的危害也不可忽视。美国国家营养与健康调查数据显示,有12.8%的12~19岁青少年和24%的20~69岁成年人可能受到噪声的威胁。

因此,噪声性听力损失已经成为威胁各个年龄阶段、不同职业人群的一大公共卫生健康问题。而近年来的研究也证明长期各种噪声暴露是导致老年性听力下降的重要原因。

什么样的声音会导致噪声性听力损失?

一次巨大的噪声暴露(如爆炸声)可能立刻导致听力下降,但更常见的是长期反复暴露于中高强度噪声而造成的听力逐渐下降。

简单来说,声音越大,听力损失发生的时间越短;暴露时间越长,听力损失的风险就越大。

声音强度的单位是分贝(dB),世界卫生组织提醒,长时间接受超过70dB的噪声暴露可能会开始损害您的听力,超过120dB的噪声可能会立即对您的耳朵造成伤害。

因此,长期使用耳机听音乐、参加摇滚音乐会等娱乐噪声以及地铁运行、飞机起飞等交通噪声都可能会导致噪声性听力损失。

噪声性听力损失是怎样发生的?

听力损失是指您听到或理解周围语音和声音的能力下降。当声音信号从耳朵传递到大脑的任一环节损伤时,就会发生听力损失。

在经历较大噪声活动(例如,音乐会、球赛)之后,您可能会觉得听不到他人低声说话,声音沉闷或不清晰,或者听到耳鸣,这可能是由于噪声引起内耳毛细胞纤毛扭曲和(或)听觉神经突触损伤。

这些症状可以是暂时性的,在几小时到几天内恢复;但长时间的噪声暴露引起内耳毛细胞或听觉神经的损伤通常是永久性的,这会逐渐降低您在嘈杂环境中理解语音的能力,如果听力继续下降,即使在安静环境中也难以听到声音。

如何知道是否患有噪声性听力损失?

如果发现存在以下任何症状,则可能患有噪声引起的听力损失:

听声音模糊不清;

难以听到尖锐的声音（例如鸟叫、门铃、电话、闹钟）；

在嘈杂环境（如餐厅）难以理解对话；

听声音模糊不清；

需要他人说得更慢，更清晰才能听清；

需要他人大声说话或复述才能听清；

需要调高电视或收音机的音量；

耳鸣；

对某些声音过于敏感（觉得某些声音非常烦人或引起疼痛）。

如果您有以上症状，请去医院耳鼻喉科进行专业的听力检查。

如何知道自己患噪声性听力损失的风险有多大？

以下情况可能会增加噪声性听力损失的风险：

遗传易感性以及个体对噪声的敏感性；

长期（慢性）疾病。例如，糖尿病和高血压病；

耳科疾病或损伤；

有机化学溶剂。例如，甲苯；

耳毒性药物，包括某些抗生素（如庆大霉素），抗肿瘤药物（如顺铂和卡铂），含水杨酸盐的止痛药（例如，阿司匹林），奎宁，襻利尿剂等。

如何预防噪声性听力损失？

推荐保护听力的4种方法：

（1）降低声源强度（如调低音量）。

（2）远离噪声源（如避免嘈杂场所或活动）。

（3）减少噪声接触时间（如增加接触噪声间隙休息的时间）。

（4）使用听力保护装置（如耳罩、耳塞等）

如果已经听力损失了怎么办？

目前还没有针对噪声性听力损失的治疗方法，但许多听力损失的人仍然可以听到一些声音。因此，一旦发现听力下降，建议及早就诊，及时采取预防措施，可以防止听力损失加重。对听力已经明显下降者通过佩戴助听器可提高听力、改善交流，而对于重度或极重度听力下降者通过植入人工耳蜗可使患者重回有声世界，提高生活质量，也对延缓或预防老年人认知能力的下降甚至老年痴呆的发生有极大帮助。

㉓　女性绝经过渡期话"激素"

陈　鸣　妇产科

　　女性超过40岁以后，由于卵巢功能逐渐衰退，卵泡不能正常发育成熟及排卵。这时候，月经量会时多时少，原来规律的月经周期出现紊乱，部分女性出现潮热、出汗、情绪不稳定、抑郁或烦躁、失眠等表现。卵巢功能开始衰退至最后一次月经的这一时间段称为"绝经过渡期"，之后进入绝经期，卵巢内卵泡自然耗竭，卵巢功能衰竭，月经永久性停止。从卵巢功能开始衰退到绝经后一年，医学上称这一阶段为"围绝经期"。以往一直采用"更年期"一词来形容女性这一特殊生理变更期，由于更年期概念模糊，1994年WHO废除了"更年期"这一术语，采用了"围绝经期"这一名称。我国妇女平均绝经年龄为50岁左右，80%在44~54岁。什么时候绝经，与遗传、地域、经济、环境、营养、肥胖及酗酒等有一定关系。

　　绝经过渡期历时短者1~2年，长者10余年。由于月经和以往不一样了，一些女性会比较紧张。在绝经过渡早期，有的女性几个月没有月经，常误认为闭经，之后月经突然来潮，血量汹涌，犹如"血崩"；也有月经来潮后持续多日，出血量少者仅为点滴出血，多者大量出血，不能自止，导致贫血。这是由于卵巢不排卵，卵巢激素出现紊乱，月经失去正常周期性和出血自限性。针对这种情况，应及时去医院就诊，通过妇科检查和B超检查先排除子宫内膜病变、子宫颈病变、卵巢病变等，必要时可以选择宫腔镜检查和诊断性刮宫，或酌情选择妇科内分泌激素的测定，明确月经失调的病因。

　　由于在绝经过渡早期，女性卵巢功能开始衰退，出现排卵障碍，体内首先缺乏的是孕激素。因此，应补充孕激素，控制月经紊乱症状，调整月经周期。孕激素具有双向功能：低剂量可以使子宫内膜转化，不影响卵巢功能；高剂量使子宫内膜萎缩，抑制卵巢功能。当出血量大时，我们选择高效合成的孕激素进行"内膜萎缩法"治疗。这些激素的剂量和生物活性远远大于女性体内自身分泌的孕激素，如炔诺酮、左炔诺孕酮等都是合成的高效孕激素，可以使子宫内膜萎缩，以达到快速止血的目的。当月经不规律、出血量不大时，可采用天然或接近天然的孕激素进行"内膜脱落法"治疗或称"药物性刮宫"。这类孕激素，如黄体酮、地屈孕酮等，它们的剂量和生物学活性相当于卵巢黄体分泌的孕激素，不影响卵巢功能，使子宫内膜由增生期向分泌期转化，停药后子宫内膜脱落较完全，可减少子宫内膜异常增生，减少向子宫内膜癌前病变发展的风险。

到了绝经过渡期晚期,女性卵巢功能进一步衰退,卵巢不分泌孕激素,同时分泌雌激素量极少。这时除了月经异常,部分女性还出现潮热、出汗、烦躁及失眠等症状,使不少妇女的工作和生活受到影响。这些症状提示,仅仅选择孕激素已经不行了,要选择雌激素和孕激素同时治疗,就是通过模仿女性体内正常分泌雌激素和孕激素的周期来调节和补充激素,以缓解相关症状,保护子宫内膜不向不良方向增生发展,改善生活质量。

合理应用女性激素有益于围绝经期妇女的健康,但要在医生的指导下应用。在绝经过渡期使用激素,要注意发生血栓的风险,警惕血栓高危妇女,如高龄、高血压、高血脂、糖尿病、吸烟、有个人血栓史及家族史、任何血栓倾向(手术、卧床及制动等)者。单纯使用雌激素还有诱发子宫内膜癌的风险。因此,不推荐使用大剂量雌激素或口服避孕药来止血或调节月经周期。

另外,绝经过渡期妇女对围绝经期的症状,只要调整好心态,避免过度劳累和剧烈运动,保证充分休息,出血期间加强营养,补充铁剂、维生素C和蛋白质,在妇科医生的指导下合理使用激素,都能顺利、安全地度过绝经过渡期。

24 发现子宫肌瘤记住三个"没必要"

赵　栋　妇产科

近些年来,随着妇科体检的普及,越来越多的女性在检查时被发现患有子宫肌瘤,从而产生各种担忧,害怕影响健康,更害怕恶变,甚至有些女性想要一切了之。

无症状子宫肌瘤不需要治疗

子宫肌瘤是女性生殖器官中最常见的一种良性肿瘤,发病率很高,超声筛查可发现1/3~1/2的女性患有子宫肌瘤。虽然子宫肌瘤存在恶变的可能,但恶变率非常低,小于1‰,无症状者定期随访即可。

以往的观念认为,肌瘤增大使得子宫体积大于孕10周(两个半月)时就可切除,但近些年来不再以子宫大小作为手术指征。不要看到肿瘤就切除,大多数患者和良性肿瘤都可以和平共处。如果子宫肌瘤体积增大而引起各种不适症状,如压迫膀胱导致尿频;压迫直肠导致便秘、里急后重(总是感觉有便意但实际没有);凸向子宫内膜、压迫子宫内膜导致月经量过多,甚至贫血……出现这些情况时,子宫肌瘤就需要治疗了。如果药物治疗能够控制者,先予药物治疗;药物治疗不能控制者,考虑手术切除。

手术方式包括:开腹手术、腹腔镜手术、宫腔镜手术、射频消融、海扶、超声聚焦等。手术是一种破坏性治疗方式,在制订治疗方案前要根据患者的具体病情,充分考虑患者的生育需求。如果患者有生育要求,就需全面评估治疗方案,尽可能保留患者的生育能力。

总之,子宫肌瘤的治疗不以大小论,而以症状分。有症状的肌瘤、影响妊娠的肌瘤应考虑切除。

需要手术的子宫肌瘤,最好选择手术切除。物理治疗的方法,包括射频消融、超声聚焦等,术后没有标本,不能做病理学检查明确诊断。超声等影像学检查判断的子宫肌瘤并不是最终诊断结果,病理学检查才是肿瘤诊断的"金标准"。只有将切除下来的肌瘤组织进行病理学检查后的诊断结果才是最可靠的。在做物理治疗前,一定要结合超声、磁共振成像等检查充分评估,避免恶性肿瘤漏诊而耽误治疗。

各种手术方式都有其优势和不足之处,可以根据具体病情充分评估后综合考虑,选择合适的治疗方案。

子宫肌瘤会影响生育吗

很多想要生孩子的女性,体检发现子宫肌瘤后,难免会担心影响生育。

1)大部分子宫肌瘤不影响怀孕

子宫肌瘤对妊娠的影响与其生长部位和大小有关。除了凸向宫腔、压迫内膜的子宫肌瘤可能影响生育外,其他肌瘤都不会影响生育。不孕症女性如果排除了其他原因,而肌瘤又是凸向宫腔、压迫子宫内膜者,可能会影响受精卵着床的成功率。这种情况下,就要把凸向宫腔的肌瘤切除。

子宫壁由内而外依次分为黏膜层、肌层及浆膜层。子宫肌瘤按生长部位可以分为黏膜下肌瘤、肌壁间肌瘤和浆膜下肌瘤。黏膜下肌瘤可能影响受精卵着床和妊娠,肌壁间肌瘤可能导致宫腔变形而引起流产,但概率都比较低。如果没有不良流产史,除外其他原因,考虑肌瘤导致流产者,才需要处理。

2)子宫肌瘤几乎不影响分娩

安全度过妊娠期后,子宫肌瘤会不会在分娩的时候"作妖"呢?

只要子宫肌瘤没有堵住产道,不是生长在接近宫颈的部位,就不会影响产道分娩。绝大多数子宫肌瘤都是生长在子宫体部位,不会影响正常分娩。

虽然从理论上来说,肌瘤会增加难产率,但增加率微乎其微,可以不考虑。胎儿娩出后,由于胎盘附着部位收缩不良,过大的子宫下段或宫颈肌瘤可能会导致产道梗阻。而其他部位的子宫肌瘤是不会导致产道梗阻的。但是宫颈部位的肌瘤非常少见,检查发现后可在怀孕之前切除。

3）手术切除后一般不影响生育

也有些女性担心:手术切除肌瘤后,"受伤"的子宫是否会影响生育?

子宫肌瘤切除术后一般不影响生育问题,但可能在妊娠、分娩时存在子宫破裂的风险。正常的子宫肌层厚8~10毫米,如果肌瘤侵犯肌层厚度1~2毫米,就不会影响生育。如果肌瘤侵犯肌层厚度一半以上,可以考虑超声聚焦、海扶等物理治疗方法。不到万不得已不要手术,毕竟手术是一种有创的治疗。在选择手术治疗之前要进行风险评估,如果手术得益高于风险,则可选择手术。如果手术得益与风险相当甚至低于风险,不建议手术。

妊娠期发现子宫肌瘤怎么办

有些女性在怀孕之前没有进行体检,直到孕期体检时,才突然发现子宫肌瘤。于是惶惶不可终日,担心会流产,担心肌瘤会跟宝宝"抢"营养。

只要胎儿能够正常发育,子宫肌瘤不必处理。妊孕期随着激素水平的改变,促使子宫肌瘤生长加快,但不会无限制增大。产褥期过后,子宫肌瘤会缩小,回复到原来的大小。另一方面,大多数子宫肌瘤都不是向宫腔内生长的,而是长在肌壁间的肌层中。只要不向宫腔生长或者轻微压迫宫腔,都不会影响胎儿发育。要相信,宝宝吸收营养的能力远比肌瘤强大。

肌瘤生长在子宫平滑肌之间,也是平滑肌组织,周围的子宫肌层还是相互连续的。肌瘤会影响子宫收缩,但不至于"撑破"子宫。多发性肌瘤产后出血的概率会增加,但为此而手术的话,手术造成的创伤引起出血的概率更高。所以,手术的得益低于风险,就没必要冒险手术。

妊娠期要警惕的是子宫肌瘤红色样变。红色样变多发生于妊娠期或产褥期,是子宫肌瘤的一种特殊类型的坏死。发生机制目前尚不明确,可能与肌瘤内小血管退行性变引起血栓、溶血、血红蛋白渗入肌瘤内部有关。患者可有剧烈腹痛、呕吐、发热、白细胞计数升高。检查发现肌瘤迅速增大、压痛,肌瘤剖面为暗红色,如半熟的牛肉,有腥臭味,质软,肌瘤原本的漩涡样结构发生改变。子宫肌瘤红色样变的发生率很低,不必过于担心,一旦出现严重腹痛,及时就医即可。

能否挽救"千疮百孔"的子宫

有些女性体检发现子宫上生长有多个肌瘤,也有些女性手术切除后子宫肌瘤又"复发"了。对这些"野蛮生长"的子宫肌瘤该怎么办呢?反复手术子宫会不会变得"千疮百孔"?要不要将子宫一切了之呢?

首先澄清一个误区:临床上常说的多发性子宫肌瘤是指多种部位的肌瘤,即黏膜下肌瘤、肌壁间肌瘤和浆膜下肌瘤中至少有两种,如果全部都是肌壁间肌瘤不能称为多发性肌瘤。很多人自认为的"多发性肌瘤"，其实是多个肌瘤，而不是医学上所指的真正的多发性肌瘤。

　　第二个需要澄清的误区是：有些女性子宫肌瘤切除后，过一段时间检查发现又有子宫肌瘤了，就认为是子宫肌瘤复发了。其实，这些所谓的"复发"的子宫肌瘤并不是真正的复发，而是原本没有发现的小肌瘤长大了，或者是其他部位也长出了肌瘤。只要女性没有绝经，就可能再次出现子宫肌瘤。一般手术切除的都是较大的子宫肌瘤，其实，有些米粒大小的肌瘤可能已经存在而没有被发现，也不需要处理，随着时间的推移，这些"米粒"逐渐增大，就被认为是子宫肌瘤复发了。

　　有一种脉管内平滑肌瘤需要注意鉴别，它不仅仅可以在子宫内生长，还可能出现在心脏等具有平滑肌结构的各个器官组织中，沿着血管到处生长。这种子宫"肌瘤"，即使切除了子宫也不能避免复发的问题。

　　了解了肌瘤的这些概念和特性之后，我们就可以坦然地面对子宫肌瘤了。记住三个"没有必要"：

　　（1）子宫肌瘤的发病率非常高，没有必要恐惧。

　　（2）大多数子宫肌瘤不影响正常生活和生育，没有必要切除。

　　（3）子宫肌瘤的恶变率很低，没有必要为此而手术切除。

　　如果有子宫肉瘤家族史、其他脏器恶变史、基因缺陷等问题存在，可以早期干预切除。切除子宫后就不存在肌瘤"复发"的问题。那么，已经完成生育的中年女性是否可以"一切了之"呢？

　　目前，对于子宫切除手术的把控比较严格，不到万不得已的情况下一般不主张切除子宫。对于总是担心恶变的患者，如果确实合并焦虑、抑郁症状，也不要盲目切除，建议先去心理科就诊治疗。

25　膝关节炎患者要不要手术治疗

李慧武　骨科

　　每到冬天，不少膝关节炎患者会病情加重，甚至疼痛不能行走，给生活带来极大的困扰，吃药、打针、理疗都试过了，还是治不了根，到底要不要手术呢？

　　对于膝关节炎的治疗，目前有很多方法，但是患者往往在早期不能坚持正规系统地治疗，病情控制不佳，长期反复发病，最后被告知需要手术"换关节"。许多患者又对关节置换存在诸多疑虑，对于要不要手术治疗也是犹豫不决，不同的医生可能还会给出不同的治疗方案，这就更加深了患者的矛盾心理。

在选择治疗方案的时候，要与患者进行充分沟通，仔细查体，找到根源，并了解患者的生活诉求以及疾病对患者生活的困扰程度，然后帮助患者选择最合适的治疗方式。

膝关节炎的"阶梯治疗"

对于膝关节炎的治疗，一般采用阶梯治疗的方式，根据膝关节病变的不同程度，选择不同的治疗方案。老年人的退行性膝关节炎可以分为轻、中、重不同的程度。

（1）早期：对于轻度的、最早期的膝关节炎，建议以功能锻炼、活动方式的改变为主要治疗手段，配合短期、间断的药物治疗来缓解症状，改善病情，包括选择特殊的鞋子、鞋垫来调整步态，改变膝关节的运动轨迹等。

（2）中期：随着病情进一步发展到了中期，早期的一些治疗手段已经不能缓解症状了。这个时候就需要更积极的治疗方式，在服药的基础上配合注射治疗，甚至部分患者需要行关节镜治疗。

（3）中晚期：到了膝关节炎的中晚期，关节镜治疗也不能取得满意的疗效，就可能需要正式的手术介入了。

手术治疗也有不同的术式。如果患者存在明显内翻畸形或外翻畸形，造成一侧膝关节软骨磨损，可以做截骨矫形手术，把腿骨矫正，将体重分担到另一侧，从而保护患侧关节，术后患者的疼痛就会明显缓解。如果患者的腿骨没有明显的畸形，单纯的膝关节内侧、外侧或前方的软骨部分磨损了，可以针对性地采取微创的单髁置换术，修补损坏的部位。

（4）晚期：到了膝关节炎的晚期，病变累及整个膝关节，出现骨质增生、关节间隙磨损、内外侧及前方等都有损伤，就可能需要采用膝关节表面置换术，就是我们平时所说的膝关节置换。需要特别强调的是，这一手术的本质并不是把整个膝关节换掉，只是把膝关节表面损坏的软骨换掉，对于患者术后功能康复很有帮助。

膝关节表面置换手术的创伤其实并不是很大，术后基本可以达到无痛或微痛的程度。有些上午手术的患者，术后当天就能下地自如步行，扶着助行器就可以开始功能训练了。

患者在术后基本都能正常地活动、生活，买菜、做饭都没有问题。白天长距离行走之后，夜间可能会出现酸痛不适，需要多休息后才能恢复正常。一般半年到1年，上下楼梯可能会觉得有些费力，这方面康复需要的时间会更长一些。

如何判断是否需要手术治疗

不少膝关节炎患者有这样的经历：有些医生建议手术治疗，置换膝关节；而有些医生认为可以暂时不手术，继续保守治疗。那么，究竟如何判断是否需要手术置换膝关节呢?

　　有一种自我判断的方法:假设膝关节的正常功能以10分为满分来评估,如果患者平地走路都出现膝关节疼痛,那就只有1~2分的水平;如果行走不超过500米后出现膝关节疼痛,那么只有5~6分的水平;如果行走2~3千米才出现膝关节疼痛,那么就有7~8分的水平。

　　对于老年人的退行性膝关节炎,手术以后大部分患者的膝关节功能可以恢复到8~9分。如果患者的膝关节功能只有5~6分,可以选择手术治疗,使膝关节功能达到8~9分,患者的生活质量会有明显的改善。如果膝关节功能还有7分的水平,手术的意义并不是很大,就不建议手术治疗。

　　对于膝关节病变,医生一般都会询问患者走路是否有疼痛,如果患者一走路就疼痛,或者走不了1 000米路就疼痛,对生活质量影响较大,同时结合影像学检查,膝关节病变确实比较严重,就应考虑膝关节表面置换手术治疗。如果患者走平路没有疼痛,只有上下楼梯时出现膝关节不适症状,这种情况对生活质量影响不大,可以不做手术。手术最重要的目的,是改善患者的生活质量。

　　近些年来,骨科手术技术突飞猛进,治疗关节病的手段也越来越多,仅仅膝关节手术的方式就有很多种,这需要专科医生仔细检查患者的身体,并通过影像学检查详细了解病变程度,明确真正困扰患者的病因,然后根据患者的具体病情以及生活诉求,最后有的放矢地选择合适的治疗方案。

　　仅仅依靠影像学检查来判断手术与否,这是远远不够的。需要仔细询问患者的各种信息,很多患者自己不知道哪些信息是有用的,需要医生循循善诱地去发现问题,找到根源。专科医生在给患者看病的时候,不仅会详细询问病史,还会对每位患者进行仔细的体格检查,以确保诊断的精准性,提高对病情严重程度判断的精准性。

给关节补充"润滑液"有用吗

　　对于早中期的膝关节炎,有不少患者接受了关节腔内注射治疗。有些医生可能会告知患者,走路、上下楼时膝关节疼痛,是由于关节腔内缺乏"润滑液"了,注射玻璃酸钠相当于给膝关节补充了"润滑液",关节疼痛的症状就会得到改善。甚至,市场上也有不少口服的药物、保健品,号称有"润滑"关节的作用。确实有不少患者膝关节痛因此而得以减轻,但也有些患者效果并不明显。

　　这种所谓的"润滑液",对膝关节炎究竟有没有用呢?

　　(1)"润滑液"效果因人而异。

　　临床上,有很多关于保护关节的药物,比如氨基葡萄糖、硫酸软骨素等,也确实有很多人在服用这类药物。在美国,这类药物作为保健品在超市里就可以买到。这种药没有太大的不良反应，对于年纪较轻、病情较轻的人，如果服用后自己感觉有效果，可以间断服用。对于软骨磨损已经比较严重的人，服用这类药物就没有太大意义了，因为这时已经失去了营养软骨的作用了。

向关节腔内注射玻璃酸钠也是同样的道理，玻璃酸钠的主要作用是润滑、营养软骨，对于软骨有一定的保护作用，并且也没有太大的不良反应。有些患者在注射玻璃酸钠后，也确实觉得膝关节症状得到了一定程度的改善。

那么，如何判断自己是否适合这种"润滑液"注射治疗呢？

一般注射玻璃酸钠一个疗程，即每周1次，连续注射5次后，如果效果能够维持半年以上甚至1年，那么这种治疗方式是有效的。不要指望注射一个疗程后，膝关节就恢复正常了，这是不现实的。这一治疗方式只是在一定时间内改善膝关节软骨的营养，并不能完全阻止膝关节的老化进程。

（2）注射治疗需规范进行。

对于注射玻璃酸钠有效的患者，可以第2年或间隔一两年后再次注射，只要做好局部消毒、正确注射，可以反复多次治疗。但是，如果注射后效果只能维持两三个月，不到半年膝关节又开始出现疼痛不适，那么这种治疗方式就已经不适合了，不能频繁注射。所以，选择这种治疗方法，也要根据病情的轻重程度，有选择地尝试。

另外，有些关节注射治疗会在注射药物中加入激素类药物，就是俗称的"封闭针"，这比口服激素药物不良反应小。有些患者注射后症状确实有明显改善，但激素注射也是一把"双刃剑"。有报道指出，每年膝关节腔内注射激素不超过4次，对软骨不会产生明显的不良反应；但是如果注射激素过于频繁，反而会引起软骨的损伤和破坏。此外，需要指出的是，激素注射治疗一定要到正规医院进行。

26 椎间孔镜超微创治疗腰椎间盘突出症

谢幼专　骨科

近年来，微创外科随着科技的进步发生了突飞猛进的发展，钥匙孔腹腔镜下胆囊切除术、关节镜下半月板修补术已成为了微创外科的主流。微创治疗创伤小，康复快已是不争的事实。但在过去，这些技术往往无法应用于对腰椎间盘突出症（以下简称"腰突症"）的治疗，这是由于突出的椎间盘位于椎管内，后者是一个由坚硬的骨组织包绕 形成的管道，仅有狭小的通道供神经穿出。而椎间孔镜的出现改变了这一局面,它与其他内镜类似,具有一个苗条的身材,可以从脊柱的天然通道进入椎管,然后利用镜子前端的"眼睛"来清楚地观察椎管内的神经、突出的椎间盘及增生的骨刺。最后利用专用的手术工具将突出的椎间盘和增生的骨刺切除。由于治疗过程中不需要切除黄韧带和椎板,也无须切断躯干肌,减少了对椎旁肌肉的损伤及去神经支配,防止术后节段性不稳定和滑脱的发生。由于术后脊柱的稳定性没有发生严重破坏,术中出血极少,伤口疼痛小。采用局部麻醉,手术后恢复快,提高了患者的生活质量。目前,椎间孔镜微创技术已经成为现代脊柱微创技术的标志,它被冠以"超微创"的头衔。

案例

56岁的李先生5年前开始出现腰部酸痛,同时伴有腿部麻木,不时发作,但由于症状并不严重,平时也没太在意。3个月前搬了重物后腿麻加重,从腰部一直麻到脚踝,就像一根筋吊住一样,越来越厉害,遂到附近医院就诊。经腰椎磁共振检查发现,李先生腰椎间盘突出已经压迫到坐骨神经。但李先生害怕手术,采取了敷药、牵引、理疗等各种保守治疗方法,但腿痛依旧,严重地影响了生活质量。医生建议李先生采取手术治疗来缓解腿痛。但对于传统的开放手术,需要全身麻醉,李先生仍十分害怕,同时觉得自己还年轻,也不愿意在脊椎上安装螺钉。后来他了解到上海交通大学医学院附属第九人民医院开展德国的椎间孔镜技术微创治疗腰突症的手术,无须全身麻醉和安装螺钉,李先生接受了这种超微创治疗。手术时,医生在局部麻醉下从李先生的腰部侧方开一个约7mm的小孔,放好手术通道后,将椎间孔镜放入椎管,在直视下取出了突出的椎间盘,没有损伤神经,手术后李先生能清晰地感受到下肢疼痛缓解后的轻松感,手术后第二天就出院了。

专家解读

腰椎间盘突出症是脊柱外科常见的疾病,大多数患者通过规范的保守治疗,症状都能够得到缓解。对于没有症状的腰椎间盘突出并不需要处理,初次发作可尝试进行保守治疗,具体措施包括卧床休息、药物对症处理、牵引等理疗措施。若保守治疗3个月无效,则需考虑手术治疗。

腰椎间盘突出症是腰椎退变的一种表现,是人类衰老过程中不可避免的变化,就像皮肤长皱纹、头上长白发一样,随着年龄的增长会逐渐出现,患者应该以一颗平常心正确对待。在治疗过程中要注意避免两个极端。一种极端是漠视早期病变。有些患者对出现轻微症状的腰椎间盘突出症不太重视,能拖则拖,不注意在早期阶段控制病变,直到神经受到严重压迫导致放射性疼痛、脊柱变形、活动受限、腿部肌肉萎缩,甚至出现大小便失禁时,才到医院进行规范治疗,结果错失良机,使"小病"变成"大病",给神经造成了不可逆的损伤,普通手术治疗后神经功能往往恢复不佳。另一种极端是"恐病症"。有些患者一旦发现腰椎间盘突出症，就以为到了世界末日，四处求医，其中有些需要手术的患者担心其复发，甚至过早地要求医师对其进行彻底根治的融合术，丧失了腰椎的部分活动功能。其实大多数初次发作的椎间盘可以通过保守治疗缓解症状，况且突出的间盘也不是肿瘤，不必过于害怕复发，治疗应该遵循阶梯治疗原则，尽量保留正常的椎间盘组织，使其发挥正常的生理功能。相比椎间盘镜、后路开窗椎间盘摘除术等手术方法，利用"超微创"的椎间孔镜进行椎间盘摘除对于青少年、老年人的多节段突出、手术后复发等腰椎间盘突出患者均有明显的治疗优势：局部麻醉、出血很少、无须插尿管、术中保持清醒状态、术后可早期下地……众多的优点使这一微创手术得到国内外脊柱外科医师和患者的认可，小小的一个镜子就解决了腰椎间盘突出的大问题。

㉗ 抬手就痛，小心肩峰下撞击综合征

张 峻 骨科

花老伯自离休后就喜欢上了打羽毛球，既可健身，又能交友，他坚持每天去附近体育馆打几个小时。可春节前在家进行大扫除时出现了难题：手臂只要一往上抬，手掌还没到肩膀的高度就出现疼痛，而且痛得不得了，手臂也变得无力，必须马上放下来。起初几天，他没在意，以为大扫除时拉伤了筋骨，没想到疼痛越来越厉害，晚上睡觉不要说压到这边的肩膀，就是把肩膀放在上面也会因为剧烈的疼痛而痛醒。花老伯着急了，好不容易捱过春节假期，赶紧去附近的上海交通大学医学院附属第九人民医院骨科求治。经查体诊断是"肩峰下撞击综合征"。

需及时治疗，拖延的后果很严重

在临床门诊主诉肩痛的患者中，有近半数是肩峰下撞击综合征患者，它和肩袖损伤、肩周炎等都是肩部高发疾病。肩峰下撞击综合征，也叫肩关节撞击综合征，致病原因除了很多中老年人的肩峰前下方长出骨刺，很多还和长期过度使用肩关节尤其是经常性做过顶运动有关。患者在转动肩膀时会感到疼痛异常，但是在日常生活中，不少人总觉得肩膀疼就是肩周炎，不是大问题，不到难以忍受的地步，很少会去看医生，因此会导致病情越来越严重。但也并非每位患者都会感到疼痛，有些患者是在接受检查时才知道自己的病情。若不及时进行治疗，患者的肩膀会渐渐变得无力，由轻微发炎演变为严重撕裂，后果严重。

肩峰下撞击综合征患病初期,每当举手、转动肩膀、把手向外伸展或睡觉压住肩膀时,就会感到肩膀前方外侧疼痛。疼痛一般在肩膀前举或外展上举的过程中发生。到了中期,肩膀肌肉渐渐无力,无法举起。再发展下去,肌肉会开始萎缩,外在表现是左右肩膀形状不同,到后期可能会引起肩袖被磨断,导致没有力气抬肩膀。值得注意的是,许多人都将肩痛视为肩周炎,其实它们是不相同的两种病。肩周炎多以女性患者为主,没有特殊病因,表现为疼痛和关节粘连僵硬,一般有自愈性。如果想辨别自己是否患了肩峰下撞击综合征甚至是肩袖发生了断裂,可留意进行某些动作时,是否觉得疼痛无力,如拎水壶、倒茶、举手过头等动作,若是有疼痛无力的情况,则可能是肩峰撞击综合征的征兆。

治疗方法多,首选保守疗法

肩峰撞击综合征的治疗方法有很多。首先是保守疗法,包括口服非类固醇抗炎药、局部外用药和肩峰下间隙的封闭治疗,同时结合理疗和一些运动疗法保持关节正常的活动范围,通过肌力训练来保持肩部肌肉的力量。如果保守治疗3~6个月无效,则要考虑进行肩关节镜微创手术。手术后,患者经过一段时间康复训练,可以逐渐恢复肩关节的功能。

平时重预防,才能有效避免

其实,在日常生活中,每个人都会有不同程度的肩关节撞击行为,特别是当肩关节长期过度地做上举或外展活动时,比如打羽毛球、擦窗、高处取物、伏案工作等日常活动,使得肩峰下滑囊发炎退化,肩峰增生变形,间隙减小,就会导致肩峰和肩袖发生撞击,肩袖肌腱发炎损伤,出现肩关节的疼痛和活动障碍,引发肩峰下撞击综合征。切记,在进行需要重复肩膀转动的工作或运动前,应做足够的热身活动,让筋腱充分地舒展开,平时也可做些锻炼三角肌、胸肌、背肌的运动,以保护肩膀的旋转肌腱。特别需要一提的是,在肩峰下撞击综合征急性发作期不应像肩周炎一样进行拉伸锻炼;相反地,越是活动越会加重病情,应保持肩部固定少活动;缓解期可适当锻炼,避免暴力和过度负重,注意肩部保暖。

关节活动度锻炼

肩部疾患功能锻炼应遵循"三适当"原则:适当的强度、适当的幅度及适当的时间。要在主诊医生的指导下进行康复训练,常用的锻炼运动如下。

(1)画圈:在身体向前倾的状态下,完全放松手臂,向下放,按顺时针方向和逆时针方向转动手臂1分钟。

注意事项:将可能受伤的一个肩膀放松,运动身体。疼痛特别严重时,用正常的手臂抓住受伤手臂的手肘。

(2)爬墙运动:面对墙壁站立,正常手臂放在受伤手臂的肩膀上,固定受伤的肩膀，受伤手臂的手掌放在墙上，手心贴紧墙壁，用手指贴墙向上爬，每天标注高度。

注意事项：手越向上，身体应越靠近墙壁。手向下放的时候，身体也应贴着墙壁慢慢向下移。

（3）滑轮运动：将滑轮扣在门上或绑在头上方固定的地方后，用正常手臂抓住上面的手柄，受伤手臂抓住下面的手柄，正常手臂向下拉，使受伤手臂随之向上举，拉至最大高度，坚持约1秒后，慢慢放下，再次反复动作。

注意事项：受伤手臂尽量放松，不要倾斜身体。

（4）侧举运动：用受伤的手臂抓住杆子的一端，正常手臂抓住杆子另一端手柄部位后，正常手臂使劲，将受伤手臂慢慢地向身体侧方推至最大限度，向上举起。这一姿势坚持约5秒后，慢慢回到最初的姿势。

注意事项：运动时应伸直腰部，注意手肘不要弯曲，身体不要向正常手臂一侧倾斜。

（5）毛巾拉伸运动：在背后抓住毛巾，正常手臂在头侧抓住毛巾上端，受伤手臂在腰侧抓住毛巾下端，将正常手臂的毛巾向上拉，这一姿势坚持约5秒后，再慢慢回复到最初的姿势。

注意事项：可用杆子代替毛巾进行运动。疼痛严重的情况下，可坐在椅子上，在背后抓住两手，用正常手臂将受伤手臂向上拉进行运动。

🖤 28 脊柱病高发，3D打印为手术治疗提供新路径

周　洁　赵　杰　骨科

颈椎手术中，3D打印技术能够提高手术效率，减少术中和术后并发症的发生。

生活中，人们似乎总是对唾手可得的事物感到习以为常，而忽视它们的珍贵。比如空气、水。在对待自己的身体时，人们也常常犯这样的错误——长时间看电脑、躺在床上看手机、坐着睡觉等。这些习惯让您的脊柱时刻承受压力，而当您发现脊柱出现问题时，往往为时已晚。

据统计，在世界卫生组织公布的"全球十大顽症"中，脊柱疾病位居第2。目前，我国门诊体检人群中，颈椎病检出率高达64.52%，且女性高于男性。

"脊柱疾病有这样一个特点，就是治疗方法很有限。病情轻的时候，容易被忽视；一旦加重，手术可能是唯一的治疗手段。"

"如履薄冰"的手术

在复杂的医学实践中,脊柱外科所面临的风险和挑战是很多其他学科无法想象的。"人体脊柱区域有诸多重要的脊髓、神经和血管,脊柱手术中尽管医生会慎之又慎,仍有发生意外的风险可能",成为脊柱外科医生需要一种孤勇,因为每台手术都有一种如履薄冰的感觉。

脊柱外科是骨科的塔尖,要求脊柱外科医生不断地创新。

曾有一位患有巨大神经鞘瘤的32岁患者来到上海交通大学医学院附属第九人民医院(九院)。虽然是良性肿瘤,但这位患者的瘤体很大,又长在颈部,压迫了神经,影响患者的正常工作和生活。"以前,那么大的肿瘤摘除后,残留的空缺部分没有合适材料填充,手术很难完成,所以一般只能建议患者做姑息治疗。"但有了3D打印技术之后,肿瘤切除部分可以用3D打印的支撑义体实现重建。

最终,这位患者接受了手术,九院骨科团队为其摘除了颈部巨大肿瘤,并植入了3D打印的人工椎体,这也是上海首例将3D打印技术应用于脊柱外科手术的患者。在最近一次的随访中,这位曾经行动受限的患者已经踏上了远洋轮,追随自己的梦想成为了一名海员。

另有一位强直性脊柱炎患者,背部已经重度弯曲,连简单的抬头都成了一种奢望,只能过着"面朝大地背朝天"的生活。"目前的医疗发展水平,这种疾病尚不能完全治愈,医生能做的,只是帮助他们缓解症状,提高生活质量。"强直性脊柱炎是一种风湿免疫性疾病,与遗传等因素有关,虽然不直接危及生命,但患者往往一辈子受其折磨。

强直性脊柱炎的早期症状主要表现为腰背疼痛,大约90%的强直性脊柱炎患者最先表现为骶髂关节炎,然后逐渐累及脊柱,最终上行发展至颈椎。很多患者一开始会选择骨科、推拿科等科室就诊,很容易误诊或漏诊,往往等到关节已经明显融合,才被确诊为强直性脊柱炎。这位患者,无疑已经发生了最坏的情况,唯有手术矫形才能帮助他。手术的目的有两个,一是矫正脊柱畸形,改善脊柱外观;二是恢复患者平视、行走、消化等功能。这个手术对医生而言是一个极大的挑战,治疗前医生探讨了许多手术方案,最终决定了以楔形截骨的方式矫正畸形的脊柱。

楔形截骨术,就是通过截除关节突等后方结构,以椎体后缘为铰链轴闭合后柱、张开前柱,从而实现对后凸畸形的矫正。手术对医生的操作要求很高,必须做到稳、精、准,否则极易导致脊髓损伤乃至下肢瘫痪。手术完毕后的最初10分钟,是医生心理压力最大的时刻,如果此时监测神经功能的波幅不断下降,说明患者出现了神经功能受损,而这名患者最终恢复良好,对手术效果也很满意。

脊柱疾病年轻化

近年来，骨科门诊就诊人群日趋年轻化。现在门诊患者中，有1/3的患者是因为脊柱不适来就诊的，这一比例在预约患者中更高。他们大部分都是我们俗称的"低头族""手机族"。这些就诊人群绝大多数是肌肉型疾病，并没有累及脊柱骨性结构，亦不需特殊治疗。很多患者希望医生帮助止痛，然而实际上，改变生活方式、参加游泳等脊柱康复训练，才是他们最需要的"治疗"。

脊柱疾病是一个长期、慢性、积累性的病理过程，如果青少年期的不良习惯未得到纠正，往往到中老年才逐渐出现症状，但那个时候，每做一次手术，患者的自身功能就会损失一些，同时，年龄也会影响手术效果。因此，最重要的是防患于未然，希望年轻人能够从现在开始，树立保护脊柱的意识，善待脊柱，善待自己。

脊柱相关疾病给患者带来的痛苦是很大的。但由于医疗发展水平所限，很多疾病难以治愈，我们只能做到一定限度的缓解症状，并尽量实现功能重建和外观改善。我们除了在技术上不断努力寻求突破，同时也要善于和患者沟通，最大限度地帮助患者与疾病斗争。

医生总是耐心细致地把病情和医生会诊后的治疗方案，用简洁通俗的话语传达给患者及其家属，让他们明白手术后的得失。例如，前文中接受治疗的强直性脊柱炎患者，医生在术前通过认真沟通，使患者了解到其手术后将不再驼背，可以直行，但同时很大限度上丧失了弯腰的能力，让患者对适应手术后的生活状态有了充分的心理准备。

许多脊柱相关疾病，例如腰椎间盘突出症、颈椎病，很多患者都可以通过改善生活方式而自愈。因此，遇到这样的患者，医生常常劝其先观察一段时间，再决定是否开刀。因为手术本身也是一把双刃剑，在改善症状的同时，也会带来一定程度的创伤和损害，能够通过机体自愈机制缓解的病痛就尽量不要外科干预，避免过度医疗。

㉙ 介入治疗，动静脉畸形患者的福音

范新东　介入科

动静脉畸形是指先天发育异常的血管团，内含不成熟的动脉和静脉，动静脉之间存在不同程度的直接交通，没有正常毛细血管，动脉血经异常血管团迅速流入增粗扭曲的静脉。本病多为先天性病变，口腔颌面部高发，患者常于10~25岁就

诊,需与血管瘤鉴别,多见于外伤、青春期和妊娠期间激素水平的改变,以及不恰当的治疗等多种因素,可致病变迅速增大。

动静脉畸形多数可根据临床表现明确诊断。这些表现包括年龄、搏动、皮温高、病变周围静脉扩张、溃疡和出血等。CT增强扫描可见明显强化团块,MRI扫描显示流空效应,数字减影血管(DSA)扫描见异常血管团、回流静脉早显及供血动脉增粗。可根据发生部位分为软组织动静脉畸形、骨组织动静脉畸形及骨合并软组织动静脉畸形。医疗干预的目标:一经诊断,须立即干预;消灭异常血管团;控制病变的发展;缓解表面皮肤和黏膜的"盗血";阻止静脉动脉化的进程;减轻对心脏的压力。

颌面动静脉畸形的治疗包括激光、硬化剂注射、放射治疗、铜针电化学、介入栓塞,其中介入栓塞是目前的首选治疗方法。介入治疗栓塞成功的关键是输送器到位及栓塞材料的选择。栓塞材料以往主要选择弹簧圈、组织胶(NBCA)、医用可吸收性明胶海绵等,但该类栓塞剂容易导致病变复发,可能由于栓塞剂难以充满血管团,内皮细胞不能破坏致血管新生,所以畸形改善不明显,易造成栓塞后感染。

无水酒精是一种可使血液蛋白质变性的强力栓塞剂,目前,上海交通大学医学院附属第九人民医院介入科利用无水酒精这种栓塞剂作为突破口,通过细胞脱水和脱髓鞘改变直接破坏血管内皮,可导致血管畸形组织的快速坏死和血栓形成,从而达到对血管畸形治疗的目的。

㉚ 术中"睡一觉",到底发生了什么

姜　虹　麻醉科

众所周知,做手术时需要麻醉,但很多人对麻醉的认知存在不少误区。有担心麻醉影响大脑记忆的,也有担心麻醉后醒不过来的。在我们"睡一觉"的过程中,到底发生了些什么呢?

麻醉不只是"睡一觉"

很多人觉得,做手术时麻醉就是为了止痛,事实真的如此吗?

现代意义上的麻醉概念包括临床麻醉、重症监测治疗、急救复苏和疼痛治疗4个方面。其中,临床麻醉就是我们平时所说的手术麻醉,其作用也不仅仅是止痛。

临床麻醉有四大要素,分别是无痛、镇静、肌肉松弛和顺行性遗忘。

无痛:这是大家都熟悉并能理解的麻醉作用。手术过程中,患者没有疼痛感,医生才能安心地进行手术。如果患者感受到剧烈疼痛,就会影响手术的进行,还会产生巨大的恐惧感，甚至导致疼痛性休克。

镇静：对于手术，哪怕是无痛，患者还是会产生紧张和恐惧感，而这些情绪会影响机体的激素分泌，不利于血压、心率等生命体征的平稳控制。所以，要让患者在手术全过程中都能保持镇静、避免烦躁，麻醉就必须保持一定的深度。这个过程中可以让患者保持知晓，也可以让患者睡着。

肌肉松弛：即使患者感觉不到疼痛，甚至睡着了，但皮肤、肌肉等组织，在遇到创伤性刺激时还是会发生应激反射，如果肌肉发生痉挛，变得僵硬、板滞，手术就无法进行。临床麻醉的另一个作用就是让肌肉保持松弛状态，为手术创造条件。

顺行性遗忘：有些手术的过程可能会带给患者不好的记忆，但手术中又需要患者能够清醒着配合医生完成手术。我们希望患者能把从麻醉开始到手术结束之间发生的所有事情都忘记，这叫顺行性遗忘。患者在术中是清醒的，可以跟医生进行各种对话，但过了麻醉期就全部遗忘了。我们不希望将手术创伤的这段回忆留在患者的脑海中，希望患者忘记这种紧张焦虑的体验。这个过程就好像我们在影视剧中看到的催眠，也跟我们生活中有些人喝醉酒后"断片"的情况相似。

"睡一觉"到底发生了什么

有些人对麻醉存在恐惧心理，担心"睡一觉"后会醒不过来。

单纯因为麻醉因素而导致患者"醒不过来"的情况基本上不会发生。除非是患者本身的疾病非常严重，导致抢救无效，或罕见的遗传因素造成的严重药物反应、麻醉不良反应等。这些特殊情况在麻醉之前，麻醉医生都会详细告知患者。麻醉药物跟其他所有药物一样，都有发生不良反应的可能，但发生的概率很低。

全身麻醉其实没有那么可怕。患者在麻醉之前要对麻醉有正确的认识，患者有知晓的权利，麻醉之前要取得患者的充分理解和配合。患者了解了麻醉的整个过程，知道医生会做些什么，患者该做些什么，就不会引起恐惧、焦虑及烦躁等不良情绪。

手术麻醉的流程分为以下几步。

术前评估：手术前一天，麻醉医生会找患者进行术前谈话，详细了解患者的病史和各种相关情况，对体格状况进行系统的评估，然后制订相应的麻醉方案。接下来准备第二天麻醉所需的各种器械。

术前准备：手术当天，麻醉医生在术前准备好所需的麻醉药物和麻醉器械。

实施麻醉：在手术医生进入手术室之前半小时，麻醉医生就开始实施麻醉。以全麻为例，先进行静脉穿刺建立静脉通道，以维持患者的循环功能。然后将麻醉药物推注到一定剂量，当麻醉达到一定深度，麻醉医生判断确认后进行气管插管，建立呼吸通道，保持患者呼吸通畅。麻醉药物可以通过呼吸通道和静脉通道进入患者体内，达到麻醉所需的效果。同时还要考虑患者的肾功能、脑功能、输血、补液等各种问题，各项监测仪器全部安置妥当之后，完成麻醉诱导，患者从清醒状态进入麻醉状态。接下来，手术医生就可以开始手术了。

术中监测：手术过程中，麻醉医生始终守护着患者，监测患者的血压、心率等各项指标，保持患者生命体征的平稳。如果手术中出现异常，随时根据变化调整用药，为手术保驾护航。

术后苏醒：手术结束后停止麻醉，让患者从麻醉状态逐渐逆转到清醒状态。

麻醉的过程好比开飞机，诱导麻醉的时候就是飞机起飞的时候，风险较高；麻醉维持状态，就是飞机平稳飞行的状态；手术结束停止麻醉，患者苏醒的过程，就像飞机降落一样，也比较危险。起飞和降落的时候最危险。而麻醉维持期间，除了手术大出血等紧急、意外情况外，基本上都很平稳。

如何选择麻醉方式

麻醉有局部麻醉和全身麻醉之分，全身麻醉又可以分为吸入麻醉、静脉麻醉、复合麻醉。这些麻醉究竟有什么区别，应该如何选择呢？

局部麻醉：简称局麻，一般为范围较小、较浅的局部小手术时使用，手术医生自己就可以完成。

全身麻醉：简称全麻，通过抑制中枢神经系统而产生麻醉作用。可以更加完善地控制患者的生理功能，监控血压、心率、神经反射等。全麻时必须做气管插管。

如果全麻时患者是清醒状态，达不到抑制神经反射的麻醉深度，大脑皮质的一些保护性反射如咽反射无法抑制，患者在术中就容易出现呕吐，造成呕吐物堵塞气道而引起窒息。全身麻醉联合气管插管可以在麻醉的同时保护气道，保持呼吸通畅。

麻醉如果不做气管插管，则属于深度镇静、镇痛，其实不叫全麻，所用的麻醉药物是镇静、止痛药物，患者在手术过程中是知晓的。

实施麻醉可以通过多种途径，包括静脉途径、吸入途径等。打静脉针的作用是，万一在手术过程中器官功能出现异常，各项指标不稳定，就可以通过静脉滴注急救复苏的药物。另一方面，还可以通过静脉输入麻醉药物。静吸复合麻醉，指的就是通过静脉输注和口鼻吸入两者相结合的方式进行麻醉。

了解了麻醉的类型之后，我们再来了解一下影响麻醉方式选择的因素，主要有以下三方面。

（1）患者身体状况。有些患者身体状况较差，无法耐受全身麻醉，可以选择神经阻滞麻醉、局部麻醉等方式。

（2）手术方式。如果手术范围较大、部位较深，局部麻醉达不到麻醉需求，只能实施全身麻醉。除了全身麻醉，其他麻醉方式都是不完善的。如果患者不能耐受全身麻醉，就只能改做小手术。

（3）麻醉医生对不同麻醉方式的熟练程度。每位麻醉医生对不同麻醉方式掌握的熟练程度不同。比如，患者不能耐受全麻，有些麻醉医生对神经阻滞麻醉的掌握程度比较熟练，就可以结合神经阻滞与止痛施行麻醉。

总之，麻醉的方式有很多，可根据患者情况、手术需求以及麻醉医生的掌握程度，可以灵活选择。

手术是一场高风险的医疗活动。首先，患者自身身体状况不佳才需要手术，如果同时还患有糖尿病、肝肾功能异常等，这些基础性的疾病会进一步增加手术风险。其次，风险还来自于外科手术，手术切开患者的身体组织会造成机体出血；而手术创伤引起的应激反应会导致患者神经系统、内分泌系统等的功能紊乱。但麻醉苏醒后，这些影响都会消失，患者的生理功能就可恢复如前。

麻醉学目前为止还是一门经验医学，但已经在一步一步地迈向数字化麻醉的新阶段。

㉛ 龟、兔、猴，前列腺癌的三种"动向"

王　忠　泌尿外科

冬季起夜给老年人带来很多麻烦，大多数老年男性觉得起夜忙是年纪大了以后前列腺增生的一种正常表现，因而并不重视检查和治疗。殊不知，这也可能是前列腺癌的一种表现。

老年男性出现尿频、尿急、尿分叉等排尿障碍的表现时，首先想到的就是前列腺炎、前列腺增生的可能。但这些症状，也可能是前列腺癌引起的，而且当前列腺癌患者出现排尿困难、血尿等症状时，往往都已经发展到了中晚期。

前列腺癌就像一个潜伏的杀手，早期往往没有特异性症状，难以发现，唯一的方法就是体检筛查前列腺特异性抗原（PSA）。

在上海地区，男性一般年满55岁后就被列为前列腺癌的筛查对象，体检会增加一项血液PSA检测，有条件的地区还会增加经直肠超声项目，通过每年对比PSA指标是否有增长以及计算增长的速度，来初步判断前列腺癌的风险。如果增长缓慢或者没有明显增长的趋势，基本可以排除前列腺癌的可能；如果有明显增长趋势、增长速度较快，就要做进一步的检查，比如磁共振成像检查等。

同时，老年男性也要高度警惕疑似前列腺癌的症状，比如短期内突然出现排尿困难或短期内排尿困难明显加重、血尿，或检查发现前列腺结节等。

良性还是恶性？发现肿块先来分分级

体检发现PSA轻度升高，未必就是患了前列腺癌。PSA有一个"灰区"，即4~10ng/ml，如果化验结果处于这个"灰区"，一般情况下并不是前列腺癌，但也不能排除早期前列腺癌的可能。接下来，可以按以下顺序来分析判断，并完成进一步的评估和检查。

第一，看PSA比值。PSA在体内以结合状态或游离状态两种形式存在。研究发现，前列腺癌患者体内的PSA绝大部分以结合状态存在，而游离状态明显低于正常人群或前列腺增生人群。因此，通过计算游离前列腺特异性抗原（fPSA）与总PSA的比值可以进一步分析判断，如果比值低于正常指标，要考虑前列腺癌的可能。

第二，看PSA密度。当PSA的值相同时，对于体积大的前列腺和体积小的前列腺，意义是不一样的。PSA密度是指血清PSA浓度与前列腺体积的比值，超过参考值时，前列腺癌的可能性大。而同样的PSA浓度，如果前列腺体积较大，比值小于参考值时，良性前列腺增生的可能性更大一些。前列腺的体积，可以通过超声检查来测定。

第三，看PSA增速。研究发现，随着年龄的增长，PSA也会有微小的增长趋势，但是当增长速度过快时，则提示患前列腺癌的可能。因此，在对比每年的检查结果分析增长速度外，还可以进行短期内的复查评估增长速度，从而判断前列腺癌的风险。

当上述分析判断前列腺癌可能性较大时，可以采取进一步的检查，如直肠超声、磁共振等。检测前列腺癌的磁共振检查不同于普通的磁共振，增加了波谱分析和弥散系数分析，可以对前列腺进行分级。共分为5个等级，其中1~2级考虑为增生，4~5级则要考虑前列腺癌的可能，需要进一步做穿刺检查。

对于前列腺的检查，通常先用简单无创、微创的检查方法，最后再用有创的检查方法。有了前期的影像学检查，之后再进行穿刺检查时靶向性、精准率也能得以提高。层层递进的检查，如同将前列腺抽丝剥茧一般，最终发现其隐藏的"真相"。

手术是最可靠的根治方法

确诊为前列腺癌后，患者也不要慌，现在有很多方法可以治疗前列腺癌，其预后较好。在选择治疗方法前，先要对肿瘤的恶性程度、范围、有无转移等进行确认，然后根据患者的全身情况制订适合的治疗方案。

1) 首选手术切除

对于早期前列腺癌患者，如果全身情况良好，国际上公认的首选治疗方法是手术切除。

有些早期患者发现前列腺癌非常小，就选择放射粒子治疗，结果数年后出现复发，而一旦复发往往都是癌症晚期。所以，目前手术是最可靠的根治方法。

但并不是所有的前列腺癌都适合手术切除，切除手术也有其适应证。

首先，要判断患者的身体状况是否允许，能否承受手术的风险。前列腺癌患者多为老年人群，罹患慢性疾病的概率高，心肺功能衰退，要能经受得起麻醉、手术创伤，才会考虑手术治疗。

其次，还要看患者的年龄。一般80岁以上患者不考虑手术，特殊情况者可以例外。比如，前列腺癌已经给患者生活带来严重困扰，但又不能通过药物等其他方式来改善病情，也可以考虑手术治疗，但需慎重选择。

目前，前列腺癌切除多采取微创手术，只有极少数不能采取微创手术的患者才采用开腹手术的方式切除肿瘤。

2) 药物治疗为辅

有些患者不适合手术治疗，也有些患者不愿意做手术，就可以考虑药物治疗，也称去势治疗。

药物治疗的第一步就是阻断雄激素受体。前列腺癌的发病与雄激素有关，如果阻断了雄激素受体，前列腺癌就暂时不生长。但是数年之后，前列腺癌细胞会进一步变异，通过其他途径获得营养，就像细菌具备了耐药性一样，前列腺癌细胞获得了去势抵抗性能，就会避开雄激素受体继续生长，这种前列腺癌又称去势抵抗性前列腺癌（CRPC）。绝大部分经去势治疗的前列腺癌患者到一定的年限都会出现去势抵抗，其中大部分患者在药物治疗3年后出现去势抵抗，有10%~20%的患者半年后就出现去势抵抗。一旦出现去势抵抗，往往肿瘤已经扩散、转移了，此时也就失去了手术治疗的机会。

所以，药物治疗的效果是暂时的，不是永久的，手术治疗的效果更加彻底，生存期更长。因此，建议早期患者尽量选择手术治疗，而且早期患者通过手术治疗还能获得治愈。晚期患者手术治疗对生存期的提高效果不明显，一般不建议手术。

切除前列腺会影响排尿吗

不少前列腺癌患者担心手术切除后会影响排尿。

前列腺癌切除术后，少数患者会出现尿控障碍，表现为尿失禁。前列腺癌手术是把整个前列腺切除，然后把膀胱与尿道连接起来。少数患者可能因为手术后瘢痕增生、炎症等问题导致吻合口狭窄，从而出现排尿困难的症状；还有极少部分患者是因为膀胱功能障碍，也会出现排尿困难。但是总体来说，术后出现排尿障碍的概率非常低。

前列腺癌"跑"得慢不用切？

龟、兔、猴三种"动向"难捉摸。

常有老年患者觉得自己年纪大了，不愿意再"动大刀"。又听说前列腺癌发展得比较"慢"，就想着是不是可以不用切、带瘤生存？

其实不然，"老年人前列腺癌进展慢""年纪大了不用手术也不影响寿命"，这些说法都没有科学依据。前列腺癌的进展有三种情况，现有的方法无法预估到底属于哪一种。

静如龟息：有些前列腺癌就像乌龟的速度一样，进展很慢，可能几年都没有明显变化。

动如脱兔：有些前列腺癌像兔子一样进展很快，可能半年就发生转移了，患者一年就会因为癌症恶化而病死。

变如猴戏：有些前列腺癌像猴子耍戏法一样变化无常，平时很乖的情况下就进展很慢，但吃不准什么时候会突然"发脾气"，快速进展。

虽然病理学检查可以了解肿瘤的恶性程度，但不能估测肿瘤的进展速度，分不清到底是"乌龟""兔子"还是"猴子"。同样是高度恶性的前列腺癌患者，预后发展也会不一样。

很多老年患者得了肿瘤以后，内心会有逃避感，希望自己不是真的得了癌。也有患者希望自己的病可以比别人更好一些，活得更长一些。这些都是正常的心理现象，可以理解。

前列腺癌的预后相对较好，早期患者术后10年生存率可达到80%以上，而且病死的患者也往往是因为其他疾病所致。这就给大家造成了"前列腺癌恶性程度不高、危害不大"的印象，但这是在积极治疗的前提下获得的效果，能手术者尽量手术才能提高生存率。所以，一旦确诊为前列腺癌，建议患者积极治疗，不要存在侥幸心理，也不要总想着"拖一拖"再说。

前列腺癌能预防吗？

尽管前列腺癌的生存率较高，但大家对癌症仍不可避免地存在惧怕心理。是否能够预防前列腺癌的发生呢？

首先，前列腺癌的发病与人种、基因有关。比如，高加索人、白种人及部分黑种人的前列腺癌发病率比国人的发病率高几十倍。这是一个不可控因素，但我们作为低发人群，也不能忽视前列腺癌的早期筛查。

其次，前列腺癌的发病与生活方式也有一定的关系。

饮食结构：比如日本的前列腺癌发病率比较低，专家分析称，这与日本人的饮食结构有关。日本人蔬菜、水果摄入量比较多，而肉、蛋、奶摄入量相对较少，吃海鲜更多于红肉（猪、牛、羊肉）。另外，他们还非常喜欢吃豆制品，喜欢喝茶，豆制品中所含的类黄酮具有雌激素样作用，对前列腺癌有一定的预防作用，而绿茶也有一定的防癌作用。与此相反，欧美国家的前列腺癌发病率相对较高，与他们高热量、高蛋白的饮食结构也有关，欧美人的肉蛋奶摄入量非常高，蔬菜吃得相对较少。

有动物实验证实，番茄红素可增强机体的抗癌作用，但达不到真正抗癌、防癌的作用。

生活作息：每个人体内都有原癌基因，当某些因素导致原癌基因突变成癌基因后，癌细胞就开始裂变、增长，如果机体的抵抗力差，无法清除癌细胞，就会形成肿瘤，罹患癌症。日常生活中做到作息规律不熬夜，坚持锻炼，身体保持良好的状态，就能预防肿瘤的发生。

有些人担心性生活过多是否会导致前列腺癌。其实，没有必要为此担心，目前没有确切的依据证明前列腺癌的发病与性生活的多少有关。

32 微创时代的精准"保肾"治疗

徐　斌　泌尿外科

什么是肾癌？肾癌能早期发现吗？得了肾癌只能手术摘除肾脏吗？如何进行精准"保肾"？哪些人适合微创保肾手术治疗？……本文将为大家介绍得了肾肿瘤，微创时代下的精准"保肾"治疗。

什么是肾癌？

肾癌是起源于肾实质泌尿小管上皮系统的恶性肿瘤，学术名称为"肾细胞癌"。肾癌占成人恶性肿瘤的2%~3%，占成人肾脏恶性肿瘤的80%~90%。肾癌的病因目前尚未明确，其发病与遗传、吸烟、肥胖、高血压及抗高血压治疗等有关，遗传性肾癌或家族性肾癌占肾癌总数的2%~4%。

肾癌如何早期发现？

肾癌会伴随血尿、腰痛和肿块等由局部肿瘤浸润引起的症状，但出现以上症状的多数患者病情已发展到中晚期。直径小于7cm且肿瘤局限于肾脏内的T1期肾癌俗称早期肾癌，而其中不超过4cm者成为早期小肾癌，常无任何症状。40岁以后要重视体检，B超和CT检查都可发现4mm以上的肾脏肿瘤。得了肾癌并不可怕，因为肾癌及时发现、及时治疗，总体预后还是不错的。

患了肾癌，整个肾都要手术拿掉吗？

对于直径不超过4cm的肾癌即早期小肾癌，目前国内外指南都建议首选行保留肾单位手术即简称保肾手术。直径小于7cm局限于肾脏的肾癌都可统称早期肾癌，对于其中大于4cm小于7cm（即Tb期）肾癌患者，肾部分切除术和根治性肾切除术治疗效果也没有明显差别，当然这还要取决于肿瘤位置、深度，以及术者经验与对患者全身情况等的综合评估。

与肾全切手术相比，肾部分切除术对于肾功能的保护具有优势，尤其是对侧肾脏本身有炎症、结石等能影响肾脏功能的疾病者更有意义。肾癌的传统保肾手术包括开放和腹腔镜（含机器人辅助）下肾部分切除术等，微创保肾手术指后者。

哪些人适合微创保肾手术治疗？

保肾手术适应证：肾癌发生于解剖性或功能性的孤立肾、根治性肾切除术将会导致肾功能不全或尿毒症的患者，如先天性孤立肾、对侧肾功能不全或无功能、遗传性肾癌以及双侧肾癌等患者。

保肾手术相对适应证：肾癌对侧肾存在某些良性疾病，如肾结石、慢性肾盂肾炎或其他可能导致肾功能恶化的疾病（如高血压、糖尿病、肾动脉狭窄等）患者。

保肾手术可选择适应证：对侧肾功能正常、肿瘤直径不超过4cm、肿瘤位于肾脏周边、单发的无症状肾癌患者。肿瘤大小在4~7cm之间的肾癌也可选择性施行。

要根据肿瘤大小、位置，患者情况，医生经验决定是否行保留肾单位手术，保肾手术的疗效同根治性肾切除术。

对于不适合肾部分切除术的患者有其他精准"保肾"选择吗？

对于一般情况差、孤立肾多发肾肿瘤等不适合行肾部分切的部分患者，氩氦刀原位肾癌冷冻消融术的优点就显现出来了。根据物理学上的Joule-Thomson原理，以常温高压氩氦气体为媒介的冷冻系统的出现，氩气可使气温骤降至-185° C，而高压氦气则可骤升至67° C，治疗的有效性及稳定性极大提高，而且精细冷冻刀头的出现，使得经皮直接穿刺成为可能，因此又形象地俗称"氩氦刀"。

氩氦刀冷冻可以用于不适合行传统手术的早期小肾癌患者，其一般的适应证为不适合行传统手术、需尽可能保留肾单位者，并发症严重或较多、一般情况差、肾功能不全者，多灶性或双侧肾癌、肿瘤最大径不超过4cm且位于肾周边的肾癌患者。

如何实现冷冻消融的精准打击？

在腹腔镜直视下，根据冷冻刀头上的刻度将其置入肿瘤内理想的位置和深度，并根据肿瘤大小置入适当根数的冷冻刀头，实时监控冰球的大小以调整冷冻的功率，真正做到了个体化、彻底化的肿瘤精准打击。与肾部分切除手术相比，肾肿瘤冷冻消融手术具有诸多优点：并发症少，病死率低，术后住院时间短。

单孔腹腔镜下肾肿瘤冷冻有哪些优势？

单孔腹腔镜下肾肿瘤冷冻是在普通腹腔镜基础上穿刺孔进一步合并，采用一个2cm的切口，置入单孔多通道闭合输液装置（port），然后采用相同的步骤完成直视下布针冷冻。和普通腹腔镜下冷冻术相比，手术时间、出血量等均无明显差异，但其优势在于切口小、外观美、恢复快。

保肾手术肾癌复发率会不会比全切高？

文献显示，保肾手术和肾癌根治手术的治疗效果没有明显差别，包括肿瘤无复发生存等。肾癌是在癌症中预后较好的一种，其手术治疗效果非常好。那么肾癌手术后能活多久？要看是否为早期，当肾癌尚局限于肾内，术后5年生存率在60%~80%，而其中早期小肾癌，5年生存率接近100%，肾癌发生远处转移的，术后5年生存率约为40%。肾癌术后能活多久受多方面因素影响，患者在病情、身体状况、心理素质等各方面存在差异，不能一概而论，但整体趋势是好的。

肾癌晚期还有做手术的必要吗？

晚期肾癌包括局部进展期和转移性肾癌。局部进展期的首选治疗方法为根治性肾切除术，对化疗、放疗等都不敏感，而对转移的淋巴结或血管瘤检需根据病变程度、患者的身体状况等因素选择是否切除。对于转移性肾癌，外科手术主要为转移性肾癌辅助性治疗手段，极少数患者可通过外科手术而获得较长期生存。靶向药物（一线用药有舒尼替尼）的临床应用，明显提高了患者的生存期。

肾癌术后如何随访和预防复发？

早期肾癌术后生存率较高，局部进展期肾癌术后有可能会出现复发的现象，有报道5年复发率超过50%。但是患者因为缺少特异症状而常常忽略，不能及时采取治疗措施。因此对做过肾癌手术的患者应多注意有无消瘦、贫血、疼痛及咳嗽等非特异性症状，术后1月、3月、6月、9月、12月定期复查尿常规、肾功能、CT及胸片等，以后应每半年复查1次。

㉝ 减重手术可以改变机体代谢吗

顾　岩　普外科

说起减肥，很多人都认为是爱美的追求，但对于肥胖者而言，减肥其实是一种治病、防病的手段，因为肥胖本身就是一种疾病。

肥胖真正危害的是健康

以前，我们认为大腹便便是一种"富态"，但现在却成为了"富贵病"。

现阶段，我国总的肥胖人数和糖尿病患者人数在全球都占第1位，这些人群的健康问题逐渐成为主要矛盾。很多人也开始意识到，肥胖是一种不健康的表现，肥胖对人体所有的器官、系统都会造成不良影响。

无论是小儿的生长发育、妇女的生育，还是成人的心、脑、肺、肾、内分泌及血液系统等，都会因肥胖而受到影响。

心血管系统：肥胖可加速动脉粥样硬化，引起冠心病、高血压及高脂血症等。

内分泌系统：最为突出的就是2型糖尿病，肥胖者合并糖尿病是正常体重者的数倍以上。

呼吸系统：肥胖者常合并睡眠呼吸暂停综合征，可引起全身各组织器官的缺氧性病变，增加冠心病、高血压、脑死梗等疾病的发生率，可因窒息而引起猝死。

消化系统：肥胖者常因代谢异常而引起脂肪肝，肥胖人群胆结石的发病率也高于普通人群。

骨骼：肥胖可增加关节负重，增加骨关节炎的发病风险。

肾脏：肥胖者常因代谢异常而引起痛风、高尿酸血症等，从而损伤肾脏。

肿瘤：肥胖人群的肿瘤发病率远远高于非肥胖人群。

女性生殖系统：肥胖也是女性多囊卵巢综合征的一种表现，会影响女性的生育功能。

生长发育：肥胖会导致性早熟，影响儿童的生长发育、青春期发育，影响心理健康。

有研究显示，肥胖者的寿命比正常体重人群至少缩短7年。肥胖越严重，寿命缩短越明显。肥胖不仅对身体健康造成不良影响，还会带来很多心理问题。因而，寻求治疗之法的肥胖患者越来越多。

减重手术最大的获益不是减重

不少通过节食、减肥药、营养餐、针灸等方式成功减肥的人士发现，这些治疗方式停止之后,体重又开始逐渐上升了。难道要做一辈子的"苦行僧",要吃一辈子的减肥药吗?

现在治疗肥胖的方法有很多,包括"管住嘴、迈开腿"的生活方式干预、药物治疗、针灸减肥等。这些保守治疗的方法都有一个共同的问题,就是停止治疗之后会引起"反弹"。而减重手术恰恰能弥补这一不足,同时还能消除肥胖带来的一系列健康危害,改变机体代谢,真正起到防病、治病的作用。

据悉,美国每年开展20多万例减重手术,证明了这种方法不仅能减重、解决肥胖问题,还能解决肥胖相关的代谢问题,比如2型糖尿病等。

曾有一位年轻的杨女士,患有多囊卵巢综合征多年,药物治疗效果不佳,成年后体重维持在80千克左右,尝试各种方法减肥方法都没有成功。后又出现2型糖尿病、高血压、高尿酸血症,长期服用药物控制。

结婚后杨女士一直想要早点生孩子,但7年来服用了多种中西药物,却一直没有怀孕。后又尝试了两次试管手术婴儿也没有成功,生殖医学科的医生最后语重心长地跟她讲:"必须减肥!"就诊时,杨女士表示之前就听说过减重手术,但对手术有顾虑,不敢接受。

其实,减重手术最大获益的并不是体重减轻,更重要的是改善机体代谢的问题,起到防治疾病的作用,这是我们更加关注的地方。

临床发现,减重手术后2型糖尿病好转者不在少数,甚至有不少人可以停药,总有效率达到70%~80%。很多患者手术之后2~3天血糖就恢复正常,而且从此以后不用依靠药物就能一直维持血糖正常。

严格把控手术指征

既然手术效果这么好,是不是所有肥胖的人群都可以采用手术来减肥呢?很多时刻关注减肥的爱美女士,并没有达到肥胖的标准,是否也能通过手术来减重呢?

并不是所有的肥胖者都适合手术,必须选择适合手术的人群。手术指征的选择非常重要,一般以体重指数(BMI)来评估,即BMI=体重(千克)÷身高^2(厘米)。

不同于欧美人群的指标,亚洲人群的BMI超过32.5,即可采用减重手术;BMI在27.5~32.5,如果同时合并糖尿病、脂肪肝、高尿酸血症等代谢性疾病,也可以考虑手术;BMI在25~27.5,要考虑代谢性疾病的严重程度,慎重选择手术;BMI<25者基本不考虑手术。

另外,还可以参考腹围指标,一般男性腹围超过90厘米,女性腹围超过85厘米,也可以考虑手术。

通常,减重手术的适宜年龄是16~65岁,但现在发现肥胖儿童越来越多,如果不及时干预,会影响其正常发育。所以,手术年龄可以根据具体病情适当放宽。

目前，减重手术的术式主要有两种：

（1）胃袖状切除：通过切除部分胃减少胃容积，从而减少饮食摄入量。

（2）转流手术：不仅减少胃的容积，而且通过截断小肠与胃连接，改变食物经过消化道的途径，从而同时减少吸收。

任何手术都有风险，患者难免会有一些顾忌。以前，减重手术都是开放手术，创伤大，患者接受程度低。而现在，大多采用腹腔镜微创手术的方式，在肚子上打几个孔就能完成手术，甚至还能开展单孔减重手术，使得越来越多的肥胖患者愿意接受手术治疗了。目前，上海交通大学医学院附属第九人民医院开展有日间减重手术，从入院到出院只要48小时。

需要提醒的是，1型糖尿病患者、胰岛功能完全损害者不适合手术治疗。

术后重视健康管理

减重手术后，患者的激素水平会发生改变，出现食欲下降的现象；同时由于胃容积缩小，进食量受限，使得术后进食量自然而然地减少了。减重手术后使得原先导致代谢性疾病的激素状态发生了改变，导致肥胖的恶性循环被打断，使得很多并发症获得了有效治疗。

手术后是否就一劳永逸了呢？

手术后的管理非常重要，患者要积极配合医生，做好饮食等各方面的管理。

首先，术后第1周清流质饮食；术后2~3周普通流质饮食，如粥、汤等；3周以后半流质饮食；最后逐渐过渡到普通饮食。

其次，术后一段时期内需要服用维生素、微量元素等营养补充剂，以维持机体健康所需。

如果不严格按照医嘱饮食，术后过量进食，可能会再次把胃的容积撑大，这对经历过手术的胃来说是非常危险的，即便胃扛住了这种"挑战"，手术的效果也会大打折扣。

减重手术后一般在一年到一年半的时间内达到最终效果，之后就能基本维持在这一水平。但有些人术后过度控制饮食，想要马上达到理想的效果。减重过快会导致营养不良，女性会出现脱发的问题。减重应该循序渐进，机体才能更好地适应体重变化，从而达到稳定的效果，也不会影响机体健康。

肥胖的发生与不健康的生活方式密切相关。健康生活方式是预防肥胖最核心的方法，但是养成健康的生活习惯确实不容易。健康生活方式的养成要从娃娃抓起。儿童一旦出现肥胖就要及时干预，早期控制效果比较好，当肥胖严重，机体代谢形成恶性循环之后，就很难再通过生活方式干预来逆转。一旦肥胖严重影响心肺功能时，就更难挽回了。

34 别让结石和息肉成为"癌"患

罗 蒙 普外科

胆囊癌、胆管癌作为恶性程度非常高的肿瘤，人们对它的认知存在不少误区，很多不良习惯也会促使其发病。

胆囊癌病死率高

近些年来，我们一直在向患者传递这样一种观念：肿瘤并不可怕，它只是一种慢性病。我们现在已经有很多方法能够治疗这类疾病，使患者能够长期生存，并且生活得有质量。但是，还是有少数恶性肿瘤的病死率很高，患者发现后可能不到半年，甚至3个月就失去了生命，比如胰腺癌、胆囊癌等。

胆囊癌的病死率很高，预后不佳，术后1年生存率小于80%。这是因为胆囊癌早期没有症状，发现的时候往往都已经是晚期了，其有以下特点。

（1）早期无症状：胆囊癌早期对消化功能没有影响，不会疼痛，到晚期出现疼痛或者累及周围其他脏器了，才会出现症状，从而到医院检查时才被发现。总体来说，很多胆囊癌发现时就已经偏晚期了。

（2）容易扩散累及肝脏：从解剖位置来说，胆囊紧贴着肝脏。胆囊癌是从内壁的黏膜层开始生长的，突破外面的浆膜层后马上就会累及肝脏。很多患者发现胆囊癌的时候，癌细胞往往已经突破浆膜层扩散到周边组织或者累及肝脏了，手术根治性切除率不高，预后比较差。

早期手术切除生存率高

胆囊癌的治疗主要以手术为首选，放、化疗的效果并不理想。

根据胆囊癌的不同类型，有不同的手术方法。

（1）胆囊切除术：如果是很小的胆囊癌，在胆囊内壁的黏膜层刚刚长出来的息肉样组织，病理学检查结果是胆囊癌的，行胆囊切除术、肝十二指肠淋巴清扫术即可。

（2）胆囊联合肝脏切除术：如果累及肝脏，除行胆囊切除术外，还要合并肝脏部分切除术，甚至行右半肝全部切除。

胆囊癌好发于45岁以上的女性。有些晚期患者，周边累及范围较广不能手术治疗的，可以尝试化疗和放疗。但胆囊癌对放、化疗都不太敏感，效果不是很好。定期体检，早期发现，特别是发现胆囊息肉样结节时要提高警惕、密切观察。因为有些胆囊癌早期跟息肉很难区别，只有切除息肉，对其做病理学检查才能确诊。所以，对直径大于1cm的胆囊息肉应积极治疗。胆囊癌如果早期发现、早期手术切除，预后还是可以的。

发现疑似胆囊癌的患者也不要过度紧张焦虑，或者灰心丧气，应该积极配合医生进行正规的治疗。

对于非常敏感和紧张的患者，可以把实际病情和家属做好沟通解释，但对患者本人未必将疾病病理讲得过细，以避免产生不必要的心理负担，这样往往更有利于他们的病后康复。而对于心理承受能力很好且依从性好的患者，可以详细讨论治疗方案，这样更有利于患者配合。

防控这些诱癌因素

胆囊癌这么可怕，那么我们有没有预防的手段呢？

我们首先来了解一下胆囊癌有哪些诱发因素。胆囊癌的发病与环境、饮食、遗传、情绪等多种因素有关。

（1）慢性胆囊炎症：慢性胆囊炎患者，尤其是合并胆囊壁钙化的患者，反复的炎症刺激会使胆囊壁增厚、细胞增殖，其中一部分细胞可能逐渐不受控制，变成癌细胞。实际上，细胞增殖就是一种癌变的过程，所谓的癌症就是癌细胞无节制、无控制地增生。

（2）胆囊结石：结石在胆囊中滚动，会对胆囊壁黏膜产生反复的不良刺激，以及胆汁中本身含有的致癌物质（如胆蒽和甲基胆蒽），从而破坏胆囊黏膜，也会引起癌症。

（3）癌基因：我们每个人体内都有癌基因和抑癌基因。某个癌基因被激活，其相对应的某类细胞就会无限制增生，形成肿瘤。健康的生活方式可以提高人体免疫力，而熬夜、不良饮食习惯等则不利于健康。尤其是胆囊腺瘤样息肉患者，当超声检查出直径大于1cm、蒂短且粗的息肉时，要高度警惕，因为这种情况容易发生恶变。

（4）情绪刺激：不良的情绪刺激、思虑过多，会抑制免疫，而免疫力低下的时候，人体就容易受到各种细菌、病毒等的侵害，感染后引起炎症，从而增加胆囊癌的发病概率。最害怕的就是四五十岁的女性，上有老下有小，顾虑重重，就会去查很多资料，往往会自己把自己吓出病来。

（5）环境、饮食不洁：长期接触或食用不干净的东西，容易引起感染。这是胆结石的常见发病因素，也是胆囊癌的诱发因素之一。

（6）遗传因素：肿瘤的发病往往与遗传相关。所以，有相关家族史的人群，更要定期体检，以便早期发现。

胆囊癌的发病往往是多种因素综合作用的结果。而上述这些诱发因素中，有些是我们无法改变的,比如遗传因素、环境因素等;但有些是我们可以改变的,比如生活方式,胆囊炎、胆结石的预防和治疗等。积极控制这些风险因素,对降低胆囊癌的发病还是有一定帮助的。

胆囊息肉直径超1cm就要切除

近些年来,随着B超诊断技术水平的提高和健康体检的普及,不少人被"胆囊息肉"所困扰。有些人听说胆囊息肉会癌变,就非常担心,也有些人对胆囊息肉毫无所知,根本不把它当回事。

发现息肉不用怕,但是定期随访还是需要的。胆囊息肉有很多类型,最常见的是胆固醇息肉和腺瘤样息肉。

(1)胆固醇息肉。

胆囊胆固醇息肉其实是附着在胆囊壁上的胆固醇结晶,是最常见的胆囊良性病变,直径多小于1cm,常常多发带蒂。在超声下判断息肉和结石主要看两个方面:一是看密度,二是看是否移动。息肉是长在胆囊壁上,相对固定,但是结石往往存在胆囊腔内,可以游走移动。

如果B超检查报告描述"有一移动的光团"或者"强回声光团",往往就是结石。固定在胆囊壁上的,可能是胆固醇息肉,也可能是腺瘤样息肉。

(2)腺瘤样息肉。

理论上来说,腺瘤样息肉有恶变的可能性,但是总体来说恶变率还是比较低的。所以,发现息肉我们不用太过担心,但是要定期随访,大多数的息肉生长缓慢,少数息肉生长比较快,如果直径大于1cm,就要积极治疗,手术切除是一个重要选择。

一般情况下,胆囊息肉不会有明显的疼痛等症状;但是有一部分人会表现为疼痛或者消化不良的症状,比如吃了油腻的食物就会感到饱胀不舒服。如果有症状,息肉生长较快的,建议尽早手术切除。

很多人看到息肉就很害怕,其实不用太担心,胆囊息肉的恶变率只有3%~5%。有些人是多发性息肉,恶变率就更加低了。单发息肉的恶变率稍微高一点。但是对于胆囊息肉也不能疏忽大意,要引起足够的重视,长了息肉就要定期随访。

判断胆囊息肉是否需要手术,主要有4个指征

(1)直径超过1cm、增长速度快、基底宽广者。

(2)胆囊多发息肉样病变,有症状者。

(3)胆囊颈部息肉,伴有疼痛,或进食油腻食物后饱胀、不适者。

(4)合并胆囊结石,特别是结石直径大于3cm者。

具备上述任何一个指征，都应该尽快手术切除。

胆囊疾病早期往往没有明显的症状，所以有些患者即使在体检中发现了胆结石、胆囊息肉也不重视，但是这些都是胆囊癌的风险因素，应该积极治疗以免成为致癌隐患，定期随访是胆囊癌早期发现的最重要手段之一。

㉟ 胖子打呼噜未必睡得香

王　兵　普外科

2017年的数据显示：目前中国已经有超过8 900万"肥胖"成人，3亿人"超重"，已名副其实地成为世界第一大肥胖国。

由于人种之间存在体脂分布的差异，中国人的肥胖和欧美人略有不同，中国人更趋于"苹果型身材"，又称"腹型肥胖"，这种身型更容易招来高血糖、高血脂和高血压（俗称"三高"）等一系列心脑血管以及内分泌代谢疾病。

肥胖，除了本身会带来严重的心理和社会问题外，还会威胁人类健康，甚至是影响寿命的高危因素。对于那些中重度肥胖的患者，减重手术不仅可以让他们快速减轻体重，还可以减少肥胖带来的诸多风险。

肥胖引发"睡眠呼吸暂停"

胖子睡觉打呼噜就是睡得香？这是长久以来人们对于胖子打呼噜的误解。

打鼾并不是睡得香的表现，相反，有可能是气道不畅的预警。大部分肥胖的人睡觉时都会打鼾，严重者鼾声如雷。更加可怕的是，有些人打着打着会突然"安静"下来，间隔十几秒甚至几十秒后才又有鼾声。这段异样的"安静"，可能就是医学上所指的"阻塞性呼吸暂停（OSA）"这种疾病。

OSA是一种常见的睡眠呼吸障碍疾病。主要表现是夜间打鼾、憋喘导致晚上持续休息不好，而白天晨起头痛、日间嗜睡、注意力无法集中和易怒。如果病情不能得到纠正，可导致高血压、冠心病、心绞痛、心律失常、肺心病、肺动脉高压、肺水肿、脑血管意外和糖尿病等各种心脑肺血管疾病，病情严重者可致死、致残。导致OSA的病因极其复杂，其中一个重要因素就是肥胖。

有研究显示，50%~70%的OSA为肥胖患者，体重指数（BMI）每增加1，OSA的风险增加4倍。OSA除了打鼾以外，由于上呼吸道梗阻，引起全身组织慢性缺氧，造成糖尿病、高血压、高血脂和心脑血管意外的发病率明显升高。例如，高血压发病风险增加2.89倍，脑血管疾病增加2.13~8倍，心血管疾病增加1.2~6.9倍，糖尿病增加2.5倍。

严重的OSA还易出现夜间窒息猝死，尤其是中重度肥胖的人群。由于它发病隐匿，老百姓对OSA的了解相对较少。

"医生，我不敢睡觉，一闭上眼睛就都是妖魔鬼怪。"不同的两个OSA患者，对我说出了几乎相同的一句话。

憋气10秒以上算一次呼吸暂停，每小时超过30次属重度。在就诊过的患者中，每小时超过60次呼吸暂停的比比皆是。能想象睡梦中无数次被掐着脖子的恐惧吗？OSA患者就在经历这样的噩梦。

"来看病，一会儿眼皮就打架了。"我们的门诊和病房里，到处都是"大胖子"，几乎每个都睡不好。病房里还来过一位16岁就超过400斤的"重量级选手"，自嘲没拿到身份证就是因为胖得没法出门，好不容易有一次大家把他"运"出去，到了办证点居然又"卡门"了。

减重手术有没有风险

OSA患者能否摆脱噩梦？如果单纯是肥胖引起，可以通过减重手术减轻症状。2019年7月问世的《成人阻塞性睡眠呼吸暂停综合征多学科诊治指南》中，也将减重手术列入治疗手段中。这是减重手术第一次被列入该指南，以往对于肥胖OSA患者的治疗意见中，就只写了需要减重，至于怎么减，并没有具体措施。

对于一些中重度肥胖的患者，单纯靠节食、运动来减肥已经没有太大作用，而手术减重可以使他们在短期内让体重明显降下来。每年将近有100例肥胖合并OSA患者在上海交通大学医学院附属第九人民医院做减重代谢手术，患者在体重减轻之后，呼吸也随之改善，也总算能睡个好觉了。

不少人担心做完减重代谢手术后会有并发症。减重手术后常见的并发症有术后出血，吻合口漏，伤口感染，顽固性呕吐，食管反流，维生素、叶酸和微量元素吸收障碍，营养不良等。同时，体重越重，肥胖相关的并发症会越严重，手术风险越大。

国外研究成果显示，5年随访下来，病态肥胖手术患者的病死率为0.68%，而不做手术的患者的病死率高达6.17%。因此，病态肥胖不治疗的风险远高于手术风险，且手术能部分或彻底改善肥胖以及相关疾病。

也就是说，风险的确有，越胖风险越大，但手术的获益也是巨大的。现在主流的手术有两种，一种是腹腔镜胃袖状切除术（LSG），还有一种是腹腔镜胃转流术（LRYGB）。LSG创伤相对小、不改变胃肠道走向、手术难度低，是国内外减重代谢手术主流术式之一。LRYGB减重效果良好，是经典术式之一，至今仍是美国减重代谢手术的"金标准"，但手术难度大，术后发生各种并发症的概率也较高。

维生素和微量元素摄入不足，是减重代谢手术后可能会出现的情况。几乎每一位接受减重手术的患者，在术后都需在医生的指导下，按需服用维生素、微量元素，定期复诊是预防此类事件发生的最好方法。

当然，也不是每一个"胖子"都可以做减重手术，手术也有指征。根据《中国肥胖病外科治疗指南（2014）》建议，以下情况可考虑行减重手术治疗。

（1）确认出现与单纯脂肪过剩相关的代谢紊乱综合征，如阻塞性睡眠呼吸暂停综合征、2型糖尿病、心血管疾病、脂肪肝及脂代谢紊乱等，且预测减重可以有效治疗。

（2）BMI为判断是否适合手术的重要临床标准。BMI≥32.5，积极行手术治疗；或BMI为27.5～32.5，合并代谢性疾病如OSA、2型糖尿病和高血压等。

（3）腰围：男≥90cm，女≥85cm；血脂紊乱。

（4）高甘油三酯血症（空腹≥1.70mmol/L）、低高密度脂蛋白胆固醇（男性空腹<1.03mmol/L，女性空腹<1.29mmol/L）、高血压（动脉收缩压≥130mmHg 或动脉舒张压≥85mmHg）。

（5）年龄16～65岁。

（6）患者了解减肥手术方式，理解和接受手术潜在的并发症风险，理解术后饮食习惯的改变，并能积极配合术后随访。

36　糖友为何脚麻如针刺

张文川　神经外科

很多老糖友反映：常感觉双脚麻麻的、木木的；洗脚的时候，水是冷还是热有点感觉不出来了；有时候双脚疼痛如针刺；有时候走路不稳，像踩在棉花上……其实，这些都是糖尿病足的表现。

"糖足"病在神经

很多糖友以为脚烂了才是糖尿病足，其实"烂脚"已经是糖尿病足的晚期表现了。糖尿病足是大家对糖尿病下肢并发症的一种俗称，医学上称之为糖尿病下肢周围神经病变，是糖尿病周围神经病变（DPN）最多见的发病部位。

糖尿病足有很多临床表现：双脚麻木、疼痛、温度觉减退，乏力、步态不稳，皮肤色素改变，稍微有点破溃就出现溃疡且难以愈合，最后导致截趾、截肢。不少患者觉得双手像戴了一副手套，双脚像穿上了连裤袜。这种手套样、袜套样感觉是手、足感知觉障碍的一种表现。最典型的表现是乏力、行走不平衡，总觉得好像走在鹅卵石上，或者走路如踩棉花，这是因为神经病变使得机体失去了自我调节平衡的功能。

糖尿病足病变累及的是周围神经，与神经的微循环障碍、氧化应激过度有关。神经在四肢的分布是对称的，通过肌肉间隙的通道是固定的，神经本身有内膜和外膜，具有保护神经的作用。糖尿病患者长期的高血糖状态造成微循环障碍，神经得不到充足的血供，就会因缺血、缺氧而发生水肿。但是神经肿胀之后包裹神经的束膜内膜就会发生卡压，反而成了一种束缚，卡压之后神经肿胀更加严重，形成恶性循环。另一方面，神经通过管道行走在肌肉、骨骼、筋膜间隙之间，神经水肿之后，通行的管道变得相对狭窄，又进一步加重了神经水肿，再次形成恶性循环。医学上称之为双重卡压理论，一个为内卡压，一个为外卡压。

周围神经的这一病变导致患者的手足对称性麻木、顽固性疼痛。疼痛有很多类型，如刺痛、麻痛、触发性疼痛等。长期经受疼痛的折磨，加上中枢性病变的出现，导致糖尿病晚期的患者往往会出现心理障碍、脑供血不足及中枢性疼痛等。

约六成糖友出现"糖足"

糖尿病患者中有60%左右的人出现糖尿病周围神经病变，与糖尿病的病程有关。哪怕血糖控制得再好，糖尿病周围神经病变也是不可避免的，而且发病较早，这是一种必然的趋势，病程时间越长，发病率越高，病变越严重。患者往往感觉麻木疼痛、行走不平衡了才会就医，有些边远地区的患者往往是下肢溃疡烂脚了才会就医，甚至到了截肢的程度。

据悉，我国糖尿病周围神经病变引起的截肢，在所有疾病（骨肿瘤、下肢血管闭塞症等）和意外伤害（车祸、工伤及高处坠落伤等）引起的截肢原因中排名第一，且占比超过一半。

糖尿病周围神经病变的早期诊断非常重要。就好比胃镜筛查提高了胃癌的生存率，CT检查的普及提高了早期肺癌的检出率一样。糖尿病周围神经病变也要早期诊断。很多人觉得痛和麻不影响行走，有的人打软腿、跌倒摔伤了就认为是肌肉问题或者脑供血不足所致，其实这些都是糖尿病周围神经病变导致的。患者由于不知道脚踩在哪里，就像踩在厚厚的地毯上或踩在棉花上的感觉，脚的平衡感很差，就容易跌倒摔伤。

功能与形态联合检测

那么，脚麻、脚痛就一定是糖尿病足吗？如何确诊？如何早期发现？

对周围神经病变的诊断分为两个方面：一是功能，二是形态。

1）功能检测

功能检测可以明确诊断患者是否存在周围神经病变，甚至可以根据检测结果区分轻、中、重的程度。

肌电图：在糖尿病周围神经病变的诊断方面，现在常规的方法是使用神经肌电图检查。如果检查发现传导速度、波幅有所改变，结果阳性者可以明确诊断。

肌电图阳性时往往病变进展已经较为严重了，以下诊断的方法，可以帮助我们早期作出诊断。

QST两点辨别觉：在腿上两个较近的位点给予刺激，让患者辨别刺激点是一个还是两个，如果两点之间距离达到9毫米还不能辨别出来，就说明已经出现神经病变了。

尼龙丝试验：将一根尼龙丝放在腿上，测试患者能否感觉到。

Footscan足底压力试验：人在行走时，脚底有5个着力点，正常情况下，脚会自己活动，5个着力点本能地发生改变，交替"工作"。但是，糖尿病足患者的这5个着力点不会发生改变，神经病变后失去了自我调控的能力，着力点固定不动导致这些部位长期受压，从而缺血坏死，发生溃疡、糜烂。所以，糖尿病足的发病部位常集中在大足趾下、脚跟、小足趾外侧等着力点。足底压力试验通过传输系统，让糖尿病患者在传输带上行走，压力传感器检测其着力点分布改变与否，就能明确诊断。

2）形态检测

不同患者，糖尿病足的表现会有所不同，有些发生在脚底，有些出现在小腿；有些会有麻木感、灼痛感，有些感知觉障碍、下肢皮肤温度低、皮肤色素沉着等。明确了周围神经病变之后，病变的部位究竟在哪里？病变的范围究竟有多大呢？这个时候，就可以通过神经形态检查来明确。

神经超声检查可以清晰地看到神经水肿、变性的位置，神经走行的通道与周围组织的关系、神经卡压的部位等，从而精准定位病变神经，辨别神经水肿具体发生在哪根神经，局部水肿还是全程水肿。超声检查没有创伤，患者容易接受。而两点辨别觉检查方法简便无创伤，也容易被患者接受。这两种检查方法都易于推广普及，联合检测可以早期发现和诊断糖尿病足。

显微手术拯救神经

以往对于糖尿病周围神经病变的防治，主要是控制血糖、营养和修复神经、避免外伤，外科治疗则主要是在出现下肢溃疡、烂脚后给予创面换药。近年来的研究发现，控制血糖是必要的防治措施，但是不能逆转糖尿病周围神经病变的发展。

有研究发现，神经在下肢的走行过程中，有3个关键的卡压点，松解这些卡压点之后，神经的压力得到一定的释放，神经递质的流向就会通畅，内层神经的氧离子浓度上升，患者的感觉功能、平衡功能就会有所恢复。一旦神经功能恢复，自我保护意识恢复了，就不太容易跌倒、烫伤，发生溃疡、截肢的比例也就明显下降了。

据悉，美国霍普金斯大学在欧美多家医疗机构及上海交通大学医学院附属第九人民医院神经外科开展的多中心联合统计结果显示，糖尿病周围神经病变通过外科三联式解压手术治疗后有效率达到80%，疼痛缓解率达到87%。

三联式手术是在患者的腿上做三个切口，对三条神经的易卡压部位进行松解。但并不是所有的患者的这三条神经都发生了病变，或者不止这三条神经发生了病变。可根据患者神经病变的位置和程度，开展四联式或二联式手术，即做两个切口或四个切口的手术。

靶神经解压

根据超声检查结果精准定位靶神经及其卡压部位后，在显微镜下将神经通行的管道打开，再剥开神经外膜、内膜，然后进行神经解压操作。根据靶向神经来决定手术切口，既避免了遗漏病变神经，也避免了对无病变神经的过度治疗。为防止打开的神经通行管道术后形成瘢痕组织而对神经造成新的卡压，术中应当采取防粘连措施，包括防粘连液体和防粘连膜。

去交感神经化

血管平滑肌中分布有α受体，具有收缩血管的作用，会导致自体供血不足。手术去交感神经化就是将α受体去除，缓解血管的收缩痉挛，血供就能得到改善。双侧下肢病变的患者，如果先做一侧手术，术后就会发现两侧下肢的温度明显不一样，手术一侧的皮温明显上升。这是因为远端的血供丰富了，血液循环通畅了，温度就会恢复正常。这一手术还会使患者的伤口更容易愈合。

去交感神经化并不是对神经采取的治疗措施，而是针对与神经伴行的血管的治疗，血管舒张之后，相应神经的血供和营养就恢复正常了。

糖尿病周围神经病变的发病率非常高，但目前国内的治疗重点都放在控制血糖上，忽视了早期神经病变的治疗，以至于发展到后期截肢的程度为时已晚。如果明确患者已经出现周围神经病变，建议符合条件者早期进行手术治疗，效果较为理想，截肢的比例也会明显下降。

37 冠脉支架与冠脉搭桥，该如何选择

胡振霄　心脏外科

　　冠心病患者和家属都知道冠脉支架与冠脉搭桥这两种不同的治疗方法，但又往往困惑于这两种治疗方法。为了避免致死性心肌梗死的发生，患者该选择放支架，还是选择搭桥，令人难以抉择。更多的是自己懵懵懂懂，只能听主治医生的建议。也许，医学专家们的意见能让你从中窥知一二。

　　经皮冠状动脉腔内支架植入术（简称支架植入术）和冠状动脉旁路移植手术（简称搭桥术）是治疗冠心病的两个主要手段。长期以来，冠心病患者到底应该"放支架"，还是"做搭桥"，是一个颇有争议的话题。两种治疗方式是竞争的，还是互补的，哪一种效果更好，恐怕不能轻易下结论，而是各有千秋。

支架与搭桥的争议

　　先来谈一谈各自的原理。"放支架"是将严重狭窄（70%以上）的冠状动脉扩张，然后植入支架，支撑狭窄部位，恢复管腔通畅。该技术在20世纪90年代应用于临床，最初是金属裸支架，术后再狭窄的发生率为20%~30%。2000年后，药物洗脱支架进入临床。该支架植入后可以在局部释放抑制血管平滑肌细胞增生的药物，术后再狭窄发生率降至5%~10%。近年来，可吸收支架成为又一热点，但目前该技术尚未过关，无法应用于临床。

　　"搭桥手术"诞生于20世纪60年代，是利用人体自身的血管材料（乳内动脉、桡动脉、大隐静脉等），绕过冠状动脉狭窄病变的地方，将来自主动脉的血流引向狭窄远端，恢复心肌的血供。因此，又称作冠状动脉绕道手术或冠状动脉旁路移植手术。手术后的心脏能够从新建的"桥"血管得到充足的血液供应，不再受"缺血"之苦。

　　然而，这两种治疗血管狭窄的方式原理不同，治疗方法也不同，一个主要在心内科实施，另一个主要在心外科实施，因而一直存在着争议。这些争议主要有以下几个方面。

　　（1）创伤大小之争：支架手术是在局麻下，经股动脉或桡动脉穿刺进行的，具有创伤小、恢复快的优势，尤其是对于急性心肌梗死患者，能够以较小的创伤迅速明确病变血管，加以干预，挽救心肌。传统的搭桥手术需要在全身麻醉、体外循环下进行，创伤较支架手术大。目前，搭桥手术也有微创化的趋势，如不停跳搭桥术，避免了体外循环带来的负面影响；经左胸小切口的微创"搭桥"，避免了胸

骨的损伤。

（2）治疗效果之争：在大数据的时代，一切要用数据来说话。为了回答这一问题，2002—2007年，北美和欧洲的17个国家、85所心脏中心开展了迄今为止规模最大、随访时间最长的国际合作多中心随机对照临床试验（SYNTAX）。该实验对冠脉病变进行了详细的评分，客观地反映了冠脉病变的复杂程度。结果表明，对于冠脉病变比较简单的患者（评分0~22分），"支架"与"搭桥"效果相当；对于冠脉病变中度及高度复杂（评分23~32分及>32分）的患者，"支架"效果不如"搭桥"，其术后远期因心肌梗死造成的死亡是后者的10倍。该试验的随访工作目前仍在进行，不断有新的数据公布。大家发现，随访的时间越长，以上的差别越明显。有学者质疑，该临床试验采用的是第一代药物洗脱支架，不能代表最新的技术。但最近的基于新一代药物洗脱支架的临床试验仍得出了类似的结论，即对于较为复杂的冠脉病变，虽然"放支架"创伤较小，但中、远期效果不如"搭桥"明显。深入分析其中的原因，主要有两点：①对于复杂的病变，支架有时不能彻底解决问题，会残留冠脉狭窄，这将显著增加术后风险。②支架归根结底是"异物"，很难将再狭窄率降到零，支架植入数量越多，相应的风险就越大。而"搭桥"是自体血管的吻合，只要手术技术过关，再狭窄的发生率也是比较低的，尤其是乳内动脉到前降支"搭桥"，10年的通畅率达到97%以上。随着动脉"桥"的广泛运用，"搭桥"的远期效果会得到进一步改善。

（3）费用高低之争："支架"植入手术的费用与植入的数量相关，即"支架"植入越多，费用越高。因此，对于复杂病变，植入数个支架会超越"搭桥"的手术费。考虑到术后再干预比例亦高于"搭桥"，因此对于复杂冠脉病变，"搭桥"有明显的经济优势。

竞争或合作

将"支架"和"搭桥"相互对立起来是不明智的，任何一种治疗手段都不可能解决所有的问题，给予患者最好的治疗才是终极目的。因此，应根据每一个患者的病情特点，制订最适合的治疗方案，获得最大的效益/费用比。一般来说，对于简单的只有少数血管支病变的患者，经皮冠状动脉腔内支架植入术或许比较合适，但对于复杂的多支血管狭窄的患者，冠状动脉旁路移植手术或许是更好的选择。

但是事情总有例外。比如，对于一些"支架"并非最佳而"搭桥"也非最佳的患者来说，也许将"支架"和"搭桥"同时运用，即"杂交"治疗，可以带来最大的获益。

"杂交"治疗是指针对同一患者，左前降支病变行微创左乳内动脉–左前降支搭桥，非左前降支病变则植入药物洗脱支架，可以同期进行，也可以分期进行，分期间隔不应超过60天。该治疗最关键的是需要在一个富有经验的心脏中心，由配合默契的心脏内科医生、心脏外科医生组成"心脏团队"来实施。原则上，"杂交"治疗适用于"搭桥"和"支架"治疗均为高风险、高难度的，或单一疗法无法达到最佳疗效的，左主干和前降支近端多支血管病变的患者。具体适合的情况包括以下几种。

（1）传统"搭桥"受条件限制，如升主动脉严重钙化、桥血管材料不足等。

（2）前降支不适合"支架"。例如，严重钙化、迂曲、弥漫甚至慢性闭塞病变等。

（3）左主干合并或不合并其他分支病变，且不适合单独做"支架"。

（4）合并严重的并发症，不能耐受体外循环或胸骨正中切开。例如，近期心肌梗死、肾脏功能不全等。

（5）年龄不是绝对影响因素，但是高龄和年轻患者可能更适合"杂交"治疗。

两种方法结合后，患者不仅能够接受微创的治疗，而且可以获得最佳的远期效果，生存质量明显提高。

总之，一般情况下，医生会按照患者的具体情况，为其选择最适合的治疗方案，患者不必为之担心。原则上来说，简单病变"支架"有优势，复杂病变"搭桥"效果好。而未来，两者将由竞争走向合作，用"杂交"的方式为患者带来福音。

38　"四审"肺结节，风险早知晓

杨志胤　胸外科

据统计，我国肺癌发病率占男性恶性肿瘤发病率的首位，从上海地区2018年公布的统计数据来看，肺癌的发病率位居女性恶性肿瘤的第2位。整体而言，我国肺癌的发病率和病死率都占据恶性肿瘤的第1位。

肺癌发病率高、死亡率高，当体检发现肺部小结节时，很多人就会担心：是不是肺癌？会不会癌变？

肿瘤防治强调"三早"

肿瘤防治的关键是早期发现、早期诊断及早期治疗。

二三十年前，肺癌的5年生存率不超过30%，而现在的5年生存率已经达到了70%~80%。这不仅归功于治疗手段的进步，也要归功于早期发现率的提高。早期发现的肺部小结节癌，术后5年生存率几乎可以达到100%，10年生存率可以达到90%以上。很多肿瘤没有合适的早期筛查手段，就很难早期发现。比如胃癌，一般需要通过胃镜检查才能发现，但是胃镜作为一种有创、费用较高的检查手段，很难在正常人群中普及，目前而言仍不能作为常规的筛查手段来使用。

而早期肺癌可以通过每年一次的CT检查来发现。作为一种无创的中等价位的检查手段，大部分人群都能够接受，所以现在肺癌的早期发现率越来越高。早期发现肺癌后有很多治疗的手段，生存率也高，而到了晚期才发现的肺癌，治疗手段少，生存率低。

增加体检投入确实能提高肿瘤的检出率，可以早期发现肺癌。每年一次的薄层CT检查，能够发现2毫米以下的肺小结节，最小可精准到0.5毫米。从小结节发展到肺癌还有很长一段时间，而一旦成为肺癌，后期的进展就会变得非常快。所以每年定期体检、早期发现非常有必要。

遇结节先看"虚实"

有些人体检后发现肺部有小结节，就觉得之前经常有咳嗽、背痛、胸痛的症状，都是小结节引起的。其实，这真的是冤枉了小结节。这些症状都与小结节无关，肺部小结节是没有任何症状和体征的。

最新统计数据显示，在正常人群中进行体检，将近30%的人会查出肺部小结节。这是因为近些年来CT尤其是薄层螺旋CT检查越来越普及，大大提高了检出率。

肺部病灶直径不大于3厘米者称为结节，超过3厘米者称为肺肿块。发现肺部小结节，首先要明确是什么性质的结节。如果是实性结节，则良性者居多；如果是磨玻璃样结节，则恶变的概率大，需要引起高度重视。

实性结节：肺部实性小结节多为良性，但也有极少数为恶性。如果是恶性的结节，增长会比较快，3~6个月复查就可以看到明显的变化，这个时候就需要手术切除了。如果两三次复查都没有明显变化，是良性结节的可能大，以后每年复查一次就可以了。

磨玻璃样结节：顾名思义就是结节的影像就像磨玻璃一样比较"虚"，看不真切。如果是质地均匀的纯磨玻璃样结节，倾向于良性，进展较慢。而质地不均匀的混杂性磨玻璃样结节，恶性的可能性较大，尤其是混杂范围超过50%时，需要引起高度警惕。

哪些结节需要切除，"四审"风险因素有助判断

不是所有的肺部小结节都需要手术切除，也不是所有的磨玻璃样结节都需要手术切除。磨玻璃样结节的发病越来越年轻化，绝大多数集中在三四十岁的年龄段，不抽烟人群、女性发病率也很高。最早期肺癌表现为磨玻璃样结节，但随着磨玻璃样结节的发现率越来越高，很多原先的观点也在不断改变，医学上尚未形成统一的标准和规范，对磨玻璃样结节的认识还处在探索阶段。磨玻璃样结节如果不及时干预，就有可能会恶变。但对磨玻璃样结节我们也不能"一刀切"，判断磨玻璃样结节风险因素的指征有很多,可以分以下四步进行评估。

第一步:看结节大小。

5毫米以下肺小结节,每年复查一次即可;5~8毫米肺小结节,需密切观察,3~6个月复查一次;8毫米以上肺部磨玻璃样小结节,建议手术切除。

第二步:看结节内混杂范围大小。

混杂范围越来越大且超过50%的磨玻璃样结节,恶性可能大,建议手术切除。这里需要指出的是,检查报告上可能不会详细描述混杂范围大小,需要有经验的专科医生审读CT片来进行判断。

第三步:看结节内有无血管、支气管穿过。

如果有血管穿过,结节就能得到更加丰富的血供,而肿瘤细胞比正常细胞获取养分的能力更强,营养丰富的结节增长速度更快,就更容易恶化。而支气管是与外界相通的气道,空气中各种污染物质、烟雾、粉尘等都有可能通过呼吸道进入肺部刺激结节,也是癌变的风险因素。

第四步:其他。

比如结节有分叶、有毛刺等,都是风险因素。

以上风险因素越多,恶性的可能性越大,有经验的医生就能通过CT片看出小结节具备哪些风险因素,从而初步判断结节的性质,综合评估是否需要手术切除。

医疗行为应重视人文关怀

除了客观的指标外,医疗行为还要重视人文关怀。对于疑似恶性肿瘤的患者,或者已经明确为恶性肿瘤的患者,是否应该将病情如实告知患者本人,还需要根据患者的心理承受能力来区别对待。尽管现在肿瘤已有很多有效的治疗方法,但是任何人得知自己得了癌症之后,都会遭受沉重的心理打击,哪怕平时表现得非常乐观的人,也很难再乐观起来。

也有些患者检查发现肺部小结节,哪怕非常小,只有三四毫米,但如果患者自身心理压力非常大甚至精神崩溃,强烈要求手术切除。这种情况下,即便不符合手术指征,出于人文关怀也可以选择手术切除。现在肺小结节一般都可以采用微创手术切除,创伤小,手术对患者健康影响不大,如果确实因此而影响到了患者正常的工作、生活,那么手术指征可以适当放宽。

而特殊部位的肺部小结节,如果手术创伤较大,会影响肺功能,影响患者的生活质量,那就要慎重考虑是否一定要手术,应尽量向患者详细解释,进行充分沟通,必要时也可以联合心理疏导。

近些年来,肿瘤靶向药物、免疫抑制剂等新药研发取得了重大的进展,大大提高了肿瘤患者的生存期,将来也有望完全攻克肿瘤。我们也不能盲目乐观,也要看到靶向药物、免疫抑制剂的不足之处，目前肺癌的药物治疗还没有能够达到完全治愈的程度，现阶段手术切除仍是治疗肺癌的主要手段。

③⑨ 血管内放支架化解动脉瘤破裂困扰

陆信武　血管外科

主动脉夹层、主动脉瘤，是致死率非常高的疾病，随时威胁患者生命。

近30年来，随着血管外科的兴起，微创介入手术逐步取代传统的开胸大手术，血管外科可通过在血管内放置支架来拆除这个随时可能会破裂的"炸弹"。上海交通大学医学院附属第九人民医院（九院）血管外科在累及弓上分支的主动脉腔内修复术中，创造了"激光原位开窗技术"。

传统的开胸大手术由心胸外科进行，必须在心脏停跳体外循环的条件下进行，创伤大，住院时间长，术后要进入重症监护病房（ICU），死亡率高达35%。而采用微创介入手术则两三个小时就能完成，创伤小、恢复快，1周后就可以出院。

激光原位开窗技术

正常的人体动脉血管由三层结构组成——内膜、中膜和外膜，三层结构紧密贴合，共同承载血流的通过。动脉夹层是指由于内膜局部撕裂，受到强有力的血液冲击，内膜逐步剥离、扩展，在动脉内形成真、假两腔。从而导致一系列包括撕裂样疼痛的表现。

主动脉是身体的主干血管，承受直接来自心脏跳动的压力，血流量巨大，出现内膜层撕裂，如果不进行恰当和及时的治疗，破裂的机会非常大，死亡率也非常高。以往的文献报告，1周内的死亡率高达50%，一个月内的死亡率在60%~70%。慢性期因假腔的扩大和压力的增加，形成夹层动脉瘤，真腔血管的血流量降低，则会导致主动脉所供血区域的脏器缺血。

主动脉弓上动脉疾病包括急性A型和B型主动脉夹层和动脉瘤，这些都是血管外科手术的难题。这些疾病的发病率和死亡率常常与临床表现出的并发症（如内脏、肾和肢体缺血或血管破裂）相关。其中，A型夹层的死亡率很高。

对于急性动脉夹层的患者，首先应该进行相应的保守治疗，控制血压、控制疼痛。在患者情况适当稳定后，根据夹层的类型选择手术及介入治疗。常见类型的主动脉夹层，以微创腔内治疗为主。九院B型主动脉夹层的微创介入手术水平达到国内前列，近两年又探索在A型主动脉夹层进行"原位激光开窗技术"。

由于主动脉复杂的解剖结构和分支的变异性，在胸主动脉腔内修复术中，主动脉主要分支的重建是非常复杂的。基于经验，在累及弓上分支的主动脉腔内修复术（TEVAR）中，原位激光开窗技术对于弓上分支的血运重建有着极大的助益。原位开窗术是很多技术的结合：用针或者导丝的尖端穿刺，射频探测，或者应用激光开窗。导管从远端肱动脉穿刺进入，植入覆膜支架，运用激光在覆膜支架的膜上打孔开窗，重建弓上三支动脉的血运。这一创新技术经过体外研究、动物实验以及临床研究，已经取得了初步成果，现已完成了100多例临床病例，相关论文发表在《美国心脏外科协会杂志》上。

这技术用一个简单的改变，稳定又安全地扩大了TEVAR技术的适用范围，术后恢复好，没有围手术期中风、心肌梗死、短暂性脑缺血、脑梗死或其他神经系统并发症发生，没有内漏。手术动脉术后及长期随访皆显影良好。

曾有一位31岁的外地男子，突发主动脉夹层，胸痛3天，因为害怕开胸手术，由外地转院来到九院。患者大学毕业，是家庭的顶梁柱，还有两个孩子，无论如何都要全力抢救！接到患者后，我们立即安排急症手术，当天做了激光原位开窗弓上三分支重建手术，1周后，患者原来的A型夹层完全封闭，顺利出院，6个月后随访，升主动脉成熟良好。

颈动脉狭窄需防脑卒中

颈动脉狭窄是导致大脑供血不足引起脑卒中（中风）的重要原因，颈动脉狭窄的人可有头晕目眩、一侧眼暂时性黑矇、胳膊腿发麻无力、说话不清等不适，但80%的患者没有任何症状。正因为症状不明显，很多人对于颈动脉狭窄的重视不足。

颈动脉狭窄的患者，会出现头晕、黑矇、摔倒等短暂性脑缺血症状，或者"小中风"等，但是过后就觉得没事了，认为不需要手术治疗。其实，这一疾病是中风的重要原因。由于颈动脉血管内的斑块形成了动脉狭窄，在血流速度快的时候，斑块破裂出血形成血栓，小血栓随着血流冲到脑动脉中就易造成缺血性脑中风。50岁以上、高血压、高血脂、糖尿病、冠心病、吸烟及肥胖为此病的易患因素。这些高危人群应该定期做颈动脉彩超和脑血管造影，检测是否存在血管狭窄或阻塞。

其实，大部分颈动脉狭窄的患者是可以通过治疗预防中风的，主要措施有药物、颈动脉内膜剥脱手术和血管内支架成形术。当颈动脉狭窄在50%~70%的，通过药物治疗可以明显降低中风概率，药物包括他丁类药物来稳定斑块以及抗血小板药物等。

颈动脉狭窄大于70%以上的，需要进行手术干预。颈动脉内膜切除术是将动脉内膜切开并剥离增厚的内膜而使血管再通的手术，首要目的是预防脑卒中的发生。

颈动脉支架成形术创伤小，患者在清醒状态下，从大腿根部穿刺，用球囊扩张狭窄部位，再将支架放置在血管内，保持管腔持久通畅。此治疗方法操作简单，成功率超过95%。联合使用脑保护装置可降低血栓脱落、脑栓塞并发症的危险性。

随着生活方式的改变，动脉粥样硬化出现年轻化趋势。动脉分三层，上下肢动脉是高阻力的，血流速度慢，当出现50%的狭窄时会引起病变；内脏动脉是中阻力，当出现60%的狭窄时会出现症状；颈动脉是低阻力的，血流速度快，当出现70%的狭窄时，才会出现症状。

如何预防动脉狭窄？一句话就是"管住嘴，迈开腿"，首先要改变饮食结构，减少高脂肪、高蛋白、牛奶、咖啡的摄入量，其次改变久坐、开车的生活习惯，多运动。对于45岁以上的高血压、高血脂、高血糖的高危人群，可以通过定期做B超、CT检查发现是否存在动脉狭窄。

㊵ 重视血管健康，警惕动脉粥样硬化斑块

黄新天　血管外科

说到冠心病，大家也许比较熟悉，说到周围血管可能就觉得陌生了。其实，动脉粥样硬化是一种全身性老年退行性变疾病。当病变逐渐进展，导致动脉狭窄、堵塞时就会引发全身各种病症，主要涉及心、脑和外周血管三大部分。动脉粥样硬化发生在心脏冠状动脉则为冠心病，发生在脑动脉则为脑梗死，而发生在下肢则为下肢动脉硬化闭塞症。

"走走停停"不是因为看风景

下肢动脉硬化闭塞症是一种老年性疾病，发病率很高。按照目前的标准检测发现，60岁以上的老年人群中约有20%存在下肢动脉缺血。根据缺血部位、发展速度和程度的不同，临床可有不同的表现。

早期轻症：可出现下肢皮肤温度降低、怕冷，或轻度麻木，行走后容易乏力，易发现足癣感染而不易控制。

间歇性跛行：这是下肢缺血性病变最常见的症状。由于下肢缺血缺氧，患者在行走一段时间后，小腿肌肉痉挛、疼痛、疲乏无力，不得不停下来休息片刻，症状有所缓解后继续行走。再行走一段距离后又会重现之前的症状，周而复始，导致"走走停停"。

静息痛：随着病情的进一步发展，下肢缺血状态愈发严重，患者即使不走路

也会出现疼痛,称为静息痛,同时可伴有麻木、感觉异常等症状。

溃疡、坏疽:病变继续发展至动脉闭塞期,出现营养障碍症状,皮肤温度降低、颜色变深,继而发生溃疡、坏疽等,感染严重者可出现全身中毒症状。

很多老年人出现间歇性跛行后没有引起重视,直到组织坏死出现坏疽后才认识到问题的严重性。下肢动脉硬化闭塞症早期如果不积极治疗,发展到后期下肢坏死,可能不得不截肢,甚至会造成生命危险。

很多人关注心、脑血管的硬化、狭窄,却对下肢血管的硬化无所谓。如果下肢病变不处理,对全身健康都会有影响,下肢严重缺血症(CLI)患者5年内发生心脑血管意外事件的风险很高。积极治疗下肢动脉粥样硬化,则能有效降低心脑血管危险事件的风险。

另一方面,发现下肢动脉粥样硬化者,要同时排查心脏、脑血管是否存在病变。有些人已有颈动脉软斑,因没有症状而没发现,在某些诱因的刺激下,较大的软斑破裂后形成血栓,堵塞脑动脉就会发生脑梗死等危险事件。下肢动脉硬化闭塞症患者做颈动脉超声检查,会发现10%~20%的患者同时合并有颈动脉斑块、狭窄的问题。

微创腔内手术打破高龄手术禁区

下肢动脉硬化闭塞症可分为急性和慢性两大类:急性闭塞起病急,多见于动脉硬化基础上的血栓栓塞,需要即刻手术治疗打通血管通路,以免造成闭塞血管供血部位的缺血坏死。而慢性闭塞进展缓慢,多见于动脉粥样硬化斑块堵塞血管,使得血管狭窄、血液流通不畅,导致供血部位缺血。早期可以通过药物治疗等方式改善病证,延缓病情进展速度。中晚期症状严重时,则需通过手术等方式开通闭塞的动脉,重建下肢血供,维持动脉血流通畅。

以往对于下肢动脉硬化闭塞症的手术治疗,多以传统的开放式手术为主,包括剥离动脉斑块(动脉内膜切除术)或者血管搭桥重建动脉通路(动脉旁路术)等。这类外科手术因为有一定创伤、需要麻醉,对年老、全身情况差者有时并不适合。随着医疗技术的发展,越来越多的患者可以选择微创腔内血管治疗手术。因其创伤小、恢复快,术后两三天即可出院,微创腔内血管治疗手术打破了高龄手术的禁区,使更多的老年患者从中获益。

腔内血管治疗是采用导管技术在X线导向监视下,经皮血管穿刺,然后插入导管,将球囊、支架、激光光纤、斑块切除器、机械血栓清除器等各种器械送入血管中,进行相应的治疗操作,如球囊扩张、支架置入、激光溶栓、消融血栓、斑块旋切等。针对不同的病证、部位、严重程度等来选择合适的治疗方法。

随着腔内血管外科技术的快速发展,腔内血管治疗手术已成为动脉闭塞性疾病的首选治疗方法。

动脉斑块的切、压、扩

对于动脉粥样硬化斑块造成的下肢动脉硬化闭塞症，可以根据病情选择斑块旋切、球囊扩张及支架置入等腔内血管治疗方式。

腔内斑块旋切术：利用导管技术，将旋切刀、旋切器等器械送入血管内，切除斑块。不仅创伤小，对于同一血管内的多处斑块，也能一次性手术切除。以往血管内斑块的剥离手术以开放式手术为主，而现在逐渐以微创的腔内切除手术为主，只有极少部分特殊部位的复杂的血管斑块才需要行开放式手术切除。

球囊扩张：利用导管技术，选择合适口径与长度的球囊送入血管内，到达动脉狭窄闭塞的部位后，给球囊加压充气，撑扩狭窄闭塞的动脉内腔，甚至使粥样硬化斑块破裂、压缩，拓展闭塞的动脉管腔。但是球囊不能留在血管中，完成任务后沿原路"撤"出血管。为了防止球囊扩张后动脉弹性回缩、血管夹层造成的再闭塞，之后可能还需要置入血管支架来维持动脉血流的通畅性。

支架置入：血管内支架是一种网状金属结构，多为镍钛合金制成。可以经皮穿刺置入血管中，以抵抗血管内外的塌陷因素，达到重建血管管腔、扩大管腔直径、保持血流通畅的目的。

在关节部位要慎用或少用支架。关节在活动的时候，肢体会弯曲，反复弯曲使得支架的金属结构超过极限就可能发生断裂，一旦支架断裂，血管就可能再次闭塞。一般在关节部位发生动脉闭塞时，多选择斑块旋切手术将堵塞血管的斑块切除。但是在万不得已的时候，可能还是需要置入支架来巩固疗效。那么，这类患者在手术后就要尽量避免下蹲等弯曲动作，以减少对支架的损伤。

"涂药"防再堵：下肢动脉硬化闭塞症经过腔内物理治疗的方法开通血管之后，由于动脉粥样硬化的趋势仍然存在，过一段时间可能会再次发生闭塞。

球囊、支架撑开狭窄的血管时产生的扩张力，会对血管壁造成损伤，从而刺激血管内膜"报复性"增生。由于血管壁损伤之后自身的修复机制，导致修复过度而造成内膜组织过度增生，常常是动脉腔内治疗后远期血管腔再狭窄甚至堵塞的主要原因。

研究发现，通过血管内壁"涂药"技术，利用抗肿瘤药物抑制内膜增生的作用，可以延缓、限制内膜增生的速度，从而维持血管的远期通畅性。1年后，靶病变的重建率、截肢率明显得到改善。目前，涂药球囊使用的是紫杉醇，而药涂支架使用的是雷帕霉素。

动脉血栓的碎、吸、溶

对于动脉血栓造成的急性下肢动脉闭塞，可以采用药物溶栓（CDT）、机械性血栓清除术（PMT）等方式清除血栓。

药物溶栓：通过导管技术将特制的溶栓导管直接插入动脉血栓内，以不同的注射方式如滴注、团注或脉冲等方式，喷洒在血栓部位，最终使血栓松解、溶解，恢复管腔通畅。根据血栓的范围、负荷，动脉血栓的溶解时间多需数小时至3天。

取栓、吸栓：经皮血管穿刺后，对一些小的血栓使用大腔导管抽吸，是行之有效的经济简便方法。近年来，可以采用各种机械血栓清除器械快速地清除血栓，即刻恢复动脉血流的效率。这类方法根据原理分为三类：旋切类、流变类及超声辅助溶栓等。

管腔重建：不论是导管溶栓，还是机械性血栓清除，一旦血栓清除后往往会暴露动脉管腔的原始病变，即一处或多处动脉狭窄、闭塞性病变。应按动脉硬化腔内治疗的原则一并修复，以恢复动脉管腔的通畅，维持良好的远期疗效。

总之，腔内血管治疗的方法有很多，可以根据病情选择一种甚至多种方式联合治疗。医生就像血管"清道夫"一样，采取各种"抢险救灾"的措施，打通血管，保持血流通畅，维护血管和全身的健康。

㉑ 不是所有"小眼睛"都能"割双眼皮"

傅 瑶 眼科

一日，眼科门诊来了两位姑娘，都想"割双眼皮"。仔细评估了她们的眼部情况后，医生只接受了一位姑娘的重睑成形术请求。另一位姑娘，她的"小眼睛"可能是由于轻度的上睑下垂造成的，是一种疾病，不能单纯通过"割双眼皮"来改善。

什么是上睑下垂？如何判定上睑下垂的严重程度？

上睑下垂是眼科常见病，是指由先天发育异常或后天外伤疾病等导致的一类眼睑疾病，表现为一侧或双侧上眼睑低垂，明显低于正常位置。正常人双眼平视时，上睑缘一般位于上方角膜缘与瞳孔缘之间（遮盖上方角膜1~2mm，图A）。在排除额肌作用下，睁眼平视时上睑缘遮盖上方角膜>2mm即可诊断为上睑下垂，但这也不是唯一标准，基于种族差异或家族遗传等因素，睑裂的大小也不尽相同。

上睑下垂的严重程度通常是观察上睑缘遮盖角膜的程度，根据遮盖程度分为以下。①轻度：遮盖角膜≤4mm，此时下垂量为≤2mm（上睑缘位于瞳孔上缘，图B）；②中度：遮盖角膜4~6mm，下垂量2~4mm（上睑缘遮盖部分瞳孔，图C）；③重度: 遮盖角膜>6mm, 此时下垂量>4mm(上睑遮盖超过瞳孔中央, 图D)。

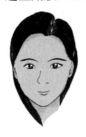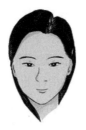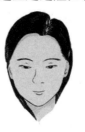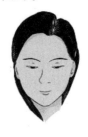

A 正常睑裂高度   B 轻度上睑下垂   C 中度上睑下垂   D 重度上睑下垂

上睑下垂会对视力有影响吗?

上睑下垂按发病先后可以分为先天性上睑下垂和后天性上睑下垂, 后天性上睑下垂如果发病时视力发育已完善, 一般对视力不会造成影响。而先天性上睑下垂的患者可因视物遮挡, 影响视觉发育, 可能发展为屈光不正, 甚至导致形觉剥夺性弱视。

上睑下垂与"水泡眼""单眼皮"等的"小眼睛"区别有哪些?

"水泡眼""单眼皮"等"小眼睛"多是由于眼睑松弛、眼睑软组织肥厚等多种原因引起的睑裂相对变小, 而实际上睑裂高度和提上睑肌力量正常。有些单眼皮由于部分皮肤遮盖了睫毛和上睑缘, 又称假性上睑下垂。真性上睑下垂和假性上睑下垂的鉴别要点主要是观察正常睑缘的位置和提上睑肌的肌力。假性上睑下垂的患者一般提上睑肌肌力好, 只需要接受重睑成形术即可纠正; 而真性上睑下垂的患者提上睑肌肌力差, 上眼睑不能正常抬起, 需要靠扬眉依靠额肌的力量才能睁大眼睛, 仅凭重睑成形术无法纠正, 需行上睑下垂矫正术。

上睑下垂的孩子是否会因年龄增长而自行恢复, 是否需要在小时候干预治疗?

上睑下垂一般与发育异常、神经肌肉疾病、创伤、衰老等有关。儿童上睑下垂多为先天性上睑下垂, 是由于提上睑肌或Müller肌发育薄弱、残缺, 或其支配神经及动眼神经核发育异常, 导致一侧或双侧上睑明显低于正常位置, 上睑部分或完全性下垂遮挡瞳孔。先天性上睑下垂的患儿不会因为年龄增长而自行恢复, 且儿童时期的上睑下垂轻者影响外观, 在儿童成长期间对心理、性格发育都会造成不良影响; 重度遮挡瞳孔, 会因散光性屈光参差或形觉剥夺而影响视觉发育、形成弱视。因此, 建议尽早干预, 以免造成不可逆的伤害。

上睑下垂如何矫正?

目前, 上睑下垂的首选治疗方法还是手术治疗。通常会根据患者提上睑肌肌力和下垂量选择不同的手术方式。经典的手术方式有两种: 提上睑肌缩短术, 适用于提上睑肌肌力≥4mm的患者; 额肌瓣悬吊术, 适用于提上睑肌肌力<4mm的

患者。还有结膜–Müller肌切除术、睑板–结膜–Müller肌切除术、筋膜悬吊术及联合筋膜鞘悬吊术等术式，要根据上睑下垂的病因、严重程度、提上睑肌肌力、眼球运动和眼表情况等综合评估后做手术方案的选择。另外，中重度上睑下垂术后早期患者会有眼睑闭合不全和上睑迟滞，需要做好相关的护理工作。

上睑下垂的患者是否可以只"割双眼皮"？

"双眼皮"也就是重睑的形成，是因提上睑肌腱膜纤维穿过眼轮匝肌止于上睑沟的皮肤，使该处的皮肤上移形成重睑皱折。然而，上睑下垂的患者由于提上睑肌肌力较差，单纯进行重睑成形术不易形成正常的重睑皱折，而且不能改变上睑下垂引起的"小眼睛"。因此，只"割双眼皮"是不可行的，需要进行上睑下垂矫正联合双重睑术。

综上所述，不是所有的"小眼睛"都可以"割双眼皮"，需要综合评估判断是否是上睑下垂，进而选择合适的手术方式。

42 青光眼定期监测终身随诊很重要

郭文毅　眼科

36岁的蒋先生因近来发现右眼视野明显变小前来医院就诊。主诉8年多前，确诊患有原发性开角型青光眼，经药物及激光治疗后，2年多期间病情都非常稳定。此后，蒋先生因工作忙碌，未再做过任何青光眼相关检查，只是定期配药使用。

在给蒋先生做了一些青光眼相关检查后发现，眼压升高、视功能明显恶化、右眼视野已<10°。

根据世界卫生组织（WHO）制定的标准，视力<0.02或视野<10°即可定义为盲。目前，全世界约760万人被确定为双眼盲。根据世界范围内的调查，青光眼为排名世界首位的不可逆致盲性眼病。

青光眼发病率高、危害大，并可发生于任何年龄。一旦罹患青光眼，如果不及时进行医学干预，其造成的视神经损伤会持续进展，导致患者视野的持续缩小，最终致盲。

遗憾的是，目前的医疗手段无法恢复青光眼所造成的视神经损伤，这也就是它被称为不可逆致盲性眼病的原因。

值得庆幸的是，通过早期、积极而科学的医学干预，青光眼的病情进展可得到有效延缓，维持患者在有生之年有用的视力和视野。

青光眼的早期诊断非常重要。青光眼发病大多比较隐匿,通常无明显症状,当患者的视神经损伤积累到很严重的程度时才会导致其主观的感受,但此时就诊往往已经为青光眼的晚期,残存的视野已经不多了。

对于已经确诊为青光眼的患者,遵医嘱进行定期的随访及监测(行相关检查)以及及时的干预更为重要。

青光眼一旦确诊,就意味着需要终身随诊以监测病情进展并接受必要的治疗。

目前,针对青光眼的治疗手段主要为降低眼压。降低眼压也是当今唯一获得证实的可以减缓青光眼疾病进展和保留视功能的治疗方法。

但对于不同的青光眼患者,由于存在个体差异,医生往往会为其治疗过程中制订不同的"目标眼压",目的是尽可能地使患者在有生之年存留有足以生活的视力与视野。

2016年,WHO提出了青光眼治疗及监测"关键2年"的概念。该理念认为,在确诊青光眼的最初2年内,应视病情发展情况行4~6次(平均每4~6个月一次)青光眼相关检查。例如,眼压测量、眼底照相、视野、青光眼视神经检测(OCT)等,并采取有效的干预措施。并且在确诊超过2年的情况下,也应视病情发展情况半年到1年行一次青光眼相关检查,以便及时发现病情进展,及时进行干预。

青光眼的治疗是一个漫长而艰辛的旅程,这个过程需要患者的耐心与医生的实时监控,只有医患通力合作,才能尽可能地使青光眼造成的伤害降到最低,使患者在有生之年能保留有用的视力和视野。

43 谈谈急性视网膜坏死综合征

汪朝阳　眼耳鼻头颈外科

急性视网膜坏死综合征(acute retinal necrosis,ARN),别名桐泽型(Kirisawa)葡萄膜炎,是疱疹族病毒感染所致的急性坏死性视网膜炎,治疗困难,视力预后差。目前,尚无针对ARN的预防方法,提高机体免疫力能一定程度预防ARN的发生,但尚无大样本数据支持。

其特征是重度全葡萄膜炎伴视网膜血管炎,周边有大量渗出,视网膜坏死,玻璃体重度混浊,后期出现视网膜裂孔或者视网膜脱离。临床表现为急性视力下降伴飞蚊症,部分患者可双眼受累。治疗以抗病毒为主,辅助以抗炎、抗血栓治疗。

ARN是眼科急症之一。患者短期内会出现单眼红痛、畏光、异物感、急性视力下降和眼前黑影。在未接受治疗的情况下，病程进展迅速且近70%的患者单眼患病后会累及另一侧。大于50%的患者会出现由于视网膜坏死造成的视网膜萎缩和玻璃体增殖牵拉导致的孔源性视网膜脱离，最终视力丧失。

ARN的常见症状主要包括：急性炎症时可出现眼红、眼痛或眶周疼痛，早期出现视力模糊、眼前黑影，病变累及黄斑区时可有严重视力下降。约1个月后进入缓解期，炎症逐渐消退，眼红痛有所缓解但视力明显下降。后期因发生视网膜脱离或者视神经萎缩，致视力丧失。

ARN常见并发症主要包括以下。

（1）视网膜脱离：是ARN最常见的并发症，可表现为渗出性、孔源性或牵拉性视网膜脱离。

（2）增殖性玻璃体视网膜病变：由于大量渗出物、炎性因子及炎症趋化因子进入玻璃体所致。

（3）视网膜和（或）视盘新生血管膜形成：与视网膜毛细血管无灌注有关，当新生血管发生出血，可引起玻璃体积血。

（4）并发性白内障：以晶体后囊下混浊为最常见。其他：一些患者可发生视神经萎缩，个别患者出现眼球萎缩。

急性视网膜坏死综合征可能出现的危害和结局：因ARN预后通常较差，对患者视力危害大，尤其是双眼发病患者，短期内双眼视力明显下降，严重影响患者生活质量和心理健康。未经过抗病毒治疗，侧眼受累发生率高，一般于发病后1~6周发生，即使给予抗病毒治疗，仍会有相当的比例患者侧眼受累。

ARN病的常见原因有哪些？

ARN是疱疹族病毒感染所致的急性坏死性视网膜炎。ARN大部分由水痘-带状疱疹病毒（varicella zoster virus,VZV）感染引起。也有部分ARN由单纯疱疹病毒（herpes simplex virus, HSV-1和HSV-2）感染引起。HSV-2感染多见于儿童和青少年，HSV-1多见于青壮年，VZV感染则多见于老年人。

ARN病的临床表现有哪些？

疱疹族病毒感染视网膜后的临床表现各异，取决于病毒和宿主免疫系统间的相互作用，大部分表现为视网膜坏死。健康个体感染疱疹病毒后多表现为ARN，而重症免疫功能不全患者感染后则表现为进展性外层视网膜坏死（PORN）和巨细胞病毒（CMV）性视网膜炎。

哪些人容易患ARN病？

免疫功能正常的健康青壮年或中年人，有或无远期疱疹病毒感染史或疱疹病毒性脑炎史。

如何诊断ARN？

ARN的诊断主要根据典型的临床表现、实验室及辅助检查。对患者进行眼部检查，特别是视力、眼压、散瞳后进行全面的玻璃体视网膜检查。对于临床上可疑的患者，再进行一些必要的实验室检查。

具体相关检查：

（1）视力、眼压、裂隙灯检查眼前节，散瞳后进行玻璃体视网膜检查，眼底照相等。

（2）针对眼部标本（房水和玻璃体）可行以下检查。

无论免疫功能正常，还是免疫功能缺陷的患者，聚合酶链反应（PCR）直接检测样本中病毒DNA的阳性率高达80%～96%；

针对免疫缺陷患者，间接检测手段如病毒蛋白抗体检测阳性率为50%～70%；

对于可疑脑膜炎患者，应立即做头颅MRI检查和腰椎穿刺，以排除并发疱疹病毒性脑膜炎或脑炎可能。

（3）视网膜和脉络膜血管造影（FFA+ICGA）检查：可发现视网膜血管的无灌注区以及脉络膜血管异常，如脉络膜血管扩张、脉络膜血管通透性增强等。

（4）眼部B超检查：当玻璃体炎症明显影响眼底可见度时，超声波检查对确定有无视网膜脱离，以及视神经炎所致的视神经鞘扩大都是非常有必要的。

（5）活动炎症期患者：活动炎症期患者的视网膜电流图（ERG）的a、b波降低甚至熄灭。

由于ARN的自然转归通常具有毁灭性，因此利用辅助手段确诊病因和排除非病毒感染因素十分必要，但辅助手段不应耽误经验性治疗。

ARN的临床表现有哪些？

眼前节出现不同程度结膜充血和睫状充血。角膜后可出现肉芽肿性前葡萄膜炎表征，主要为羊脂状沉着物（keratic precipitate, KP），房水闪光可呈阳性。

眼前段也可表现为非肉芽肿性轻至中度的炎症反应，部分发生眼压升高，极少数可出现前房积脓。

眼底表现典型的三联征：玻璃体炎、多灶性周边部视网膜炎、闭塞性视网膜小动脉炎。

早期可有轻度至重度玻璃体混浊，以后发展为显著混浊，并出现纤维化，中周部视网膜出现黄白色浸润水肿病灶，呈斑块状，以后融合并向后极部推进，视网膜血管炎性改变，以动脉炎为主，在动脉壁可见黄白色浸润，呈节段状。动脉血管闭塞，视网膜脉络膜萎缩。

周边部视网膜常有多发性、黄白色病灶，边界模糊，位于深层可累计360°。周边部视网膜可伴有视网膜出血。如治疗不及时，病灶可进一步扩大，累及后极部。

血管炎以视网膜小动脉炎为主，累及视网膜及脉络膜。视网膜动脉白线是血管闭塞所致。少数病例血管炎累及视神经，表现为视盘水肿。当视神经受累时，病情恶化，短期内即光感消失。

发展至晚期，主要病理改变为全层视网膜坏死，病灶部位视网膜变薄、萎缩。由于玻璃体机化膜或机化条索牵引及视网膜萎缩，可出现孔源性视网膜脱离或牵拉性视网膜脱离，发生率逾80%。视网膜呈破布样，多发性网状裂孔，大小不等，最终引起视网膜脱离，甚至眼球萎缩。

短期内出现以下情况应及时就医：有畏光、眼红、眼痛、眼胀、异物感、眼前黑影飘动、视力急剧下降（数日内即可降至0.1以下）等情况，请及时到医院眼科（眼底病专科）就医，一旦发生小动脉闭塞性视神经病变，可能导致视力完全丧失。

医生可能询问患者哪些问题？

●眼前黑影发生多长时间了？

●视力有没有短期内明显下降？

●全身有没有其他疾病史，特别是病毒性脑炎、肝肾功能不全和过敏性疾病等病史？

●有没有做过人类免疫缺陷病毒（HIV）相关检查等？

●是否吸烟？是否喜欢大量饮酒？

●平时工作压力大吗？作息是否规律？

●平时是否有规律地进行体育运动？饮食方面有什么偏好等？

患者可以咨询医生哪些问题？

●我为什么会得ARN？需要做哪些检查才能确诊我的病？

●我需如何积极配合诊疗？如何能提高视力预后？

●目前，都有哪些治疗方法？哪种方法最适合我的病情？

●对侧眼如何自我检查，发生哪些症状要及时就医？

ARN的治疗

ARN的治疗主要包括药物治疗、手术治疗和其他治疗方法。

主要抗病毒药物：阿昔洛韦，静脉注射、口服；更昔洛韦，静脉注射和（或）玻璃体腔注射。抗炎药物：甲泼尼龙，静脉注射；泼尼松，缓慢平稳减药。

主要抗血栓药物：标准肝素或阿司匹林。

手术治疗方法：

（1）玻璃体腔注药术：对于全身药物治疗后，病情不能控制，但尚未发生

PVR或视网膜脱离的ARN患眼,及早进行更昔洛韦玻璃体腔注药术,可获得满意疗效,显著改善其预后。

(2)玻璃体手术:对于已经出现孔源性视网膜脱离或者牵拉性视网膜脱离的患者应施行玻璃体切割术联合气/液交换术、眼内激光光凝术以及惰性气体或硅油填充术。玻璃体切割术时眼内灌注液中应加入更昔洛韦4μg/ml。

其他治疗方法包括激光治疗,为预防视网膜脱离,可在周边部病变边缘正常视网膜部位行视网膜激光光凝术。

日常注意事项

观察有无眼红、眼胀疼,畏光、视力急剧下降伴眼前黑影等症状。如果一只眼已经发病,应密切门诊随访,观察对侧眼有无发病。注意眼部卫生,提高免疫力。

护理原则

心理护理:由于发病急,发展快,视功能损害严重、治疗困难等,患者易出现紧张、恐惧及焦虑等负性心理,影响治疗效果。

医护应根据患者的性格、文化程度等向患者解释本病的相关知识,说明ARN具有双眼发病的趋势,但早期、足量、维持时间长的抗病毒治疗,能保持良好的视功能,减少对侧眼视功能的损害。

家庭其他成员也应关心患者,通过心理疏导,使患者降低恐惧,积极配合治疗。

用药护理

●抗病毒用药的同时,应该密切关注患者的肝肾功能。

临床用药浓度不宜高,避免静脉推注,静脉滴注时应采用缓慢输注(1~2h以上)或静脉滴注前充实血容量,避免速度过快。

特别是对高龄、肾功能不全及过敏体质的患者,更应慎重。用药期间询问患者有无肾区疼痛、血尿等症状。

●激素不良反应观察。

用药前详细询问有无消化道疾病史和精神状况,用药期间联合应用胃黏膜保护剂,密切观察有无胃痛和黑便等症状。

●玻璃体视网膜手术围手术期护理。

术后严格按照医嘱保持相应体位,如果进行硅油填充,应避免仰卧位,以防发生硅油进入前房相关的并发症。

24 发现"猫眼"宝宝，警惕眼内肿瘤

韩明磊　眼科

日常生活中，有些家长可能在阳光下或者用闪光灯给宝宝照相时不经意间发现孩子瞳孔里有白光，这种情况有可能是眼睛里的病变导致的，比较常见的如视网膜母细胞瘤（Rb）、永存原始玻璃体增生症（PHPV）、家族性渗出性视网膜病变（FEVR）、弓蛔虫病及Coats病等。

这些病变中，视网膜母细胞瘤是儿童最常见的眼内恶性肿瘤，也是婴幼儿时期眼内恶性程度最高的肿瘤，俗称"眼癌"。

视网膜母细胞瘤的发病率及发病人群

在视网膜母细胞瘤早期，肿瘤局限于眼球内，大部分会造成视力损害，发病率为1/15 000~1/20 000，近年来还有增加的趋势。我国视网膜母细胞瘤发病率和新发病例数均居世界首位，发病年龄多在3岁以下，当然也有较大年龄甚至成人发病的病例。在我国范围内，每年新增患儿1 000余例，大约占全球新发患儿的20%。

我国Rb患儿病死率为15%~20%，眼球摘除率高达50%以上，致盲率则更高。如果能早期发现和治疗，不但能挽救患儿生命，也有可能保住眼球，甚至保住视力。

视网膜母细胞瘤肉眼可见的症状

瞳孔出现白光，就像"猫眼"一样，是视网膜母细胞瘤的典型症状，家长们一旦发现，应该立即带孩子就医。

当然，能够肉眼识别的视网膜母细胞瘤的其他表现还有：斜视、眼红、眼疼、眼眶皮肤红肿、视力下降等。由于3岁以下的患儿很难表达清楚症状，因此需要家长的细心观察，并及时找到专科医生就诊。

还有些不典型的病例，比如有些孩子因"揉眼"来就诊，最终确诊是视网膜母细胞瘤。

视网膜母细胞瘤是怎么发生的？

视网膜母细胞瘤是一种因抑癌基因功能丧失而发生的儿童期视网膜恶性肿瘤。既往的研究表明，视网膜母细胞瘤抑癌基因*Rb1*的两个等位基因变异引发病变。近年来发现有些非家族性视网膜母细胞瘤Rb患儿不伴有*Rb1*基因变异。

视网膜母细胞瘤是可以遗传的，有此病的患者怀孕前最好做基因检测，而且

建议所有的患儿及父母都做基因检测。

另外，建议出生后1个月内的婴儿检查眼底，如果发现早期的小肿瘤可以行激光或冷冻治疗，不仅能保住眼球，还能最大限度保存有用视力。

视网膜母细胞瘤怎么治疗？

虽然此病属于恶性肿瘤，但如果能早期发现，病死率很低，有些甚至能保住眼球和视力。

视网膜母细胞瘤眼内期的治疗方法主要有全身化疗、眼球摘除、激光、冷冻、眼动脉局部介入化疗及眼球内注药等，有些病例还可以做局部肿瘤切除。眼外期的治疗主要是全身化疗和放疗。目前，国际上视网膜母细胞瘤治疗主流已逐渐从单纯"保生命"发展到"保生命、保眼球、保视力"水平。

视网膜母细胞瘤的预后

在上海交通大学医学院附属第九人民医院进行规范治疗的视网膜母细胞瘤患儿，5年生存率已经达到欧美国家标准，肿瘤早期保眼率在90%以上，总体保眼率在70%~80%，有些患儿甚至保留了视力。

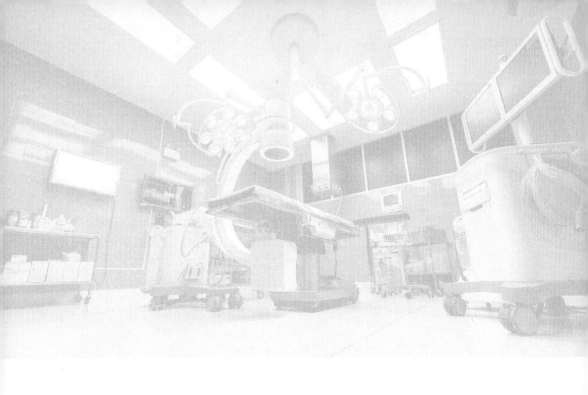

三、口腔科

㊺ 预防龋齿，从出牙前开始

汪 俊 儿童口腔科

近几年，我国开展多次全国口腔健康流行病学调查，调查结果显示，儿童龋齿患病率呈上升态势，龋病预防工作任重道远。

预防儿童龋齿，家庭预防尤为重要。家长应成为孩子口腔健康的维护者，帮助和监督孩子完成日常口腔清洁工作，培养孩子逐步养成良好的口腔卫生习惯。

那么，如何预防龋齿呢？应该注意些什么？孩子多大时开始刷牙……

让我们一起来学习下吧。

乳牙、恒牙三大区别

每个人一般都有两副牙列，乳牙是6个月至2岁半左右萌出的，恒牙是6岁至12岁左右萌出的。年轻恒牙是指萌出后未完成牙根发育的恒牙。

儿童至青少年期是乳牙、恒牙的替换时期，家长可以通过以下几种方法区分孩子的牙齿是否已替换。

（1）乳牙因为磨耗很难看到明显的牙尖，而年轻恒牙往往呈锯齿状。

（2）乳牙颜色偏白；而恒牙微黄，更有光泽。

（3）与恒牙相比，乳牙偏短小，靠近牙龈的部分突出更明显。

龋齿发展分三个阶段

乳牙和恒牙都会发生龋病，病程一般会经历三个阶段。

早期：牙齿的光滑表面出现白垩色点或斑块；之后，可变为黄褐色或褐色斑点；再后，窝沟变黑，周围有白垩色斑块。这时孩子不会有任何不适感。

中期：褐色斑块的颜色加深，牙体组织脱落，形成蛀洞。孩子吃冰或热的食物时会有不适，有的孩子可能没有不适症状。

后期：这些蛀洞会影响牙神经。孩子吃饭、刷牙时会出现牙痛，有的睡觉时会突发牙痛，甚至出现牙龈肿胀、脓疱，严重者还会导致面部肿胀、体温升高。

乳牙和年轻恒牙的龋病有很多相似之处，包括：乳牙和"六龄齿"（第1恒磨牙，6岁左右萌出），萌出不久就可能发病，发病时间早；乳牙和年轻恒牙矿化较差，耐酸性差，容易患龋；龋蚀进展快，很快发展为牙髓病、根尖周病，甚至形成残冠和残根。

乳牙和年轻恒牙的龋病各有特点。乳牙龋病可同时累及多颗牙或一颗牙的多个牙面，龋蚀范围广；自觉症状不明显，家长易忽视；乳牙龋病常常引起修复性牙本质形成活跃,这种防御机制有利于龋病防治。年轻恒牙龋病受乳牙患龋状态的影响;"六龄齿"龋病可表现为表面完整,内部有蛀洞;牙齿表面的窝沟易患龋。

龋齿发生与"四因素"有关

临床上,医生经常听到家长抱怨"很难控制孩子蛀牙"。其实,儿童容易患龋与以下几个因素有关。

（1）乳牙特殊的解剖学特点容易导致食物残渣滞留,无法有效清洁。

（2）乳牙和刚萌出的年轻恒牙矿化程度偏低,抗酸力弱。

（3）年纪比较小的孩子咀嚼能力差,以流质或半流质食物为主,且甜食多,黏着性强,易发酵产酸。

（4）儿童较难自觉维护口腔卫生,家长往往又不够重视,加上儿童睡眠时间长,唾液分泌少,菌斑、食物碎屑、软垢易滞留在牙面上,有利于细菌繁殖,导致龋病。

孩子蛀牙怎么治?

家长发现孩子蛀牙了,是否需要治疗呢? 答案当然是肯定的,因为龋病会带来严重后果。

从局部来看,龋洞会增加口腔内食物残渣滞留的机会,影响整个口腔环境,易使龋病波及周围牙齿;破损的牙冠、暴露的牙根会损伤口腔黏膜;若龋病进展到根尖周炎,会影响继承恒牙的发育和萌出,最终导致牙列发育异常。

从全身来看,龋病带来的咀嚼功能下降会影响儿童营养摄入,进而影响颌面部和全身的发育;前牙的缺损会影响正确发音和美观,对心理发育也会造成一定影响;龋病引起的根尖周炎可作为病灶使其他系统发生感染。

因此,家长不能误以为乳牙会被替换而不用治疗,要避免贻误龋病治疗的时机。

乳牙龋病的治疗方法包括直接充填术、预成冠修复术、活髓切断术、根管治疗术及拔除后间隙维持术。医生会根据患牙的病损深度、在牙弓中的位置、继承恒牙的发育情况、儿童年龄等评估后制订治疗方案。家长和孩子如果可以有效配合,并注意日常口腔健康维护,治疗效果一般都是不错的。

预防龋齿,年龄不同,重点不同

龋齿是可以预防的,在孩子生长发育的各个时期都应采用相应的预防措施,主要包括维护日常口腔清洁、养成良好的进食习惯和定期就医三方面。

●婴儿期(0~1岁)

宝宝长牙前,家长可半抱孩子于胸前,一只手固定孩子,另一只手缠绕湿润的纱布或佩戴专用指套,轻轻为孩子按摩牙龈。当第1颗乳牙萌出后,可用同样的方法轻轻清洁牙齿和牙龈。

在此阶段，宝宝饮食应该以母乳为主。家长应避免用自己的筷子夹食物、把食物嚼碎或将食物放在自己口内试温度后喂给孩子等行为，以防将自己口内的细菌转移至孩子口腔内。

宝宝的第一次口腔检查时间宜在第1颗牙齿萌出后，最迟为1岁前。

● 幼儿期（1~3岁）

家长应每天早晚在固定的时间帮助孩子刷牙，使用画圈法，即在每个牙面上打圈5~10次后更换位置。随着孩子牙齿数目的增多，刷牙时间应延长。

这个年龄段的孩子应少使用或不使用奶瓶，避免睡前进食。家长要注意控制孩子的零食摄入次数，引导孩子在正餐时吃饱、吃好；培养孩子良好的咀嚼习惯，适当给孩子多吃一些粗粮及富含膳食纤维的食物；将孩子每餐的进食时间控制在30分钟内，不要让孩子养成"含饭"的不良习惯。

在此阶段，家长应每半年带孩子去医院进行一次常规口腔检查，以早期发现口腔疾病，使孩子逐渐熟悉和适应口腔科环境。

● 学龄前期（3~6岁）

家长应该坚持每天定时帮助孩子刷牙，并使用牙线，每日至少1次，以辅助进行牙齿邻面接触区的清洁。牙线的使用方法为：取一段长20~25厘米的牙线，将线的两端合拢、打结，形成一个线圈；两手间隔10~15厘米，将牙线绕在中指上撑直，水平通过两颗牙的接触区，将牙线紧贴牙面上下牵动；每个牙面上下剔刮4~5次后取出牙线。完成全口清洁后，让孩子用清水漱口。

家长要引导孩子逐渐减少高糖零食的摄入，多吃淀粉类食物、新鲜水果和蔬菜，建立健康的饮食结构。

这个年龄段的孩子宜每3个月进行一次口腔检查。对患龋风险高的孩子，应考虑局部涂氟治疗。氟化物在预防龋病方面有重要作用，可以加强牙齿抗酸能力，促进脱矿部分的再矿化。局部涂氟的步骤很简单，只需要医生在孩子牙齿上涂上氟涂料，其不受口水、涂布时间影响，口味也能为孩子所接受。

● 学龄期（6~12岁）和青少年期（12~18岁）

在这个阶段，口腔清洁的"主力军"应该是孩子自己，家长只要监督他们每天早晚刷牙和使用牙线即可。刷牙方法可逐步过渡为改良巴氏刷牙法（水平颤动法），刷牙时间应进一步延长，11岁以前应在3~5分钟，11岁后延长至5~8分钟。

这个年龄段的孩子饮用碳酸饮料的问题比较严重，孩子还会出现偏食问题。家长应采用合适方式引导孩子平衡膳食，控制碳酸饮料的摄入。

在此阶段，口腔定期检查的频率至少为半年一次。随着恒牙的萌出，特别是后牙的萌出,家长需要及时带孩子到医院做窝沟封闭。牙尖之间的凹陷部位叫作窝沟,深而窄的窝沟在食物嵌入后难以清洁,磨牙的龋坏多始发于窝沟处。窝沟封闭是将封闭材料涂布于牙冠咬合面、颊舌面的窝沟点隙,使之流入并覆盖窝沟后固化变硬,形成一层保护性的屏障,阻止致龋菌及酸性代谢产物对牙体的侵蚀,以达到预防窝沟龋的目的。并非所有牙齿都需要这一治疗,前牙没有窝沟形态,不需要做窝沟封闭。对乳磨牙、恒前磨牙、恒磨牙,可以按需进行窝沟封闭。医生会根据遗传因素、乳牙患龋情况、口腔卫生维护情况及窝沟形态等综合考量患龋风险。若患龋风险较低,可以不做窝沟封闭;反之,则应及时进行窝沟封闭。

由于窝沟封闭治疗需要隔绝唾液,因此一般应等待牙齿咬合面完全露出牙龈后进行:乳磨牙在3~4岁,第1恒磨牙在7岁左右,第2恒磨牙在12岁左右。但是,患龋风险极高的患儿,即使牙齿未完全萌出,也可以考虑使用亲水性材料早期进行窝沟封闭。不过,这种治疗不是永久性的,有材料脱落和部分脱落的可能,因此需要定期检查(每3~6个月一次),如有必要,需要再次进行窝沟封闭治疗。

牙刷、牙膏的选择

如何为不同年龄段的孩子选择合适的牙刷和牙膏呢?

牙刷要选小头的。小头牙刷能在口腔里来去自如,刷到每一个牙齿、每一个部位。对刚开始使用牙刷的孩子来说,刷毛要软一些;等孩子适应后,刷毛可逐渐过渡至中等硬度;要选择刷毛末端经过磨圆处理的,以免刺伤牙龈。牙刷最好带有防滑柄,以免刷牙时牙刷从手中滑落。目前,市面上很多品牌的牙刷都设有推荐年龄,家长可以按需选择。

牙膏宜使用含氟牙膏,但是,不论哪个年龄段的儿童,都要尽量避免吞入过多的含氟牙膏,以防不良反应的发生。3岁以下的儿童每次可使用米粒大小的低氟牙膏,3~6岁的儿童每次可使用豌豆大小的低氟牙膏,6~11岁儿童每次可使用豌豆至黄豆大小的含氟牙膏,11岁以上的青少年与成年人的用量相当。目前,市面上存在各种价格差异很大的儿童牙膏,其功效差异并非如广告宣传的那样。所有牙膏都有增加摩擦力、起泡的基本作用,家长无须刻意追求所谓的功效牙膏。

培养口腔卫生习惯是一个漫长的过程

很多家长都会有这样的困惑:孩子,特别是年龄比较小的孩子,很难配合日常口腔清洁。如何从小培养他们的口腔卫生习惯呢?

其实,每种习惯的建立都需要一个过程。在孩子出牙之前,使用湿润的纱布按摩牙龈,可以让孩子提前习惯口腔清洁。

当孩子1岁以后,可采用"膝对膝"的姿势(即家长与孩子相对而坐)给孩子刷牙,在刷牙过程中应尽量夸奖孩子的表现,让孩子逐渐喜欢上刷牙。

对配合度低的孩子, 家长可站在孩子身后, 将孩子的头靠在自己的胳膊上, 用另一只手给孩子刷牙。

1~3岁是孩子建立每天刷牙习惯的关键期, 家长应该引导孩子模仿刷牙动作, 慢慢学会自己刷牙。3~6岁时, 孩子的刷牙水平显著提高。进入学龄期后, 孩子的责任心会增强, 逐渐可以自己完成所有的口腔清洁。11~14岁时, 孩子的口腔卫生管理水平会变差。这时, 家长不应该直接批评、指责, 而应充分考虑此阶段孩子出现逆反心理的合理性, 耐心引导他们养成良好的口腔卫生习惯。

误区解析

误区1: 孩子还小, 将来要换牙, 不用做窝沟封闭, 等换牙了再做。

分析: 乳磨牙也存在窝沟, 这些深而窄的窝沟在食物嵌入后, 通过刷牙无法清洁。乳磨牙的龋坏容易始发于窝沟处, 特别是刚萌出不久时, 即2~3岁阶段。而这些牙是最后替换的乳牙, 需要保留到10岁之后; 它们位于牙弓末端, 承担主要的咀嚼功能, 如果出现龋坏, 会带来牙弓间隙丧失、咀嚼功能下降等不良后果。通过窝沟封闭, 可在窝沟上形成一层保护性的屏障, 阻止致龋菌及酸性代谢产物对牙体的侵蚀。

误区2: 乳牙反正是要替换的, 即使没到换牙时间就脱落了, 也不需要看医生。

分析: 牙齿是一颗挨着一颗排在口腔中的。如果有个牙齿脱落了, 那么与其相邻的牙齿就失去了支撑。就像书架上紧密排列的书, 如果从中抽走一本, 旁边的书就会往空隙处倾倒。类似地, 如果某颗牙齿过早脱落, 而后继恒牙又没有很快萌出, 随着时间推移, 周围的牙齿就会慢慢地向缺牙处移动。当这个缺牙间隙变小时, 恒牙就没有足够的萌出间隙, 只能从错误的位置强行长出, 甚至无法自行萌出。所以, 一旦乳牙过早脱落, 要尽可能进行间隙的保持。

误区3: 孩子不愿意刷牙, 可以用漱口代替刷牙。

分析: 漱口不能代替刷牙。随着孩子的膳食结构复杂化, 大多数食物残渣不能单纯依靠水的冲刷离开牙齿表面, 需要通过牙刷和牙膏的摩擦作用才能被彻底清除。

误区4: 蛀牙补好后就无须担心了, 不必定期复查。

分析: 补过的牙齿就像打过补丁的衣服, 会因为后续口腔清洁不够到位, 在充填体和牙齿之间的缝隙再次出现龋洞。特别是乳牙, 很多因素会限制充填治疗的效果, 如口水较多、配合度较差等, 进一步增加了充填体脱落的可能性。所以, 孩子补牙后, 家长还是要定期带其去医院检查, 及时发现充填体松动、脱落情况, 避免龋病进一步恶化。

一起努力, 培养孩子良好口腔卫生习惯, 维护口腔健康。

46 不同时期，矫治和预防重点不同

汪 隼 儿童口腔科

错𬌗畸形是指在儿童生长发育过程中因遗传疾病、替牙障碍、口腔不良习惯等造成的牙齿排列异常，牙弓间、颌骨间的关系不调，以及牙颌、颅颌面的关系不调。错𬌗畸形是儿童的常见病，有研究表明，我国儿童和青少年错𬌗畸形的患病率高达67.82%。

从胚胎孕育到恒牙列建𬌗完成（15岁左右），是人一生中生长发育最活跃、最关键的阶段，是口颌及颅面形态形成期和功能完善期，同时也是儿童性格形成的主要时期。在这个阶段，任何不利于全身及口腔局部正常生长发育的因素，均可导致牙的发育、排列及咬合异常，造成颌骨及颜面的发育异常，不仅会影响颜面美观，还会影响儿童性格及心理健康。因此，在儿童生长发育期间，家长应对可导致错𬌗畸形的病因进行预防，对畸形趋势进行阻断，对已发生的错𬌗畸形进行及时治疗。早期预防可保障儿童口颌、颅面及身心的健康发育和成长；早期矫治可在较短时间内用较简单的方法矫正异常，达到事半功倍的效果。

不同时期，矫治侧重点不同

● 乳牙期：矫治年龄为3～6岁。主要针对口腔不良习惯进行纠正，如由口腔不良习惯造成的开𬌗、下颌前突等；对明显影响上颌骨发育的前牙反𬌗，造成颜面偏斜的后牙反𬌗或锁𬌗、严重深覆𬌗，应积极治疗。在此阶段一般不宜使用固定矫治器。

● 替牙期：矫治年龄为7～12岁。这一时期是乳、恒牙替换期，牙列咬合不稳定，变化较快，应鉴别暂时性错𬌗，不能盲目进行矫治。轻度错𬌗、对功能发育影响不大者，可暂时不治疗，持续观察；对影响牙齿正常建𬌗的错，应积极治疗。需要矫治的情况有：前牙反𬌗，后牙锁𬌗、反𬌗，第1恒磨牙严重错位；个别牙严重错位；上下牙弓间关系错乱；口腔不良习惯造成的各类错𬌗；上中切牙间隙在单尖牙已萌出而不能关闭者。替牙期因正值颌骨、牙弓快速发育阶段，矫治器设计应以不妨碍牙颌生长发育为原则，戴矫治器时间不应过长，矫治力应较轻微。

● 恒牙期 矫治年龄在12～18岁。这一时期的错𬌗畸形通常须进行正畸治疗。

总之，对因口腔不良习惯所引发的错𬌗畸形，以及将会影响乳恒牙替换、恒牙建𬌗的牙性错𬌗畸形，应尽早积极治疗；轻中度骨性错𬌗畸形，可在替牙期利用患儿的生长潜力进行矫治；对严重骨性畸形，则不要盲目进行正畸治疗，应观察患儿的生长发育情况，待其成年后再进行正颌手术或正畸联合治疗。

小贴士

有些错殆畸形与口腔不良习惯有关。口腔不良习惯有很多种，长时间作用往往会造成咬合紊乱、颌面部畸形。比如，吮指的习惯会引起上前牙前突（俗称"暴牙"），形成深覆盖、开唇露齿或局部开殆；吐舌习惯多发生在替牙期，当口腔中有松动的乳牙或刚萌出的恒牙时，有些孩子常用舌尖去舔，日久就可能形成吐舌习惯，使前牙区出现梭形间隙；咬上唇习惯会造成前牙反殆（俗称"地包天"）；咬下唇习惯会引起上颌前突、开唇露齿；过敏性鼻炎、鼻咽结构异常、腺样体肥大或上呼吸道感染等原因常常会引起口呼吸习惯，造成腭盖高拱、上颌前突、开唇露齿，还可引起牙龈疾患；咬手帕、笔、指甲等咬异物习惯，会造成局部小开殆；偏侧咀嚼会造成面部发育不对称；夜磨牙是一种非功能性的咬牙或磨牙，可导致乳恒牙磨耗，形成深覆殆等。

不同时期，预防侧重点不同

● 胎儿期：孕妇的健康、营养、心理及内外环境对胎儿发育十分重要。孕妇应注意以下问题：保持良好的心理状态；重视孕期营养，饮食平衡；避免感染，如流感、疱疹等；避免放射线照射，避免接触有害、有毒物质及环境污染物；避免摄入过量酒、咖啡，不吸烟；加强围产期保健，避免分娩时伤及宝宝颅面部。

● 婴儿期：首先，要注意喂养方式，提倡母乳喂养。宝宝的吃奶姿势为约45°的斜卧位或半卧位，不能平躺着吸奶，否则会使下颌过度前伸，造成反殆。正确的喂养姿势和足够的喂养时间（每次约半小时）是婴儿正常吮吸活动的保障，可保证肌肉正常运动，刺激颅面部正常生长发育。如果采用人工喂养，应使用与口唇外形吻合的扁形奶嘴，孔不宜过大，以使宝宝有足够的吸吮活动。其次，要经常更换宝宝睡眠时的体位与头位，避免其因头部受压变形而影响颅面部正常生长。第三，要采取合适的护理和心理疏导措施，帮助宝宝改掉口腔不良习惯。

● 幼儿期：首先，家长要引导孩子养成良好的饮食习惯，让其吃富含营养和有一定硬度的食物，以促进和刺激牙颌正常发育。其次，如果孩子患有腺样体肥大、鼻炎、鼻窦炎等呼吸道疾病，应尽早治疗，以维持呼吸道通畅，避免形成口呼吸的不良习惯。第三，防龋治龋，保持牙弓长度及正常咀嚼，保障乳、恒牙正常替换。第四，家长应多与孩子进行情感交流，使孩子产生愉悦感和安全感，得到生理、心理上的满足，进而远离口腔不良习惯。

此外，如果孩子出现乳牙或恒牙早失、乳牙滞留、恒牙萌出异常、舌系带异常等，应及早治疗，避免错殆畸形的发生。

误区解析

误区1：乳牙前牙反𬌗治疗后，恒牙有可能还会反𬌗。如此看来，乳牙反𬌗没必要治疗。

分析：乳牙前牙反𬌗治疗的意义在于改善颌关系及前牙的覆盖关系，促进上颌骨的正常发育，保障混合牙列或恒牙列期不发生反𬌗。经治疗后，即使混合牙列或恒牙列期又出现反𬌗，严重程度也会降低，再次治疗相对比较容易。

误区2：为了让孩子尽快入睡，睡前喂奶最管用，孩子吃完奶"秒睡"。

分析：防龋是儿童口腔预防保健的首要任务。宝宝进食后，家长需要用纱布、指套刷或牙刷帮助宝宝清洁牙齿，清除菌斑，否则乳牙容易龋坏。而乳牙龋坏可能会影响继承恒牙的发育和萌出，导致牙列发育异常。因此，不能用喂奶的方式"哄睡"孩子，更不能让孩子含着乳头或奶嘴入睡。

误区3：七八岁的孩子两个中切牙（门牙）刚长出来时，中间有缝，很难看，可以自行用橡皮圈套在两颗门牙上进行治疗。

分析：此举万万不可。这是替牙期的暂时性错𬌗，为暂时性间隙，即正中间隙。此隙会随着侧切牙和尖牙的萌出而逐渐关闭，不必矫正。如果家长擅自用橡皮圈直接套在孩的两个中切牙（门牙）上，橡皮圈会逐步滑向颈部，导致牙周炎，严重者会损伤中切牙。

47 为什么要进行口腔病理学检查

李 蕾 田 臻 口腔病理科

同学小张的一位亲戚近几周发现口腔黏膜上出现一个溃疡，去医院经医生检查后，医嘱CT检查及局部做病理学活检，待两者报告出来后才能确定他的亲戚究竟得了什么病。小张不明白，CT检查已经可以对疾病做出诊断，为什么还要进行病理学检查呢？是否属于重复检查？

其实，病理学检查和CT等影像学检查存在着很多不同之处。所谓病理学检查，是检查机体器官、组织或细胞病理学改变的形态学诊断方法，即从患者病变部位取出小块组织（根据不同情况可采用钳取、切除或穿刺吸取等方法）或手术切除病变组织，取下的组织标本经过一系列处理后制成病理切片，然后在显微镜下观察细胞和组织的形态结构变化，以此来确定病变的性质是炎症性病变，还是肿瘤性病变，是良性肿瘤，还是恶性肿瘤等，最终做出明确诊断，此过程又被称为活体组织检查（biopsy），简称活检。

目前，在所有检查、诊断手段中，包括检验学、影像学检查（如CT）、物理检查、病史分析等方法，最可靠的诊断方法首推病理学诊断，它可探讨器官、组织或细胞发生的疾病，阐述病变产生的原因、发病机制和发展过程。因此，病理学诊断有诊断"金标准"的称谓。随着科学的发展和新仪器、新技术的运用，病理学与其他学科相互渗透形成了许多新的病理学分支学科，如免疫病理、分子病理学等，使病理诊断结果更精准。一份精准无误的病理学诊断报告不仅可以明确患者病变的性质，而且可以为疾病的治疗提供必要的诊断依据。临床医生可根据病理学诊断的结果给患者制订合理的治疗方案。

因此，小张的这位亲戚通过先行的CT检查可了解病变的形态、范围及与周围组织的关系，而通过病理检查可以了解病变的性质，获得最终的诊断结果，当然，CT等影像学检查也可为最终的病理学诊断结果提供良好的佐证和参考依据。

48 抽牙神经会很痛吗

洪 瑾 口腔第一门诊部

在临床治疗中，经常会遇到这样一种情况——当患者被告知患牙需要抽牙神经治疗时，通常他们第一个反应就是："抽牙神经会很痛吗？"确实，说到抽牙神经，很多人会感到紧张甚至恐惧，尤其是曾经有过急性牙髓炎经历的患者，因牙髓炎引起剧烈的放射性疼痛会令患者担心抽牙神经也可能是一个很痛苦的过程。其实，这是对抽牙神经治疗认识上的误解。

所谓抽牙神经，医学上称为根管治疗。根管治疗是目前国际上公认的治疗牙髓病和根尖周病最有效的方法。通过对牙齿根管系统彻底的清理、成形、消毒和严密的封闭，达到尽可能去除根管内残余组织、细菌和毒素，控制炎症，修复根尖周组织病变的目的，从而使患牙得以保存。

根管治疗是一个比复杂的过程，一般至少需要2~3次治疗才能完成。治疗时，医生都会考虑施行无痛操作，在患者可能会感到疼痛时给予局部麻醉以减轻痛感。因此，在诊室治疗整个过程中一般不会感觉疼痛。但是在二次诊疗期间甚至治疗完成后，有少数患者可能出现不同程度的患牙疼痛或黏膜肿痛。这是由于根尖部有渗出、出血肿胀，局部压力增大所致。出现这种并发症的原因很复杂，主要与患者的年龄、身体的抵抗力、局部细菌毒力、患牙的解剖学特征以及患者对治疗的耐受能力等因素有关。当然，医生的经验、操作方法、适应证的掌握等也与治疗后的疼痛有一定关系。一旦出现疼痛与肿胀，应及时和医生联系，经采用抗炎、减压等一系列措施后，疼痛可以很快得以缓解。

近年来，随着根管治疗器械的改进，新型材料的研发，以及新技术的推广和应用，根管治疗的成功率得到很大提高，根管治疗的并发症也得到了进一步降低。

㊼ 为一口"烂牙"做好顶层设计

魏　斌　口腔第一门诊部

牙齿蛀了可以补，牙齿掉了可以装，牙齿长歪了可以矫正，这些似乎都已经不是什么难事了。但是，刚刚装好的假牙不到一年就坏了，刚做的烤瓷牙桥墩就开始松了，假牙也摇摇欲坠；装的假牙看上去好好的，可咬起来就是不舒服……

牙齿问题不仅仅是牙齿缺损、缺失，还有蛀牙、牙周炎、咬合干扰、颞颌关节紊乱等。如果在补牙、装牙时忽视了对这些情况的综合考虑和评估，没有做好"顶层设计"，修复治疗的效果维持时间就不会长，也就会出现上述问题。尤其是口腔疾病严重、一口"烂牙"者，做好"顶层设计"非常重要，直接决定着治疗的效果。

拖出来的"一口烂牙"

我们常用"一口烂牙"来形容糟糕而严重的蛀牙、缺牙问题，刚开始蛀牙的时候不治疗，掉一两颗牙齿也不当回事，最终就会导致"一口烂牙"。

目前，很多患者对口腔健康问题还不够重视，牙齿坏了往往会忍着、拖着，错过早期治疗，病情越来越严重，等到口腔科就诊的时候，往往已经有好几颗蛀牙、缺牙、松动牙，或者疼痛难忍，或者明显影响吃饭了。

"一口烂牙"的情况，就是这样"拖"出来的。

哪怕是蛀牙，也是从小面积逐渐扩展到大面积的，一般情况下，蛀牙的发展是非常缓慢的，只要坚持每半年做一次口腔检查、正常"保养"，在刚开始出现小面积蛀牙的时候就能及时发现，也就不会发展到严重蛀牙需要拔除牙齿的地步。咬合创伤的情况也与蛀牙相似，需要积累较长的时间才会产生不可逆转的伤害，定期的检查完全可以解决这些问题。

别忽视缺牙背后的问题

牙齿修复的方法有很多，比如补牙、嵌体、贴面、烤瓷全瓷冠桥、装假牙及种植牙等。这些技术现在都已经很成熟。对于简单的牙齿缺损、缺失问题，只要设备齐全、技术过关，常规修复方式就能解决，治疗难度不高，效果也都比较理想。

但是，有些疑难伤患并不是这样简单地修复就能解决的。所谓的疑难，就是在一位患者的口腔内除了缺牙之外，还有很多其他互相关联的问题存在。比如，蛀牙、牙周病、咬合创伤、咬合关系紊乱及牙列不齐等。疑难装牙包括两种：一种是患者口腔条件较差，常规的方法很难取得满意的效果；另一种就是口腔内还存在较复杂的相关联的其他问题需要同时考虑，同时解决。

对于常规的牙病，按照诊疗规范标准进行治疗就可以了。但是，疑难装牙就不一样了。比如常见的"拔一颗种一颗"现象，患者有一颗牙齿缺失了，想要种植一颗牙齿，但其实缺牙两侧的牙齿也有松动。如果没有发现或者没有设计好的修复方法，按照常规予以种植后，过几个月可能旁边的牙齿又掉了，又需要种牙了。很多人可能也就认为这是正常现象，但事实上从设计层面来看是不合理的。设计时应考虑到该区域的"长治久安"，考虑缺牙修复同时更应该考虑该区域的天然牙（邻牙、对合牙和牙龈）的健康。

我们不能忽视缺牙背后的问题。在检查口腔的时候，如果发现缺牙周围的牙齿也有松动，就应该先治疗口腔基础疾病，及时挽救松动的牙齿，然后再种牙；如果预计到周围的几颗牙齿都有可能在较短的时期内掉落，在设计治疗方案的时候，就应该考虑到这些问题，保证设计的治疗方案可以维持10年、20年甚至更长时间的高效使用，而不需要反复种牙。要先将牙周病治疗好，咬合关系调整好，合理分配咬合力量，最后一步才是修复、种牙，而不是被动地"缺一颗种一颗"。

就像盖一幢大楼，地基夯实了，盖出来的楼才不会倒。如果不管不顾地盲目盖楼，就有可能成为"豆腐渣"工程。

顶层设计要考虑远期效果

疑难装牙的顶层设计非常重要。同样的患者，不同的医生可能会给出不同的治疗方案。"保牙"和"拔牙"都只能解决当下的问题，但远期的效果和结局会不一样。治疗成功与否，时间也是一个评判的指标，如果能够维持8年、10年而不需要再进行大的改动，就是成功的治疗。如果装了一副假牙，结果两三年就坏了、断了，可能是咬合、受力方向没有设计好等问题导致，那就是当初的治疗方案设计得不够合理。比如，有的患者没有选择种植，而是选择了固定桥修复，假牙就需要被固定在旁边两颗牙齿上，如果旁边的两颗牙齿本来就有牙周炎，本身就不够牢固，再负担一颗假牙的承重，就可能超出其所能承受的范围，那么所装假牙的寿命就不会长，甚至两边的牙齿也会松动掉落。如果装假牙前先治疗两边牙齿的牙周病，牙齿足够稳固，能承受得起3颗牙齿了，那么所装假牙的寿命就长，这样的固定桥设计方案也就是成功的。

有些人装好假牙之后怎么都觉得不舒服，也可能是咬合关系没有调整好，或者是某个牙齿受到了不正确的力。如果很多细节没有处理好，就会带来各种各样的问题。

所以，在设计方案前，要对口腔做全面的检查，包括拍牙片等辅助检查，充分了解牙周炎、龋齿以及咬合关系等各个方面的问题，综合各方面的数据和信息进行全面分析，与患者进行充分沟通交流之后，再做出科学的设计。

除了考虑设计方案本身的科学性和技术性之外，还要考虑到患者一方的可行性，包括文化、职业和经济能力等，根据患者需求设计多种治疗方案与患者沟通选择，真正体现医学治疗的人文关怀。

疑难病例需要团队协作

疑难装牙需要一个团队的合作，因为会涉及各个口腔专业的知识和操作技术，团队协作显得尤为重要！根据每个疑难病例的具体情况，往往由某个专业的专家牵头制订"总设计方案"，多个专家先后或同时对不同的治疗项目进行治疗，互相配合，抓住恰当的时机达到最佳的治疗效果。

就疑难修复的病例而言，设计会依据临床检查、辅助检查、会诊得出基本的状况评估。最常见的专科治疗包括牙周病治疗，由牙周病专家进行洁治、龈下刮治和各种牙周手术；由牙体牙髓专家通过根管治疗来解决蛀牙、牙体缺损，伸长、扭转、调整冠根比以及预防性治疗等；由修复专家采用烤瓷牙、烤瓷桥、贴面、嵌体、种植牙、活动假牙等方法进行重建，其中为了考虑到美观和吃东西的需要，可能还要装一到几副临时过渡性的假牙；有些疑难病例还需要矫正医生的参与，通过移动牙齿的位置来创造更好的修复条件，获得更理想的修复效果。比如，缺牙时间长了后，邻牙倾斜空隙减小，可以通过正畸的方法争取把失去的间隙夺回来。

所有这些都需要各个专科医生之间的默契配合，以捕捉到最佳的治疗时机。

疑难修复应重视病例管理

和全科医生"一位医生看到底"的模式相比，团队协作治疗疑难病能够利用更好的技术力量，更具有专业性。但疑难病例需要这么多专家的默契配合，专家又那么忙，具体操作起来是有一定难度的。

疑难牙病治疗中还有很重要的一环是，每个疑难病例始终要由专人负责跟进整个治疗过程，使治疗过程能分能合一环扣一环，这样就不仅能节约时间，更能提升治疗效果，也能对患者进行管理，在疑难病例的设计和治疗中尤其重要。团队中需要由一名有经验、能协调的医生或助手来胜任这项工作，从头到尾指导计划的实施，有能力和医生、患者沟通，经常性地组织会诊。类似上海交通大学医学院附属第九人民医院第一门诊的组织架构，不同专业的专家集中在同一个门诊，便于相互之间的协作，避免患者在不同细分科室间的奔波，为患者就诊提供便利，节省转诊的时间，提高效率。患者不必在各个亚专科之间辗转奔波，也有利于病例管理，有利于疑难病的治疗和推进。

顶层设计需要全面兼顾各亚专科，才能制订出最科学、合理、个性化的治疗方案，一个专家不可能对各个专业都精通，同时，牙齿疑难疾病也非常需要细致的病例管理。患者要培养更强的爱牙意识、坚持看牙的决心毅力和定期随访的好习惯。

50 及时补牙，维护口腔健康

郑元俐　口腔第一门诊部

世界卫生组织对牙齿健康提出的标准"8020"是指：80岁时至少有20颗功能牙。功能牙是指能够正常咀嚼食物、不松动的牙齿。

正常情况下，我们每个人有28~32颗恒牙，其中4颗是智齿。由于个体差异，并不是所有人都有4颗智齿，而是1~4颗不等。牙齿在不断的使用过程中，会出现牙缺损、缺失，咀嚼功能就会受到影响，还会引起其他很多口腔健康问题，如何保护好我们的牙齿呢？

认识一下什么是"牙齿缺损"？

牙齿的缺损一般分为以下三种情况。

（1）牙体缺损：一颗或多颗牙齿部分缺损，但所有牙齿都还在，只要牙根在就算牙齿在。

（2）牙列缺损：一整颗乃至几颗牙齿缺失。

（3）牙列缺失：满口牙齿一颗都没有了。

导致牙齿缺损的原因有很多，主要有以下4种：龋齿，这是最常见的原因；咬坚硬的东西时磨损、磕损；外力撞击、外伤后损伤；先天性畸形牙、发育不良也可能出现牙体缺损，比如牙齿小、牙齿表面的珐琅质发育不全，最具代表性的就是我们通常所说的"四环素牙"。

牙体缺损如果不及时修复,一方面会影响美观,另一方面还会影响功能。牙齿的功能受到影响,会带来一系列的健康及心理问题。

譬如龋齿,不断深入就会损伤牙神经,牙神经感染后就会导致疼痛,形成慢性炎症后会逐渐侵犯至根尖,破坏牙槽骨。另一方面,龋齿还会影响牙龈,引发牙龈炎、牙周炎。

如果缺损的牙齿是位于前方的门牙,不仅会影响美观,还会影响发音。可能会给语言交流造成一定的障碍,甚至对患者的心理也会产生不利的影响,导致自卑心理、交际障碍等。尤其是对于语言工作者以及管乐器吹奏者,门牙缺损带来的影响会比较严重,在修复的时候对精准度的要求也会更高。

另外,如果牙齿缺损不及时修复,还容易导致牙齿产生折裂,以至于整颗牙齿不得不拔除。

而牙齿缺失之后,周围的牙齿就会逐渐往缺牙的空隙处倾倒,从而导致两边的牙齿歪斜。同时,会使上下对合的牙齿往缺牙的方向延长,导致牙齿过长。如此一来,整个咬合关系紊乱,就会出现很多问题,包括牙周炎及牙龈炎及龋齿等,缺牙部位牙槽骨的骨量流失。

牙周病最大的危害就是牙槽骨的骨量流失,就好比树木失去土壤一样,牙齿就会逐渐失去生命力。残根残冠的保留非常重要,可以减少"土壤"的流失。"牙根在,就代表牙齿在,牙齿在,牙槽骨就不会大量流失。"因此,在牙病的治疗过程中,要尽可能地保留残根残冠。但是,牙体缺损过于严重,残根已经低于牙龈,就无法保留了。

如果牙齿缺失严重,咀嚼功能受到影响,人体的营养摄取也会受到影响,营养不良就会造成全身多种疾病。而越来越多的研究发现,牙周病等口腔慢性炎症性疾病对心脏、关节、胃肠道等身体多个组织和器官造成直接或间接损害。可以说,牙齿健康关乎全身健康。

怎样选择"补牙"方法

龋齿的修复有多种方法,那么磕坏、磨损后应该怎么修复呢?牙齿缺损的修复分为直接修复和间接修复两种。

(1)直接修复。牙洞比较小的情况下,可以直接修复。将牙洞清理干净后,选用高分子充填材料嵌进预备好的凹洞内即可,这种修复方式相对简单,而且可以尽量多地保存牙体部分,并且当天就可以完成。

(2)间接修复。如果牙洞或牙齿的缺损范围比较大,则当天不能完成修复,需要经过较为复杂或耗时的工艺制作后,择期才能完成修复,包括嵌体、贴面和牙冠。

嵌体：根据牙齿缺损部位的形状打磨材料，制作成相合的嵌体嵌入牙洞中，用医用黏合剂固定在牙齿上，行使原有的功能。

贴面：部分畸形牙以及珐琅质、牙尖等部位的缺损，可以通过贴面来修复。需要选择牙体表面一块区域，打磨掉薄薄的一层，然后将做好的贴面薄片部分粘贴在牙面上固定，而修补体则和缺损部位契合固定。

牙冠：牙体缺损比较大或者有隐裂时，需要用牙冠"包"住牙齿，以保护牙齿不被进一步龋坏和碎裂。尤其是一些残根、残冠经牙髓治疗后，制作牙冠保护起来，仍然可以发挥许多口腔功能。

对于牙列的缺损，则需采用"装假牙"的方法来修补，主要有3种方式。

种植牙：无论是外观，还是功能都最接近天然牙，因此被称为人类的"第3副牙齿"，可以说是一种最佳的选择，但要求缺牙部位的牙槽骨正常，否则需要植骨后才能做种植牙。

固定桥：又称固定修复，它是指修复体横跨缺失牙的空隙并固定在磨改过的两侧正常牙齿上的一种修复方式。它是依靠旁边两个牙齿代偿缺失牙的功能，这两颗牙齿就需要承受更大的压力，技术要求较高，但是美观、舒适、功能佳。

活动假牙：方法最简单，但是稳定性差。

补牙镶牙哪种材料好？

我们在补牙、镶牙的时候，往往会面临修补材料的选择，究竟哪种材料更好呢？

随着科技的高速发展，越来越多的新型材料和加工技术涌现，目前临床应用的修复材料主要有树脂、陶瓷、金属和金属烤瓷材料。

树脂：强度不高，收缩率大，但价格相对便宜，易操作。

陶瓷：硬度高，而且颜色形态可以做到跟自身牙齿一模一样，既可以做嵌体、贴面，也可以做牙冠。但部分陶瓷有一定的脆性，容易碎裂。

金属：延展性较好，可以制作成很薄的牙冠，陶瓷太薄的话容易碎裂，金属则不易碎。也可以做成嵌体。但金属可能会影响美观，且化学稳定性相对较差，可能会因口腔环境的变化而溶解游离出少量金属离子。其中贵金属的稳定性较高，不易溶解，而且咬合时非常舒适。

金属烤瓷材料：一般指陶瓷和金属的复合体，外层为瓷、内层为金属，如贵金属烤瓷修复体等，兼具金属的硬度和陶瓷的美观，但价格相对昂贵。当然，如果是普通金属烤瓷修复体，则价格要便宜得多。同时由于加工工艺的改进，普通烤瓷修复体的化学稳定性越来越好，所以目前这也是一个不错的选择。

近几年新兴的3D打印技术,使得各类修复体的制作更加精细和便利,而且不再仅限于嵌体,固定桥乃至整个牙列的修复都可以通过3D打印技术完成。

51 智齿是否该拔除

邓　刚　蒋建群　口腔第二门诊部

智齿是指在人类口腔内,牙槽骨上最里面的上下左右各一的第3磨牙,共4颗,是口腔最靠近喉咙的牙齿。在智齿的生长方面,个体差异很大,有的在人20岁之前长,有的人四五十岁才长,有的人终身不长,这都是正常的。而且4颗智齿也不是都必然会长全,有些人的智齿可能只长1~2颗,智齿的位置从门牙开始,由一侧门牙向里数牙齿数目,如果有第8颗牙齿,那它就是智齿。

有的智齿甚至长到一半就不再生长,牙齿在颌骨内由于位置不正,不能萌出到正常的咬合位置,这样的牙齿称为阻生齿。最常见的阻生齿是下颌第3磨牙,其次是上颌第3磨牙。有些人颌骨不够大,因此没有足够位置供智齿萌出。由于空间不足,阻生的智齿就向各种不同的方向生长,一般与邻近牙齿形成角度,可以向着邻近牙齿生长,远离邻近牙齿生长,也可以水平或垂直阻生,甚至倒置阻生。

不是所有的智齿都需要拔除。如果牙齿能正常萌出,并且智齿生长的位置和方向正常,可以正常咬合,那么是不需要拔除的。当出现以下几种情况时,需要将其拔除。

(1)反复引起炎症。智齿最常见的危害就是冠周炎,因为在牙和牙龈之间有一个盲袋,在遇到身体抵抗力低下或食物残渣等进入盲袋的时候就有可能引发。严重者可能会造成面部间隙的化脓感染。

(2)智齿龋坏。如果智齿严重龋坏,智齿位置非常靠后,那么治疗比较困难;智齿变异比较多,治疗效果可能不理想;智齿在填充治疗后,如果不能很好地维护口腔卫生,更容易再次发生龋坏。

(3)食物嵌塞。食物嵌塞很容易造成前面第2磨牙的龋坏,并有可能引发其远中面的牙周损害。

(4)智齿近中或水平倾斜。倾斜的智齿可能会造成食物嵌塞。某些情况下智齿生长导致其直接顶在第2磨牙的根上,这种情况下还是尽早拔除为好,如果拖延可能会将前面的邻牙顶坏,届时要同时将两颗牙拔除,得不偿失。

（5）矫正的需要。这种情况下正畸医师会做详细的检查和说明。在临床上，有时候正畸医师会要求在智齿牙根还没有发育的时候将其提早拔掉，有时甚至会在14岁左右拔除，一般见于反颌的患者，提早拔掉智齿可能有利于控制下颌骨后段长度的发育。

此外，很多女生抱着瘦脸的目的去拔智齿。但事实是，智齿和脸型没有任何关系。脸的形状主要由颌骨特别是下颌骨支撑，下颌角的大小才是脸型的决定因素。智齿是在下颌骨完全成型后才萌出的，是否拔除对下颌角的角度没有影响。之所以有人说自己智齿拔除之后确实瘦了，可能是因为拔牙术后产生疼痛和肿胀，导致进食减少，当脸部消肿后，经一段时间的饮食控制，让人产生了"拔智齿瘦脸"的错觉。

智齿其实是人类进化过程中"牺牲"的生物学性状。由于人类颌骨回缩，致使智齿没有足够的生存空间，所以它的萌出常导致各种口腔问题，需要拔除。但如果它能顺利萌出，不影响其他牙齿，是没必要拔除的。

52 扫除"城堡"里的牙细菌，保护种植牙

李超伦　　口腔第二门诊部

我国每年有超过100万颗种植牙成为缺牙者的"第三副牙齿"，正常情况下，种植牙的寿命可长达四五十年，然而由于后期维护不到位，部分种植牙提前结束了它们的使命。

牙齿缺失不仅会影响进食，还会因此而影响机体对营养物质的消化吸收，造成营养不良。装假牙是目前唯一可以解决牙齿缺失问题的方法，而种植牙可以说是其中最为理想的一种假牙，被称为人类的"第三副牙齿"。

近10年是我国种植牙发展的上升期，每年有超过100万颗种植牙成为缺牙者的"第三副牙齿"。由于发展速度过快，而相应的后期保养没有跟上，70%~80%的种植牙出现了种植体周围病。

什么是种植体周围病

种植体周围病是在种植体周围发生的与菌斑相关的病理状态。它并不是一种天然产生的疾病，而是有了种植牙以后才出现的新病种，是医疗行为产生的一种远期并发症。

种植牙是在牙槽骨中植入一个种植体，然后在种植体上安装一颗假牙——

牙修复体。种植体好比是牙根，与骨组织融合在一起，就像螺丝钉一样起固定作用，而牙修复体就像依靠种植体的基础在口腔中行使功能的建筑结构。种植牙之所以能稳定在口腔中行使咀嚼等功能，是因为它跟骨组织长在一起。如果种植牙周围的牙龈或者骨组织发生了病变，就会影响整个种植体的使用和寿命。

事实上，种植体周围病与牙周病非常相似。早期主要表现为刷牙时或挤压后出血，牙龈红肿疼痛，甚至有溢脓，随着病情的进一步发展，炎症波及骨组织导致骨组织损伤。种植体所在的骨组织受损，就会导致种植体松动，乃至种植牙脱落。

种植体周围病跟牙周病一样，分为两个阶段：第一个阶段为早期病变，称为种植体周黏膜炎，相当于牙周病早期的牙龈炎；第二个阶段为后期病变，称为种植体周围炎，相当于牙周病的牙周炎阶段。

当然，并不是所有的种植牙都会发生种植体周围病。如果种植时技术控制得当，并且种植后长期维护保养到位的话，这种疾病可以控制甚至防止其发生，种植牙的使用寿命就能长达四五十年。

我国人群中二三十岁的青少年因外伤、龋病等原因掉牙的相对较少，而五六十岁的中年人由于牙周炎导致牙齿脱落的就比较多。此时，如果能够治疗控制好牙周炎，再使用种植牙的方式进行修复，种植牙将能够满足晚年的咀嚼需求。

扫除住在"城堡"里的牙细菌

好不容易种了一颗牙，谁都不希望它提前结束使命。但是，如果保养不当就不可避免地会遭受损伤。种植体周围病的发生与菌斑密切相关，是由菌斑中的细菌引起的慢性炎症性病变。如果能够控制、杀灭这些细菌，就能减少这类疾病的发生。

菌斑是一种细菌团块，在自然界中处处可见，人体中以口腔内的菌斑最为多见。牙齿表面的软垢，以及我们平时抠挖牙缝时挖出的黏糊糊的东西，其中就包含有细菌团块。

既然是细菌团块，那我们用些抗生素是否就可以消灭这些菌斑呢？

然而，事情并没有那么简单。菌斑并非单独的细菌个体，而是细菌团队的"城堡"，就像蜜蜂筑成的蜂巢一样，具有防御功能。细菌的分泌物形成的这座"城堡"是一个立体的三维空间结构，细菌躲在这个"城堡"中，就很难被杀死。即使使用具有杀菌作用的漱口水，也很难将这些细菌杀死，口服药物就更加无法作用于这些"城堡"里的细菌了。

那么，怎样才能清理这些"城堡"，扫除住在"城堡"里的牙细菌呢？

（1）坚持每天清洁口腔。口腔是一个开放的环境，肯定会有细菌进入、滋生。我们每天都要开口说话吃饭，口腔也就每天都会接触到各种各样的细菌，菌斑始终在不断地形成。所以，我们每天都要坚持刷牙，破坏、清除细菌的这些"城堡"。除了普通牙刷之外，牙缝较大的人群还需要使用牙缝刷。另外，正确使用牙线、水牙线也是清洁口腔必要的补充。

（2）定期到医院洁治。但是，牙齿的结构是三维立体的，表面有很多沟槽，相互之间还有很多细小的缝隙，刷牙时有些部位就刷不到，菌斑清除不干净，就会导致蛀牙、牙周病以及包括种植体周围病等口腔疾病的发生。所以，除了自我清洁口腔之外，每年还应该找专业医生进行口腔洁治，也就是我们俗称的"洗牙"，定期给牙齿进行"大扫除"。对于种植牙的洁治，需要到具备一定条件的牙周或种植专科进行治疗，因为种植牙的清洁保养可能需要用到特殊的工具，与普通的牙齿洁治有所区别。

总之，正确的口腔清洁才能有效清除菌斑，预防菌斑的形成，从而达到防治牙周病和种植体周围病的效果。

早期治疗可以挽救"第三副牙"

有些人认为种好牙之后就万事大吉了，以后不会蛀牙，不会磕坏，就不注意保护牙齿。种植牙的材质确实非常坚固，无论是种植在骨组织中的钛金属，还是修复体的氧化锆，都强于我们身体的组织，也不会发生蛀牙。但是，种植体周围一旦发生炎症，种植体与牙周组织分离了，再强固的材料也无济于事，不能发挥牙齿的作用。所以，只有种植体周围的组织健康，才能保证种植体可以正常行使功能，发挥作用。

（1）早期病变可控制、逆转。牙齿周围组织可以分为软组织和硬组织两大类。种植体周围病的第一阶段病变局限在软组织，还没进入骨组织。这一阶段如果能够积极治疗，可以控制病变，甚至恢复到正常。这就好比房子周围的草坪被踩坏了，只要及时阻止，之前被踩坏的草坪过一段时间还会再长出青草。

（2）后期病变需及时修复。如果病变已经累及骨组织等硬组织，损伤牙槽骨，这种情况在自然条件下是不可逆转的。除非使用医疗手段，通过植骨等方式修复损伤的骨组织。牙槽骨就好比房子的地基，地基损坏了，如果不修补是不会自己恢复的。

种植体周围病的高发期，一般在种植后3~5年，往往都是因为维护不当，口腔卫生差导致。而骨组织的破坏可能在某一段时期突然加速，数月内就产生严重损坏。牙槽骨被破坏的早期，种植牙仍然可以正常使用，使用者并没有任何感觉。只有当牙槽骨被破坏达到一定程度时，种植牙与骨组织的结合会突然"崩塌"，就像钢筋水泥建筑物的倒塌一样，早期可能不会有明显的倾斜等表现，累积到一定程度时就会突然损毁。

（3）种植体松动，种植牙不保。种植体一旦出现松动，就无法保留住种植牙，只能拔除。只有在种植体尚未松动的时候，就尝试对被破坏的骨组织进行骨再生治疗，才有可能保住种植牙。如果骨组织损坏严重，骨再生治疗的成功率也比较低。同时还要考虑牙龈的健康程度，支持种植体的牙槽骨需要有健康的牙龈保护，如果牙龈退缩严重，修复骨缺损的骨粉得不到牙龈提供的血供和营养，就无法实现骨再生。

所以，每年定期检查很关键，及早发现及时干预。如果我们能够做好种植牙的维护，就可以控制种植体周围病的发生，早期病变出现时及时采取科学的干预措施，就可以避免疾病的进展。

治疗效果不如牙周病

种植体周围病治疗的措施与牙周病类似，除了自我清洁口腔之外，还需要找相关的专科医生进行维护或治疗。种植体周围病的治疗效果没有牙周病的治疗效果好。这与种植牙周围的组织结构有关，毕竟不是完美的天然牙结构，各种防御能力都弱于天然组织。所以，对于种植体周围病的防治，定期到医院治疗的重要性更加凸显。

由于种植体周围病的早期症状比牙周病早期更加轻微，更不容易被发现，但后期骨破坏的进展速度很快，所以定期检查非常重要。最理想的方式是形成定期随访的机制。推荐的常规随访频次是：种植完成后3个月随访一次，效果良好者以后每年复查一次即可。

种植牙使用寿命最长

种植牙会得种植体周围病，那是否选择其他假牙寿命会更长呢？

答案是不尽然。除了种植牙之外，传统的假牙还有活动假牙和固定义齿。每种假牙各有其优缺点，应该根据自身条件来进行选择。

（1）活动假牙。通常"挂靠"在邻近的牙齿上，材质以塑料为主，优点是费用低廉、安装方便。缺点是受力依靠剩余的邻牙、剩余的黏膜，对剩余牙齿的损伤也比较大。如果剩余的牙齿有牙周炎，做活动假牙就相当于伤员还要加班工作，过重的负荷会加速剩余牙齿的损伤。所以，活动假牙的使用寿命相对较短，咀嚼效力也比较低。

（2）固定义齿。固定义齿也需要邻近牙齿的支撑，制作成连在一起的多单位牙套，需要磨除邻近天然牙的部分组织——最坚硬的牙釉质后，将牙套固定在天然牙上。使用起来较活动假牙舒适很多，安装时间也比种植牙短，费用适中。缺点是咀嚼力量得由天然牙"承受"。牙套与牙齿粘连的部位也容易被细菌侵蚀产生龋坏和牙周炎症,通常使用寿命为8~10年,最后可能需要把邻牙一起拔除。

由此可见,无论是活动假牙、固定义齿,还是种植牙,都不是一劳永逸的,在使用过程中如果不注意保护,都可能引发其他病变。

并非所有人都适合种植牙

既然种植牙能使用的寿命最长,是不是所有人都可以选择种植牙呢?答案是:种植牙并非适合所有人。

(1)有全身性系统性疾病,不能耐受种植手术者。种植牙的过程是口腔中的一种手术,所以在种植之前,要对全身进行一系列的检查,如存在有凝血功能障碍或者严重的心血管疾病,手术就存在一定的风险,需要进行专项评估后才能计划种植牙。

(2)部分肿瘤患者。有些化疗和头颈部放疗后的患者,牙槽骨已经发生病变,缺乏正常的血液供应,可能导致骨手术后组织不愈合,出现长期破溃,甚至坏死。此类患者在现有的医学条件下不建议行种植牙修复。

目前,临床技术结合迅猛发展的数字化科技,种植牙更多地采用微创的方式进行手术。如果牙槽骨条件较好,就适合做微创种植手术。就像腹腔镜微创手术一样,通过一个小孔就能将"牙根钉"——种植体植入牙槽骨中,在"钉子"上安装愈合帽,口腔内就看不到任何伤口。但如果由于先天或牙周炎导致牙槽骨缺损严重,种植时就需要植骨,手术时间较长、创面较大,术后反应就相对较大。

保护牙齿就像保养汽车一样。种植牙结构复杂、费用高,相当于一辆"豪车"。所以,对种植牙的保养应该更加重视,而不是认为种植牙好,就可以完全不考虑维修和养护。种植牙一旦发生病损,耗费的人力、物力和时间也更多。

53 种牙其实并不复杂

吴轶群　口腔第二门诊部

随着大众生活水平的提高,享受美食已经成为很多人的一种日常喜好,也是生活品质提升的一种表现。但是,如果没有一口好牙齿,面对美食只能看不能吃又是何等的痛苦!

在口腔健康的维护方面,我国跟发达国家还是有一些差距的。发达国家对牙齿保健非常重视,定期检查、洗牙,维护牙齿的健康和功能是基本需求,因而人群中缺牙的比例相对较低。而我国民众对口腔保健的重视度还不够,定期看牙医的观念还没有普及,很多人出现口腔疾病后也没有及时就医,口腔问题就比较严重,缺牙的比例也较高。

缺牙不治,影响全身健康

很多人觉得,缺一颗牙齿不要紧,还是可以照样吃东西。虽然暂时不影响饮食,但是,如果不及时镶牙,久而久之就会造成邻牙的松动、倾斜,及对颌伸长。随着缺失的牙齿越来越多,咀嚼功能则会逐步受到影响,治疗的难度也会越来越大。

过去有很多人缺牙后未及时治疗,随着年龄的增长,严重者全口牙齿缺失,甚至失去咀嚼功能。咀嚼是食物消化吸收的第一道关卡,如果失去了咀嚼功能,食物嚼不碎,就会增加胃肠道的负担,进而对全身健康造成一定的影响。老年人想要维持身体健康水平,咀嚼功能非常关键。年龄不仅体现在皮肤、头发等表面的形象,更重要的是功能,如果各项功能指标正常,能跟年轻时候一样,那才是真正的年轻。

随着观念的改变,现代人对形象非常重视,对生活品质的追求越来越高,对社交也非常重视,没有牙齿也会影响正常的社交,很多人因为缺牙而自信心不足。

因此,缺牙以后要及时治疗,不要让问题进一步发展。

缺牙首选种植牙

对于缺牙的补救方法,目前,种植牙是首选的治疗方案。

固定义齿(俗称固定假牙):牙齿缺失后,如果两侧(或一侧)的牙齿都正常,可以选择做烤瓷牙。但是,这种方法需要调整、磨小两侧(或一侧)的正常牙,然后装上烤瓷(或全瓷)桥,才能把假牙固定住。这种类型的假牙缺点是,会导致缺失牙齿两侧的牙齿不可逆的损伤。

活动义齿(俗称活动假牙):是一种可以自行摘戴的修复体,多为塑料牙,也有瓷牙或金属牙。早期多用于全口缺牙或多数牙缺失的情况。这种类型的假牙,要用金属丝固定在旁边的正常牙齿上,在美观度及舒适感方面都相对要差一些。

种植牙:近年来,发展较快的一种新技术。方法是在牙槽骨内植入种植体,通过种植体与牙槽骨形成骨结合,再在种植体上戴入牙冠,达到美观和功能的双重需求。

种植牙手术也有适应证。一般要求患者全身健康,如果患有高血压、糖尿病、冠心病等慢性基础性疾病,一定要在各项指标控制稳定的前提下才能做种植牙手术。如果患者平时血压就高,没有规范治疗控制,手术时血压可能更高,就容易导致血管破裂出血。对患者年龄方面没有严格限制，目前超过90岁的老年人做种植牙的病例也不少。高龄老人全口缺牙者，也可以考虑种植牙。一般种植2颗牙齿作为"桥墩"，再装上一副假牙，坚固耐用，使用方便，不会有痛苦。种植牙可以让老年缺牙患者一下子回到年轻时候的状态。

多数种植牙手术比拔牙创伤更小

很多人对拔牙、补牙、种牙有一种恐惧感，听到口腔科诊室里的电锯声就想逃。种植牙其实是比较简单的一种手术，就好比是拔牙相反的一个过程。拔牙就是从牙肉中取出牙齿，而种植牙就是把一颗牙齿放入牙肉中。只要人为地置备一个"牙洞"，将种植体植入，牙槽骨就会逐渐与种植体"融合"，最后成为一体，这是一种生物结合过程。大多数的种植牙手术创伤比拔牙的创伤还小。

种植牙手术按难易程度分为简单、中等和复杂3种类型，多数患者属于简单类型。缺牙后只要及时治疗，在牙床、牙龈等条件都比较好的情况下种植，手术就非常简单。

所以，对于一般的种植牙手术，患者不必过于担心，关键是要及时规范治疗。医生通过检查判断是否适合做种植牙，种植难易程度属于哪种类型，与患者充分沟通后，制订手术方案，预估治疗周期等。

手术向无痛、舒适化方向迈进

对大多数人来说，主要的害怕来源于疼痛。如果能保证手术没有痛苦，那么大众的心理接受度就会普遍提高。现在的医疗都是以人为本，治疗以不产生痛苦为前提。即使遇到复杂的病例，也可以通过静脉辅助麻醉或者全麻等方式，避免给患者带来痛苦。

还有些人对在口腔中注射麻醉剂存有恐惧心理。其实，麻醉的过程也可以做到"无痛注射"。将麻醉过程分为三步走：先进行表面黏膜麻醉，然后浅表注射少量麻醉剂，等麻醉剂起效后，再进一步注射足量的麻醉剂。在这种无痛注射的过程中，医生经常与患者聊着天就完成了手术。只要把握好每一个环节，患者就不会有痛苦的感受。

简单类型的种植牙手术，可以选择无痛注射微创种植，整个过程没有疼痛，做完手术马上可以去继续上班。中等难度的患者，术后可能会有轻度的肿胀，有轻微的不适症状，可以休息一两天，也能很快恢复正常。复杂的病例可能需要住院治疗，第二天在全麻下进行手术，醒来后即可出院。

目前，种植牙的治疗要求是向"舒适化"方向迈进，改善患者的治疗体验。对于复杂手术后的患者，如果术后短期内出现疼痛，建议使用止痛药物或镇痛泵等，尽量不给患者带来痛苦。

术中智能导航，挑战高难度

如果缺牙以后没有及时补牙，造成周围牙齿松动、歪斜，对合的牙齿伸长，简单的种植牙手术就不适用了，需要多学科联合诊治，处理措施就比较复杂，把长歪的牙齿矫正拉直，伸长的牙齿则需要修复。

也有很多病情非常复杂的患者，比如多年佩戴假牙者，以前有很多老年人牙齿一颗颗掉了，就戴上了满口假牙。但是，长期佩戴满口假牙压迫牙床，使得牙床骨缓慢、持续地吸收，最后导致牙套吸不住而经常掉落。对于重度萎缩的牙颌，种植牙的难度就非常高。以前认为这种情况已经失去了种植牙的手术条件，无法再进行种植。患者终身食用流质食物，生活质量大大下降。

还有一些是先天性缺牙、颌面部肿瘤术后骨缺损，也属于高难度类型。

目前，上海交通大学医学院附属第九人民医院种植团队对于这些高难度的种植牙手术有很多特殊的方法。例如，植骨、智能导航技术下的颧骨牙槽骨双重固位等，能够因人而异地进行修复种植，恢复患者的咀嚼功能。智能导航下的手术定位精准度达到毫米级。以前需要非常有经验的手术医生才能完成这种高难度手术，现在有了导航技术，有一定经验的医生都能操作，定位精准，创伤小，给患者带来了更大程度的获益。

预防重于治疗，一定要重视口腔保健，平时多看看牙医，定期洗牙，小洞及时补，缺牙及时看，不要等到不能咀嚼、疼痛难忍了才去看医生。洗牙是非常重要的牙齿保健措施，有些人担心洗牙会对牙齿有损伤，但整体而言利大于弊。

54 口腔癌：易被忽视的口腔"杀手"

孙　坚　口腔颌面-头颈肿瘤科

口腔癌是头颈部较常见的恶性肿瘤之一，舌癌最常见，其次为颊黏膜癌、牙龈癌、腭癌和口底癌。据国内资料统计，口腔癌占全身恶性肿瘤的1.9%~3.5%；占头颈部恶性肿瘤的4.7%~20.3%，仅次于鼻咽癌，居头颈部恶性肿瘤的第2位。口腔癌好发于老年人，以男性多见。近年来，口腔癌的发病年龄呈现"两极分化"趋势，即老龄化和年轻化并存。同时，女性患者的发病率也有上升趋势。

早期症状不典型

口腔癌的常见表现有：①口腔颌面部出现新生物，表面呈颗粒状、菜花样，或早期出现溃烂、疼痛等症状；②舌、颊等部位出现不明原因的疼痛、麻木；③牙齿不明原因的疼痛、迅速松动、脱落等；④口腔或颜面部的溃疡持续2周以上不愈合；⑤不能解释的口腔黏膜出现白色或红色的斑块及浸润块。不过，一些口腔颌面肿瘤早期可无明显症状，有时易被误诊为慢性炎症、溃疡病、牙病或肉芽组织增生等，而待症状明显时，多半已到中晚期，为根治带来了困难。

确诊靠"病理"学检查

发现口腔癌或怀疑患口腔癌者都应尽早就医，有的需要拍摄 X 线片，做 B 超、CT或磁共振成像检查。根据疾病症状、局部情况、影像学表现，医生一般可做出初步诊断。口腔癌的明确诊断一般需要做局部活检或穿刺抽吸后经病理学切片，在显微镜下确诊。若基层医院不能确诊，应及时到上级医院诊治，大型综合性医院都设有口腔专科，在口腔癌的诊断治疗上具有丰富的经验。

手术是首选

治疗口腔癌，应树立综合治疗的观念，即根据癌肿的病变情况（组织来源、分化程度、生长部位、病变大小、淋巴结转移等）和患者的全身状况来制订治疗方案。治疗措施有手术切除、放射治疗、化学药物治疗、免疫治疗、冷冻治疗、激光及中草药治疗等。目前，手术仍是治疗口腔肿瘤最主要和有效的方法，适用于良性肿瘤或用放射线及化疗不能治愈的恶性肿瘤。手术的创伤取决于手术的范围。手术时，医生会根据不同口腔颌面肿瘤原发灶的位置、病理学分类、浸润深度、浸润模式、分化程度、临床分期、病程时间和瘤体周围组织情况等综合因素来确定切除范围，避免因"多切"而导致功能障碍，或因"少切"而导致肿瘤复发。

预防最关键

由于口腔肿瘤早期症状不典型，容易被漏诊和误诊，故预防肿瘤的发生十分关键。具体措施包括：消除外来的慢性刺激因素，及时处理残根、残冠、错位牙，磨平锐利的牙尖，去除不良修复体和不良的义齿，以免口腔黏膜经常受到刺激或损伤，诱发癌肿，特别是舌、颊、牙龈癌；注意口腔卫生，不吃过烫和刺激性的食物；定期进行口腔预防保健治疗；戒除烟酒；从事户外暴晒或接触有害工业物质的工作时，应加强口腔防护；避免精神过度紧张和抑郁；不讳疾忌医，发现病变应及早就医，力争做到早期发现、早期诊断和早期治疗。

55 口腔癌患者吃什么

涂文勇　口腔颌面-头颈肿瘤科

俗话说："病从口入"，尤其是口腔癌患者，必问的问题是"我的病是不是与吃有关？"答案是明确的，有关，非常有关，一定有关！甚至有人提出"死亡是食物造成的！"

口腔癌围绕口腔"吃"的功能，在结构上分为3个：①咀嚼功能，需要健康的舌、牙齿、牙龈、咬肌等解剖结构；②吞咽功能，需要软腭、舌根等结构；③消化功能，需要分泌水与消化酶的腺体，需要舌下腺、颌下腺、腮腺等结构。不同的食物对这些结构有不同的刺激，长期的恶性刺激可引起相应的恶性肿瘤。

口腔癌患者不能吃的食物

香烟、酒、槟榔是公认的一级致癌因素，这三者皆对上述结构产生恶性刺激，一定可以致癌，这已经得到理论与实践的证实。所以，口腔癌患者不能吃这3种东西。

烧烤、油炸食品、红肉、鸽子、黄鳝、辛辣等中医学认为的"发物"，吃后可以出现口腔黏膜肿胀、溃疡。这主要源于口腔黏膜对异物刺激的适应性反应，属于急性免疫反应，与个体体质有关。因此，需要个体化处理，若出现不适，则不能再吃。

蔬菜、水果类若含维生素C等酸性物质，可以加重口腔黏膜的损伤，对于已经出现口腔溃疡者，也不要吃。

对于化学添加剂复杂、无法确切知道成分的食物，要特别谨慎。如西式蛋糕、膨化食品、火腿肠、腌制类及饮料食品等。

口腔癌的病因，就是多吃不能吃的食物的结果。由于每个人的生活环境与习惯不同，需要根据上述个体化地找出病因。

口腔癌患者能吃的食物

关键要求是新鲜食品。要多吃新鲜的蔬菜，多吃无酸性刺激性水果如香蕉、桃子、富硒西瓜等。米面宜食用当年上市的新品，多吃富含维生素B_2的谷壳类物质。肉类主要吃白肉类的鱼肉、鸡肉、鸡蛋等。坚果类是植物抵抗周围自然挑战的精华，称为功能食品，每天需要吃一点。

口腔癌患者进食的方法

口腔癌患者多数需要经过手术治疗，在术后3个月至1年左右，口腔"吃"的三大功能皆下降，存在进食困难。在术后需要置管，给予流质饮食。

目前置管的方法有以下2种。

（1）鼻饲管：经鼻将导管置于胃，注射流质食物。这种方式的常见不良反应是管壁刺激黏膜、鼻软骨损伤、腮腺刺激性炎症，适用于30天内营养支持。

（2）经皮胃镜下胃造瘘术：该方法发明于1980年，近来被广泛运用。具体方法是：穿刺针经皮肤入胃、置入导丝；经鼻插入胃镜，通过胃镜活检钳夹住导丝；胃镜与导丝退出口腔外；将引流管连接在导丝上；在腹壁收紧导丝，将引流管经食管、胃，从腹壁引出体外；内外固定。该方法适用于30天以上的肠内营养支持，主要不良反应是腹膜炎、伤口感染。

目前，鼻饲的营养液临床已有多种，完全可以满足无法用口腔进食的营养要求。

总之，"吃"是口腔的功能，也是口腔癌致病的根源，通过个体化方法找到每个患者的病因，"不吃"并避免病因的重复接触，是减少口腔癌复发的有效手段。在手术、放疗与恢复阶段，通过管饲的方法，可以实现不用口腔"吃"的营养支持。

56 劣质的牙刷和假牙都会诱发口腔癌

钟来平　口腔颌面–头颈肿瘤科

中老年人是口腔癌的高发人群，多数老人都佩戴假牙，而不合格劣质的假牙佩戴后就会诱发口腔癌，同时，劣质的牙刷长期使用也可诱发口腔癌。

谈到口腔疾病，人们往往想到的是龋病和牙周病，很少有人会把口腔和癌症联系起来。事实上，在我国，口腔癌并不少见，其发生率占全身恶性肿瘤的1.75%~5.18%，并呈逐年上升的趋势，可见对口腔癌的警惕决不可掉以轻心。

据了解，口腔癌特别"钟爱"中老年人群，临床上75%的口腔癌是在60岁以上的年龄组中检查出来的。造成口腔癌变的因素很多，吸烟、酗酒及佩戴不合适的假牙是最常见的原因。

劣质镶牙，因小失大

张女士几年前镶了一颗不太合适的假牙，为了省事，又不想多花钱，就一直没有纠正。假牙与嘴巴的长期"不和谐"，使口腔形成溃疡，直至恶化导致癌变。张女士开始以为是上火了，也没放在心上，等到进食严重困难时才觉得不对劲，但此时已经到了口腔癌晚期。

可见，佩戴假牙一定要适当，特别是对于中老年人来说更是如此，不要一味图省事或者节省开支,否则很可能造成严重的后果。

劣质牙刷诱发口腔癌

劣质牙刷不但不能有效去除菌斑,还可能损伤牙龈和牙齿,长期使用可能造成对口腔健康的更大危害。

劣质牙刷的刷头一般比较大,伸进去后容易刺激黏膜。其次,劣质牙刷的刷毛比较粗,容易损伤牙龈,引起黏膜损伤,引发口腔溃疡。黏膜受到偶尔的损伤可以自动修复,但是如果反复损伤,口腔溃疡容易引起癌变。

治本之策在于"早"

由于口腔癌涉及人体面颊、舌、唇、腭、口底等重要器官,具有癌细胞转移快、生存率低的残酷特点,美国塔夫斯大学教授迈克尔卡亨博士曾指出:"口腔癌所导致的死亡数至少是宫颈癌的2倍",而"三早"(早发现、早诊断、早治疗)政策则是目前医学界公认的"治本之策"。

所以,如果出现以下症状就应及早就诊,一是口腔黏膜颜色变成白色、褐色或黑色;二是口腔内发现肿物,而且生长速度快并伴有疼痛、出血或麻木;三是口腔内发现超过2个星期不能愈合的溃疡。口腔溃疡的病程一般不超过2周,如果烧灼感、疼痛等症状超过2周仍不见好,就要当心口腔癌的来袭。

另外,过度吸烟和酗酒也会诱发口腔癌,这已经成为医学上的定论。一般认为,烟草中的化学物质苯并芘及酒精对正常细胞的毒性,都会增加癌症发生的可能性。调查发现,吸烟多于1包/日或饮酒超过25g/d者,患口腔癌的可能性要远远高于非吸烟或非饮酒者。

口腔癌预防措施

(1)避免不必要的长时间光照,避免吸烟与喝酒。

(2)平衡饮食,粗细搭配,不喝、吃过烫的水与食物,避免刺激口腔组织。

(3)拔掉牙齿的残根、残冠,佩戴良好的假牙,不刺激口腔组织。

(4)戴假牙的人,发现假牙下组织疼痛、发炎,要及时就医。

(5)养成良好的口腔卫生习惯,经常刷牙。

57 谈谈唇腭裂序列治疗

陈 阳 口腔颅颌面科

什么是唇腭裂?

唇腭裂, 顾名思义, 就是唇部和腭部的裂开, 民间又称兔唇、豁嘴、狼咽等, 是最常见的先天性颌面部畸形。唇腭裂的发病率是多少呢? 大约是1.82‰, 就是全球约每2分钟就有1名唇腭裂患者出生, 每天约有650人, 每年约有23.6万人。本文大概有2 500字, 阅读大概需要5分钟, 这期间会有2名唇腭裂患者出生。据估计, 一个普通人一生会结识的人大概在2 000人上下, 也就是说一个普通人一生会认识3个左右的唇腭裂患者。

唇腭裂的危害有哪些?

唇腭裂对患者造成的危害是多方面的。例如, 尚未进行修复的唇腭裂可能影响患儿的吮吸、进食, 造成营养不良, 鼻唇部畸形会影响患者的容貌, 腭裂造成的腭裂语音会影响患者的交流沟通, 而由于发育及手术等影响引起的颌骨畸形会影响患者的咬合功能和外观容貌, 以上这些问题都可能在患者的生长发育过程中, 对患者的心理及社交造成影响。

唇腭裂治疗的历史

关于唇腭裂最早的考古发现是出土于秘鲁利马的一件陶器陪葬品。陶器水壶展现了一名单侧唇裂患者的脸, 这件文物有3000年的历史。我国医学也是历史悠久, 关于唇裂修复的最早历史记录出自《晋书·列传五十五·魏咏之传》, "割而补之"传神地描述了手术的要点。"百日不语, 进食粥"则描述了术后护理的要点。"半生不语, 而有半生, 亦当疗之, 况百日邪?"体现了患者本人的治疗决心。他最终官拜荆州刺史, 相当于现在的省委书记兼省长兼省军区司令员, 给我国唇腭裂修复的历史留下了宝贵的记录。

对于唇腭裂的治疗理念一直在进步, 而其中一个关键的概念就是序列治疗。这个概念是由美国医生Robert Ivy在1938年最早提出的。他提出唇腭裂治疗需要由专业人士组成的治疗协作组进行, 包括: 普外科医生、儿科医生、耳鼻喉科医生、口腔科医生和整形外科医生。唇腭裂序列治疗的概念被广泛接受是在20世纪60年代, 我国的唇腭裂序列治疗开始于20世纪90年代。

唇腭裂综合序列治疗的概念

就我个人的理解, 唇腭裂的综合序列治疗有两个关键点: 一个是综合, 另一个是序列。综合体现的是治疗手段多样，治疗内容的多样，强调的是多个学科的协作，强调的是团队的概念。而序列体现的是顺序，是一个时间上的概念，到底什么治疗在前，什么治疗在后，什么时间做什么治疗更加合适，目前还没有定论，也需要更多的循证来找到更加合理的顺序和治疗。

唇腭裂治疗的团队构成

一个最基本的唇腭裂治疗团队应该包括口腔颌面外科医师/整形外科医师、口腔正畸医师、语音病理医师、专科护士和麻醉医师。而一个全面的团队还应该包含耳鼻喉科医师、儿童口腔医师、口腔修复医师、儿科/产科医师、心理学医师及社会工作者、遗传咨询医师等。下面列举一下团队成员的主要职责。

（1）口腔颌面外科医师/整形外科医师：大多数团队的组织者和协调者，负责唇腭裂治疗中大部分的外科治疗，包括唇裂、腭裂的修复，牙槽突裂植骨手术及鼻唇继发畸形的矫正等，在必要时进行咽成形手术和正颌手术等。

（2）口腔正畸医师：对于完全性唇裂患者进行术前鼻牙槽塑形（PNAM），对于牙槽突植骨前后及正颌手术前后进行畸形正畸治疗。

（3）语音病理医师：腭裂术后腭咽闭合功能和发音情况的评估，对于存在语音障碍的患者进行语音训练。

（4）专科护士：初次就诊后对患儿家长就喂养及护理等问题进行宣教指导，各种手术前及术后护理注意事项的指导。

（5）麻醉医师：熟悉婴幼儿麻醉的特点，手术前精准估计手术及麻醉风险，术中及术后保障患者各项生命体征平稳。

（6）耳鼻喉科医师：定期对患者的听力及中耳情况进行检查随访，配合治疗伴发与唇腭裂的中耳疾病及外耳畸形等。

（7）儿童口腔医师：在患者的成长过程中保障患者的口腔健康，包括龋齿等口腔问题的预防和治疗。

（8）口腔修复医师：成年后对患者缺牙的修复，对于无法进行手术治疗的腭瘘或腭咽闭合不全进行赝复体或语音矫治器治疗。

（9）儿科/产科医师：最早接触到患者的团队成员，应当及时协调联系治疗团队，并对唇腭裂伴发的其他畸形如先天性心脏病和疝等进行评估和治疗。

（10）心理学医师和社会工作者：调整父母及亲属对于患儿的态度，通过各种手段调整患者在各个阶段的心态，及时发现和解决患者的心理问题。

（11）遗传咨询医师：对于有家族史的患者帮助推测后代发病风险，并做好咨询解释工作；帮助确诊各种综合征。

值得指出的是，唇腭裂治疗团队并不是对于各个成员的简单叠加和互相转诊,而是基于各自的专业对唇腭裂这种疾病有较深刻的理解,各个团队成员协调互助,发挥各自应有的作用。

唇腭裂治疗的序列

对于唇腭裂治疗的顺序和术式的选择,各个中心都有所不同,下面以上海九院唇腭裂诊疗中心为例,对唇腭裂序列治疗的步骤进行简单的介绍。

(1)出生即刻:产科/儿科医师转诊到唇腭裂诊疗中心,并由口腔颌面外科医师对治疗计划进行介绍,专科护士进行喂养指导,对于较严重的完全性唇腭裂患者,必要时正畸科进行PNAM治疗。

(2)3~6个月:单侧唇裂修复(双侧唇裂6~12个月)。

(3)12~18个月:腭裂修复。

(4)2~3岁:随访早期发音及听力情况,进行功能锻炼,若腭裂术后半年仍存在听力问题,由耳鼻喉科医师进行进一步诊治。

(5)4~6岁:系统评估发音情况,若存在腭咽闭合不全,则手术治疗后进行语音训练,若腭咽闭合功能功能良好而存在功能性构音障碍,则直接进行语音训练。

(6)6~7岁:必要时进行唇畸形矫正。

(7)9~11岁:牙槽突裂手术,对于部分裂隙条件较差的患者进行必要的术前正畸准备。

(8)11~13岁:正畸治疗,排齐牙列。

(9)成年后:若存在颌骨畸形,正颌正畸联合治疗。颌骨畸形矫正完成后可进行鼻唇继发畸形的矫正。

其中任何年龄均可进行必要的畸形整复,以避免严重畸形对患者的心理和社交方面造成严重影响。对于存在心理问题的患者和家属,任何时间均可以进行心理咨询。对于准备进行生育的唇腭裂患者提供必要的遗传咨询。

关于我国国情的一点思考

我国医学体制承袭于苏联体制,唇腭裂的治疗大多归于口腔科的范畴,这与国际上主要由整形科手术有所不同。由于口腔颌面外科医师对于颌面部发育、咬合关系等概念的理解更加深刻,而且与口腔正畸科的联系往往更加紧密。因此,对于患者的治疗并不仅限于外貌的恢复,更在于功能的恢复,这是我国唇腭裂治疗的一大优点。

唇腭裂的序列治疗,并不是一成不变的套路,而应该是在充分掌握治疗原则的基础上根据患者的情况进行的私人订制。尤其是对于我国目前的情况,存在大量不规范的治疗,患者就诊时可能已经存在许多由不规范治疗引起的医源性继发畸形,对于这类患者应该具体情况具体分析,制订合理的治疗计划。例如,有些患者成年后来就诊,要求修复唇裂术后继发畸形,这时接诊医师应该要对患者的病情进行分析,查看是否存在未修复的牙槽裂,是否存在颌骨畸形,然后再针对患者制订个性化的治疗计划,而不应该"头痛医头、脚痛医脚"。

58 矫正畸形兼顾美观的正颌手术

王旭东　口腔颅颌面科

口腔颅颌面科涉及颅颌面整形、牙齿矫正、各种颅面裂(包括唇腭裂等)、颌面外伤、阻塞性睡眠呼吸障碍性疾病及口腔肿瘤的手术治疗等多方面内容,对医生的综合要求非常高。

发育性牙颌面畸形的患者一般是从十二三岁青春期开始逐渐出现颌面发育异常,也就是俗称的"地包天""龅牙"和面部不对称。

针对这些患者,需要有多学科综合序列治疗的理念,正颌、正畸、颞颌关节、牙周、种植等多学科合作,按顺序完成牙齿正畸、颌面整形等不同阶段的治疗。

通过正颌手术,可以纠正龅牙、错位牙,调整牙弓与牙颌的关系,排除牙颌干扰,排齐牙列,将切开骨段顺利地移至设计的矫正位置上,做完这些,人的容貌自然会有所改变,因此,越来越多的人把这个手术当成整形手术来做。

正颌手术需要全身麻醉,如果技术不到位,会出现牙颌骨创伤不能完全愈合,造成骨不连的症状等。

由于口腔颅颌面手术的技术含量高、风险大,对设备要求高。目前,国内能够开展此类医疗服务的医院还不多,手术患者每年不超过5 000例,而在美国,每年有大概15 000例手术。

并非美国的发病率比中国高,而是许多国人不把牙颌畸形当一回事;另一个方面,能做这类手术的医生也少。如今,人们的生活条件好了,对生活质量的要求提高了,越来越多的患者意识到需要这个技术。

隐形牙套配合正颌外科,可以方便一部分患者开展"加速正畸的外科辅助小手术"或者"手术先行",缩短整个疗程。

59 浅谈口腔黏膜白斑病

沈雪敏　口腔黏膜科

口腔黏膜发白就是口腔白斑病吗?

这个问题不能一概而论,要根据具体情况作具体分析。

口腔白斑病的定义非常严谨,它包括两层含义,即除了肉眼所见且不能被擦去的白色斑块以外,在显微镜下往往能见到上皮异常增生。通俗地说,就是细胞表现出异常的改变,而不是单纯上皮层次的增加。因此,一般认为白斑是正常组织到癌的过渡阶段,所以世界卫生组织把口腔白斑列入口腔黏膜潜在恶性疾病的"黑名单"。

口腔黏膜白色损害主要包括白斑、白纹、白膜。其中以白斑为基本损害的疾病主要有口腔白斑病、口腔红斑病、白色过角化病及白色海绵状斑痣等;以白纹为基本损害的疾病主要有口腔扁平苔藓、盘状红斑狼疮及口腔黏膜下纤维变性等;以白膜为基本损害的疾病主要有口腔念珠菌病及球菌性口炎等。可见,能出现白色损害的口腔黏膜疾病种类繁多,不能将口腔黏膜白色损害都诊断为口腔白斑病,否则会给非白斑患者造成精神负担。

口腔白斑病是否都需要活检,是否都需要手术治疗?

如果临床检查符合口腔白斑病的诊断,则一定要进行病理学检查,即"活检"。因为白斑具有癌变的可能,仅凭肉眼并不能确定白斑目前处于何种阶段,必须通过组织病理学检查予以确定。如果病理学检查显示细胞未发生变异,则可行保守治疗,口服预防细胞癌变的药物,如维生素A类药物,使患者处于"带斑生活"的状态,因为白斑很少有疼痛不适,不会影响患者日常生活;如果细胞出现中度甚至重度异常增生,则必须及时手术治疗。

口腔白斑病离癌有多远?

什么样的白斑容易发生癌变? 简单地说,白斑的危险因素有以下几点:①白斑表面出现溃烂或发生毛刺状突起时,癌变倾向加大;②白斑发生在口腔黏膜危险区(口底舌腹、口角区、软硬腭交界区),比其他部位容易癌变;③吸烟会增加白斑癌变的机会;④女性白斑患者癌变的比例高于男性;⑤随着年龄增长,白斑癌变概率明显增加;⑥伴有异常增生,尤其是中或重度异常增生;⑦伴有白色念珠菌感染的白斑,即白念白斑癌变率明显增加。

并不是所有的白斑都会发生癌变,其癌变率仅有5%~10%,绝大多数的白斑是不会癌变的,这与个体对癌的抵抗力有明显关系。因此,患者必须做到:①消余对本病的恐惧心理,积极参加健身运动,保持身心健康;②尽量去除口腔内的刺激因素,如戒除烟酒、治疗蛀牙和残留的牙根;③听取专科医生意见,配合医生的检查和治疗,定期复查。

口腔白斑病患者的饮食需要注意什么?

维生素A已被证实是治疗白斑的有效药物。维生素A多存在于乳制品、蛋类及动物内脏中,其中动物内脏以肝脏中含量最高;蔬菜中豌豆、苜蓿、胡萝卜、荠菜、菠菜、番茄中含量较高;水果以香蕉、柿子、柑橘及杏等含量丰富。

口腔白斑病患者须对以下食物忌口:具有强烈刺激的食物调味品及温度太高的食物(如辣、麻、酸、烫等);过于粗糙的食品(如甘蔗、硬馍等);已被证实可能具有致癌作用的食物(如白酒、槟榔、香烟及腌制品等)。

口腔白斑病患者须注意平衡膳食、合理营养:食物多样,谷类为主,粗细搭配;多吃蔬菜、水果和薯类;每天吃奶类、大豆或其制品;常吃适量的鱼、禽、蛋和瘦肉;减少烹调油用量,多吃清淡少盐膳食;食不过量,天天运动,保持合适体重,三餐分配要合理,零食要适当;每天足量饮水,合理选择饮料。在患病期间,有针对性地补充相应的营养成分,不吃"忌口"食物,保持心情愉快。

60 口腔黏膜养护5要诀

周曾同　口腔黏膜科

一提到口腔,大家可能马上想到的是牙齿,说到口腔健康就想到"拔""补""镶"牙齿。其实,中老年人中有很多患有各种口腔黏膜病,如复发性口疮、慢性唇炎、扁平苔藓、口腔白斑、贝赫切特(白塞)综合征、增生性天疱疮等。看似不大的口腔黏膜疾病,却往往经年累月缠绵不去,给患者的身心带来了极大的困扰。口腔黏膜的重要性一点也不亚于全身其他组织器官。

黏膜,是指覆盖在口腔、鼻腔、眼睛、胃肠道、尿道、阴道等器官内壁的湿润"衬里",是人体抗感染的第一道防线。口腔黏膜里有丰富的血管、神经,能够分泌多种消化酶,有天然的屏障及温度调节功能。

正常的口腔黏膜,可用7个词来形容

正常的口腔黏膜可用7个形容词来描述:粉红的、湿润的、光滑的、连续的(没有破洞)、柔软的、有弹性的和无异味的。口腔黏膜会随着年龄的增长产生一些增龄性改变,如老年人常常会觉得吃菜没有滋味,这是口腔黏膜中主管味觉的细胞功能退化所致;有些围绝经期女性会感觉口腔干燥,黏膜变薄,变敏感,这与女 性更年期内分泌变化有关;老年人要保护好牙齿,没有健康的牙齿,会直接影响 消化吸收功能,导致营养性贫血,随之也会产生口腔黏膜的病变。

口腔黏膜病临床表现多

口腔黏膜病众多,包括十大类100余种疾病,有斑、丘斑、丘疹、疱疹、溃疡、坏死、结节、肿瘤等多种表现。另外,包括血液系统、免疫系统、消化系统、性病等很多全身疾病都能在口腔黏膜上看到特异性的表现。

(1)复发性口疮:又称复发性阿弗他口炎、复发性口腔溃疡,是口腔黏膜病中发病率最高的一种疾病。普通感冒、消化不良、精神紧张、郁闷不乐等情况均能偶然引起该病的发生,好发于唇、颊、舌缘等处,在黏膜的任何部位均能出现,但在角化完全的附着龈和硬腭则少见。各年龄段都有发病,女性较多。复发性口疮有自限性,一般在10~20天自愈,但易反复发作。该病具有周期性、复发性、非传染性及自限性等特点。不会癌变,但有遗传倾向。平时不用忌口,但不宜吃粗糙的食物,简单说就是"吃软不吃硬"。

(2)慢性唇炎:分为慢性脱屑性唇炎和慢性糜烂性唇炎两种。唇红部出现反复干燥、脱屑、渗出、结痂及疼痛等,病程反复发作,时轻时重,尤其是在寒冷、干燥的季节易发生。口唇反复有皮屑、脱皮,有癌变可能。

(3)扁平苔藓:是一种不明原因引起的累及皮肤、毛囊、甲、黏膜的慢性炎症性疾病,多发于中年人,特征性皮疹表现为紫红色多角形扁平丘疹和斑块,好发于手腕、前臂、下肢远端和骶骨前区,患者自觉瘙痒。扁平苔藓最常发生于口腔,表现为双颊黏膜为主的白色网状细纹,也可出现糜烂、溃疡、大疱,伴有烧灼感。部分患者皮疹与口服药物过敏有关,如抗菌药、血管紧张素转换酶抑制剂(ACEI)、噻嗪类利尿剂、抗疟药等。有3%左右的癌变率。

(4)口腔白斑病:口腔各部位黏膜均可发生,但以颊、舌部最多见。白斑的色泽除了白色以外,还可表现为红白间杂的损害。局部刺激因素在白斑的发病中具有很重要的作用,吸烟是常见原因。白斑患者有吸烟史的占80%~90%,且发病部位多与烟的刺激部位一致。其他如咀嚼槟榔、嗜酒,牙齿不良修复体、残冠、残根等刺激也可引起白斑。在全身因素中,白色念珠菌感染、维生素B_{12}和叶酸缺乏、梅毒等均与白斑发生有密切关系。患者以中老年男性多见。有30%左右的癌变率。

(5)贝赫切特(白塞)综合征:又叫"口 眼 生殖器"三联征,是一组以口腔溃疡、生殖器溃疡和眼色素膜炎为主要临床表现的慢性复发性疾病,可累及全身多个系统,病情呈反复发作和缓解交替过程。部分患者有视力障碍,除少数因内脏受损死亡外, 大部分患者的预后良好。

其他还有增殖性天疱疮、带状疱疹、干燥综合征、黑棘皮病及艾滋病等疾病, 在口腔黏膜中都有各种特异性的表现。

保护口腔黏膜您应做到以下几点。

(1) 纠正不良的生活习惯。

烟、酒, 尤其是劣质白酒和劣质香烟, 对口腔黏膜都有严重损害, 要戒掉。老年人一般都患有多种慢性疾病, 服用多种药物, 感觉比较迟钝, 饮酒后服药会增加药物的不良反应; 吃饭一定要养成细嚼慢咽的习惯, 一方面可以避免损伤口腔黏膜, 另一方面唾液里有很多消化酶等物质, 对人体健康非常有益。

(2) 不乱用药、少用药。

不要随便自购自服抗菌药, 以免引起过敏性损害; 有的人对安乃近过敏会引起口腔黏膜溃疡和糜烂, 应慎用安乃近, 包括含有安乃近成分的 "感冒片" 等; 喉咙痛不能随意服用 "牛黄解毒片", 因为对牛黄过敏的人, 吃了含有牛黄成分的中成药可能发生全口黏膜糜烂等严重的过敏反应; 不少降压药、利尿药都会产生干燥的不良反应, 如出现口腔干燥不适, 应及时请医生调换其他降压药物; 不要随便吃蜈蚣、全蝎、蜂胶、"猫包" (猫的胎盘) 等, 这些异体蛋白进入人体易引起过敏反应, 包括严重的口腔黏膜过敏性病变。

(3) 不用或少用劣质口唇护肤品。

有过敏体质的人一定要避免使用劣质的唇膏、唇彩、润唇膏等。文唇是一种比较危险的行为, 因为消毒不严格会导致感染, 有过敏体质的人会因此引起慢性唇炎。应彻底纠正咬唇、舔唇的坏习惯。

(4) 少吃酸、辣、麻、涩、烫及粗糙的食物。

尤其是已患有口腔黏膜病或有过敏体质的人, 日常生活中应更加注意膳食均衡, 多吃新鲜蔬菜和水果, 避免酸、辣、麻、涩、烫及粗糙的食物对口腔黏膜造成的损害。

酸: 米醋、柠檬等酸度较大的水果。

辣: 辣椒、大葱、小葱、洋葱、胡葱、大蒜、蒜苗等。

麻: 花椒等。

涩: 菠菜、鲜笋、笋干、葡萄皮、葡萄干、葡萄酒。提倡喝一些淡绿茶, 不宜喝红茶、浓咖啡等。

烫: 喝汤、水都不能太烫, "麻辣烫" 更应杜绝。

粗糙食物: 少吃竹笋、甘蔗、炒制的花生米、瓜子, 腌制食物 (如各种咸菜) 不能吃, 海鲜、虾、螃蟹不能带壳吃, 不吃或少吃臭豆腐、油墩子、卤鸡爪、鸭脖子等油炸或带骨头的食物。少吃牛、羊、狗肉。

（5）每年检查一次口腔黏膜。

最好每3~5个月对口腔黏膜做一次检查，至少每年体检时全面检查一下口腔黏膜状况。

希望大家都能够重视自己的口腔黏膜健康：像善待牙齿一样善待你的口腔黏膜，有了关爱才能拥有健康的口腔黏膜，有了健康的口腔黏膜才有健康的生活!

口腔溃疡简易护理法如下。

（1）口腔生溃疡时，可用生理盐水或小苏打水漱口，也可选用合适的漱口水漱口，有延缓复发、促进愈合的作用。

（2）溃疡面可用蜂蜜涂抹，不宜经常使用激素类药物（贴）涂抹。

（3）如果口唇干燥、干裂，可用湿毛巾热敷。

（4）选用儿童牙膏刷牙。

⑥1 说说三叉神经痛

陈敏洁　柴　盈　口腔外科

针扎样的痛!电击样的痛!刀割样的痛!一阵阵的痛!当你听到有人这样形容自己的疼痛时，也许那人便得了一种称为"三叉神经痛"的疾病。有人称之为"天下第一痛"，曾有人这样形容这种疾病："如果一个生过孩子的女人患了三叉神经痛，那么她一定会说三叉神经痛比生孩子还痛。"

三叉神经痛发生在哪里?

三叉神经为第5对脑神经，也是面部最粗大的神经。主要分为3个分支：眼支（V1）、上颌支（V2）以及下颌支（V3）。每个患者累及的范围均不相同，但95%~98%的患者发生于一侧。如果超出这个范围，须考虑为其他疼痛。

三叉神经痛又是什么表现?

患者对三叉神经痛的描述都是很锐性、很剧烈的疼痛。典型的三叉神经痛患者每次发作时间不超过2min，有明显的间歇期，不发作的时候与常人无异。部分患者发作前常无明显预兆；另有部分患者可在洗漱、讲话或进食时诱发疼痛；少数患者可先表现为突然紧张、双目凝视；正在与人谈话者会突然终止，用手掌或毛巾揉搓颜面部，以期减轻疼痛；有的不断做呗口唇、咀嚼动作；严重者伴有面部肌肉呈反射性抽搐，口角牵向一侧，又称"痛性抽搐"。

三叉神经痛多发生于中老年人，发病年龄高峰在50~70岁，其发病率约为4/100 000，在中国发病人群中女性多于男性。

可以行影像学检查诊断三叉神经痛吗？

目前，对于三叉神经痛的诊断方法以询问患者临床表现为主，表现在以下几个方面：①疼痛的性质（针刺样痛或电击样痛）；②疼痛是如何引起的（有明显诱因，如洗脸、刷牙、进食时或患者面部特定区域内的轻微碰触而诱发疼痛）；③疼痛发生的时间、持续时间（夜晚入睡后无明显疼痛；每次发作持续时间短，仅数秒至两分钟）；④疼痛范围（三叉神经分布区域内，不超过面中线）。因此，患者精准地描述症状是对医生最大的帮助，医生的体格检查也是以排除其他可能疼痛为主要目的。

目前，常用的影像学检查，如牙X线片、CT、磁共振等都用于辅助诊断，主要作用是排除面部的其他疼痛，如蛀牙、关节病及鼻窦炎等；对三叉神经痛的病因寻找也有辅助作用，如肿瘤、血管压迫及骨管狭窄等。必要时可行诊断性的药物治疗。

为什么会得三叉神经痛？

三叉神经痛根据病因的不同，可分为原发性三叉神经痛和继发性三叉神经痛。继发性三叉神经痛是指由于颅内外各种器质性病变引起的三叉神经继发性损害而致的疼痛，多见于40岁以下的患者，常可通过神经体格检查及影像学检查明确诊断。原发性三叉神经痛是指临床上找不到确切原因、无器质性病变的三叉神经痛，其病因至今仍不明确，尚无统一认识。中医学根据中医学理论基础，考虑三叉神经痛是二阳经筋受邪所致。而现代医学中的"微血管压迫学说"得到多数学者的认同：颅内的三叉神经根受到血管的搏动性压迫，可通过某种特定序列的磁共振检查明确，80%左右的患者可得出阳性结果。

不动刀进行治疗可以吗？

对于三叉神经痛的治疗，疾病早期首选药物治疗，初次治疗的有效率达70%~80%。目前，用于治疗三叉神经痛的一线药物主要为卡马西平以及奥卡西平，其指导用量分别为200~1 200mg/d及600~1 800mg/d。当一线药物作用不大或者有严重不良反应时，可以尝试应用二三线药物，如普瑞巴林、加巴喷丁、苯妥英钠等。这类药物最常见的不良反应是过敏、头晕、嗜睡、走路不稳、记忆力减弱等，因此服用时应小剂量起始、逐步加量，以避免发生不良反应。长期服用治疗三叉神经痛的药物的主要不良反应是引起白细胞计数降低和肝功能损伤，需要每年验血监测，一旦发现，应停用药物，即可恢复。因此，对药物治疗有效的患者仍推荐持续、定时定量的药物口服，剂量可根据疼痛程度增减。

疼痛发作期还可以神经注射封闭治疗，多数会采用不损伤神经的药物；特殊情况下也可以使用神经损伤性的药物，如无水酒精或多柔比星，但是会遗留面部相应部位的感觉丧失。

另外，对于部分年龄较大或不能耐受手术治疗的患者，可选择进行立体定向放射治疗。最常见的为长X线及伽马刀治疗，术后有效率可达70%~85%，尤其适用于年老体弱的患者。

三叉神经痛的手术可怕吗？

当患者在药物治疗一段时间后，疼痛仍不能得到有效控制，特别是应用大剂量一线药物后疼痛控制效果仍不满意，或者对于药物有严重的不良反应，就需要进行手术或其他治疗。有研究指出，有超过半数的患者最终需要通过手术或者其他治疗才能有效控制疼痛。

根据三叉神经痛的病因及影像学检查，手术方法中以能解除病因的为最佳方法，如骨管减压、去除压迫的牙齿牙骨质瘤等。

对于存在血管压迫的患者，推荐进行三叉神经微血管减压术（MVD）治疗。这种手术的优点在于手术效果较为可靠，5年有效率至少可达85%；较少遗留永久性神经功能障碍，并能较好地保存面部感觉。缺点在于手术需要开颅，存在一定风险；对于患者的全身情况有一定要求，要求其能够耐受麻醉及围手术期过程。

对于术前检查没有提示明显血管压迫的患者，可推荐半月神经节射频温控热凝术（RFT）。这种手术是对三叉神经半月节进行热凝破坏，从而达到"以麻代痛"的效果。优点在于手术创伤小、时间短，若一次不成功或者复发，可重复多次进行治疗。其缺点为，由于破坏了神经节内的神经元细胞，无法修复，术后至少98%的患者出现不同程度的面部感觉障碍；也有个别患者不能耐受术后的面部感觉异常。

总结一下，三叉神经痛的治疗可以分为以下步骤。

（1）三叉神经痛的确诊。

在三叉神经分布区域内突发的剧烈疼痛，根据患者描述的疼痛性质、疼痛是如何引起的、疼痛发生的时间、持续时间、疼痛范围等，判断是否为三叉神经痛。辅助影像学检查，如三叉神经颅内核磁共振、颌面部CT等检查，以明确病因。

（2）治疗。

①药物治疗。一线用药：卡马西平（200~1 200mg/d）、奥卡西平（600~1 800mg/d）。二线用药：巴氯芬、苯妥英钠。三线用药：加巴喷丁、普瑞巴林、托吡酯。

②非药物治疗。应用大剂量药物（一线药物或者3种以上不同药物）后疼痛控

制效果仍不满意；或者对于药物有严重的不良反应，如严重的头晕、肝肾功能损伤时就需要进行手术。

微血管减压术（MVD）：适用于身体状况较好者，颅内存在三叉神经感觉根的血管压迫，术后疗效好且可较好地保存面部感觉，但创伤相对较大。

RFT：适用于年龄较大的患者以及无明显三叉神经感觉根血管压迫的患者。其创伤较小，时间短，可重复多次进行治疗，但术后患侧可出现面部麻木、面部感觉功能破坏。

立体定向放射治疗：该方法无创伤，适用于高龄患者及身体状况差、无法承受全身麻醉者，但费用较高，疗效不如前两者。

62 青春期面型突变的真实原因

杨　驰　口腔外科

俗话说，"女大十八变，越长越好看。"可是对于有些人来说，青春期的突变却像一场"噩梦"，出现下巴后缩、偏斜、龅牙等颌骨发育障碍，颜值直线下降。有些人即使经过牙齿正畸治疗，过一段时间后仍然会复发，牙齿咬合和面型发育仍不理想，这种"顽固"的面型突变几乎成为青春期的"魔咒"。

如果出现这种情况，建议进行关节-颌骨-咬合的联合治疗，这是因为：

颌面发育畸形与颞下颌关节盘移位密切相关，单纯的牙齿正畸治疗不能解决所有问题。

近十几年来，国际上开始将关节-颌骨-咬合作为一个整体来进行联合治疗。有效的联合诊治团队，能够为患者制订全面的治疗计划，达到关节-颌骨-咬合三者的平衡关系，解除关节疾病带来的痛苦，恢复患者良好的面型和咬合关系。

颌面畸形的祸根

一张漂亮的脸蛋，一定是五官比例协调、颌面端正的，而颌骨、牙齿的发育协调，直接决定着"颜值"高低。从解剖上讲，颞下颌关节、颌骨和牙齿咬合是一个整体平衡系统，三者相互影响，严重的关节疾病都有可能引起颌骨畸形和咬合错乱，出现下巴歪斜、后缩等不美观的面型。

颞下颌关节盘移位与颌面畸形的关系密切。美国的数据显示，前来进行牙齿正畸的人群中，80%下颌后缩的患者都存在颞下颌关节盘移位的问题。另一方面，从关节病门诊来看，关节盘移位的患者中，82%都存在下颌单侧缩小（偏颌）、双侧后缩（小下颌）等问题，而这些患者中，还有不少患者存在打呼噜甚至睡眠呼吸暂停等严重问题。

所以，在治疗中不能仅考虑关节疾病，还要同时统筹考虑有没有颌骨畸形和咬合错乱。反过来看，也要检查牙齿正畸的患者有没有颞下颌关节病变。

颞下颌关节盘移位的原因较为复杂，国内外也尚无统一观点。早在1966年，荷兰的一位学者发表了第一篇关于髁突吸收的论文，提出了突发性（即不明原因）的髁突吸收问题。美国研究者认为，颞下颌关节盘吸收的80%~90%发生在女性，且青少年多见，因此推测与雌激素受体相关。

颞下颌关节盘移位有雌激素等全身因素，但更主要的是局部因素，目前多认为是由于口颌系统功能运动不协调引起关节囊内压力变化，关节囊松弛，造成关节盘移位。而关节作为下颌骨运动的轴心，也是下颌骨的发育中心，与颌骨-咬合关系密切，所以关节-颌骨-咬合多作整体考虑，病因互为因果，治疗也应全面体察。

颞下颌关节盘移位有哪些症状呢？

比如有些人因多种原因，如咀嚼习惯（吃硬的东西、嘴巴张得大、单侧咀嚼）等，导致颞下颌关节韧带受损，控制不了下颌运动，出现张口受限、疼痛、关节杂音等症状。关节盘移位分为可复性和不可复性，一般有关节弹响声音的属于可复性的。但随着弹响声音越来越闷甚至逐渐消失，进一步发展为关节卡住的情况，就提示关节盘移位向不可复性发展了。

随着关节盘移位，髁突应力增加，打个比方，颞下颌关节盘就像鞋底，起到缓冲的作用。如果关节盘移位了，就如同光脚踩在石头地上，时间长了会导致髁突骨吸收，下颌骨的发育受限，下颌骨慢慢后缩，上颌骨相对前凸，这也让不少人认为是"龅牙"问题，但事实并非如此。在青少年中，出现颌骨偏颌、缩颌、咬合紊乱等颌骨发育障碍，而30%~40%的人感觉不到疼痛，不知不觉中骨头被吸收，继发牙颌面畸形。

关节-颌骨-咬合的联合诊治

颞下颌关节盘移位的治疗方法大致分为两个学派。一方学说认为颞下颌关节盘区组织可进行自我适应性改建，所以建立通过咬合治疗、理疗等方法进行患者的自我改建的促进治疗。另一学派倡导进行关节—颌骨—咬合的联合治疗，我们支持后一观点。

造成偏颌、缩颌等颌骨畸形及深覆牙合、深覆盖等咬合紊乱的问题，从根本上说是由于关节盘移位造成髁突骨吸收引起，而通过关节镜、开放手术将关节盘复位至健康位置，能够促进髁突再生，从根本上消除病因，解决由关节盘移位引发的颌骨–咬合畸形，再配合正畸（或正颌）治疗，能够达到关节–颌骨–咬合三位一体的平衡。

以前，针对关节–颌骨–咬合这三个系统的疾病，由关节专科、正颌外科、口腔正畸科分而治之，效果不佳。牙齿正畸治疗后，关节盘移位的病因还在，牙齿错合还会复发。美国专家的相关研究发现，正畸患者，有关节盘移位的，复发率达29%，而没有关节盘移位的复发率只有1%。

上海交通大学医学院附属第九人民医院（九院）口腔外科作为全国最大的颞下颌关节治疗中心，年诊治患者超过1万名。从2009年开始，九院口腔外科建立专职正畸医师团队，负责关节患者的辅助正畸治疗，能够为患者制订全面治疗计划，进行关节–颌骨–咬合的联合治疗。这一联合治疗模式，是理念与技术的创新，曾在多个国家做过现场手术演示及视频演示，吸引了欧美等国近百位医生前来进修学习。

临床医生在处理这类疾病时，不仅要心到，手也要到。既要有理念，也要有技术。在关节镜下对关节盘进行松解、复位、缝合固定。微创手术只需要15~30分钟，短期复位率达到99%，远期复位率达到88%，疗效稳定。对于关节吸收严重甚至坏死的，我们可结合数字医学为其定制人工关节进行治疗。

经过关节盘复位手术与没有手术干预的患者的对比研究显示，在10个月的观察期中，67%没有任何手术干预的患者颌骨会下降1毫米以上，关节骨位置形态改变，使复位手术难度增加。而经过关节盘复位手术的患者，80%的患者有新骨形成，面型得到改善。应该强调，每个案例都应以核磁共振检查作为诊断标准，需定期复查，最长可做10年随访。

很多正畸治疗失败的"丑小鸭"，通过关节盘复位手术，一转身变成了"白天鹅"。有的患者从十一二岁开始做正畸治疗，直到十七八岁，辗转五六家医院，每次正畸治疗后半年至一年就会复发，出现牙齿开𬌗、下巴后缩的症状。通过关节镜微创手术，对关节盘移位进行复位后，从根本上解决问题，新骨形成，下颌骨开始向前伸，半年后关节情况稳定后再做牙齿正畸治疗，不仅正畸疗效稳定，也利于颞下颌关节的健康。

关节盘移位究竟何时需要进行手术治疗？《国际共识》认为，出现关节盘移位的患者，应先使用非手术疗法，如咬合垫治疗、理疗、药物放松肌肉等，在使用非手术疗法6个月无效之后再应用手术治疗。我们认为，青少年期，因生长发育迅速，非手术治疗或单纯观察往往会引起较大程度的髁突骨吸收，应及时进行关节盘手术复位，为髁突新骨形成创造良好条件，能进一步起到改变面型的效果。而成人骨吸收量不太多，但是骨关节炎发病率高，此时治疗目标应主要针对骨关节炎。

63 反复唾液腺肿大发炎，或是结石作怪

俞创奇　口腔外科

肾结石、胆结石见多了，你有听说过"唾液腺"里也会有结石吗？

唾液腺导管结石，也称"涎石"，在临床上并不少见，主要发生在下颌下面的下颌下腺和耳垂周围的腮腺。一旦发生，可能会引发腺体发炎。特别是因腮腺导管结石引发的腮腺炎和民间通常所说的"大嘴巴"外观表现有些相似，但发病原因却完全不一样，容易被混淆。

有些患者反复出现耳垂周围或者下颌下面肿痛，发作时就到医院打点滴消炎，肿痛缓解了就当没事了。其实这种抗炎治疗主要是控制局部感染，只能治标。待症状消失后，需要进一步寻找发病原因，并积极去除病因，以防止再次发作，避免造成不良后果。

导管阻塞不通引发炎症

引起唾液腺发炎的原因有很多种，可能是由细菌或病毒感染、免疫功能异常引起的，也有可能是导管因各种原因阻塞引起的。

民间俗称的"大嘴巴"，是由流行性腮腺炎病毒引起的急性传染性疾病，可以通过唾液飞沫传播，传染性很强，并可累及身体其他部位，出现相应的并发症。

流行性腮腺炎是腮腺炎中比较常见的一种疾病，儿童更易感染，但并不是说成年人就不会感染。只是流行性腮腺炎属于"终身免疫型"疾病，一般感染过一次后，因人体内产生了针对病毒的抗体，一般不会再次发病。

由于儿童感染率高，很多人小时候已经感染过，具有了对流行性腮腺炎的免疫力，才有了"大人不会感染流行性腮腺炎"的错觉。目前，流行性腮腺炎可以通过疫苗预防，因此俗称的"大嘴巴"，临床上反而相对见得少了。

因此，并非所有碰到的"大嘴巴"都是流行性腮腺炎引起的。医院里常会有一些反复"大嘴巴"的儿童，总是在发炎、打点滴抗炎中往返。这种反复发作的腮腺炎，通常是由细菌逆行性感染、腺体分泌异常以及全身疾病引起的，与病毒引发的流行性腮腺炎并不是一回事。

人体的唾液腺由大唾液腺和小唾液腺组成。大唾液腺有3对，为腮腺、下颌下腺和舌下腺。感染容易发生在腮腺和下颌下腺，因为它由导管和口腔内相通，细菌和异物可以逆行进入导管。常见的唾液腺炎主要有两种：一种是上面提及的慢性复发性腮腺炎，儿童较为多见；另一种是慢性阻塞性腮腺炎或下颌下腺炎，顾

名思义,就是由导管因各种原因阻塞引起的感染。

哪些原因可以引起唾液腺导管阻塞呢?较常见的是导管内结石,是因为口腔内的东西逆行进入导管引起的,最常见的是鱼刺或细小食物颗粒,进一步可以导致结石形成,引发感染。

新近的研究发现,导管内慢性感染引发的黏液样栓子也会引起导管阻塞。还有就是局部损伤引起的,比如腺体导管口被硬性食物划伤,或者是腮腺导管口不小心被邻近牙齿咬伤,会导致导管口出现瘢痕性狭窄,唾液分泌受阻,进一步引发导管不规则扩张。

至于唾液腺导管内为何会出现结石,这可能与它们的特殊解剖结构和唾液成分有关,确切原因尚不完全明了。

所有唾液腺都会产生结石,下颌下腺最为常见,腮腺次之。而腮腺结石引发的腺体肿大,往往会被误认为病毒引起的"大嘴巴"。临床上,这样的情况并不少见。随着诊断技术的进步,特别是涎腺镜的出现,能够更直观和明确地了解唾液腺导管内发生的情况,特别是一些微小结石。

发生在唾液腺导管内的结石数量可以是几颗到十几颗不等,有些大的结石有2cm长。很多患者唾液腺炎反复发作,总是没法断根,可能就是这个原因。

无论是何种原因引发的唾液腺发炎,都要积极找到病因、对症治疗、去除病因才行。否则,每次发炎都只是抗炎,找不到病因,那只是"治标不治本",并且会影响腺体的正常分泌功能。

值得注意的是,儿童反复腮腺区肿痛要加以重视。儿童本身就是复发性腮腺炎的高发对象,而腮帮子一肿就很容易被误认为是流行性腮腺炎。流行性腮腺炎一般情况下只会感染一次,如果反复出现"大嘴巴"的情况,还是要及时就医,寻找发病原因。要了解患儿的腺体结构和功能情况、口腔及咽喉部有无感染存在、全身的免疫功能有无异常等。

需要提醒的是,导管结石也会发生在儿童,同时要关注儿童的饮食结构和作息情况。感染的发生往往是由多种因素综合而成的,单一的抗感染治疗往往效果并不理想,平时应该加强预防意识,通过合理饮食、注意口腔卫生和增强唾液分泌功能,减少疾病的发生。

女性患者警惕干燥综合征

口干舌燥,水杯不离手。有一种反复发生的腮腺炎,就会让人有这种痛苦的经历,那就是干燥综合征,又称舍格伦综合征。

干燥综合征是一种自身免疫性疾病。患者经过各种检查后会发现多个唾液腺受累,血液检查显示一些免疫指标异常,出现自身抗体。这是一种较为少见的疾病,会影响身体多个脏器,以往很多人对此病都不甚了解或不重视。

干燥综合征诊断较为复杂,需要从临床、病理和免疫三方面综合确认,目前专门诊治和研究这个疾病的单位也不多。这个疾病主要表现之一是唾液腺肿大,特别是腮腺肿大,同时因唾液分泌减少而出现不同程度的口干。长期的口干,又会引起多发性龋齿和口腔黏膜损伤,泪腺也会受到牵连,出现眼干症状和角结膜炎,有些患者还会伴有其他自身免疫性疾病。如果不规范治疗、不积极控制,最终部分病例可能演变成淋巴瘤。

虽然干燥综合征目前尚无根治的方法,但可以控制疾病的发展,减少并发症。常用的方法是免疫抑制治疗、免疫调节治疗、中医药治疗、手术治疗等。治疗方法的选择需要根据不同的临床表现综合考虑,关键还是要早发现、早治疗,以免出现各种并发症,甚至恶性病变。

特别是中老年女性,如果出现较长时间的口腔或眼的干燥、多个牙齿同时龋坏、唾液腺或泪腺出现肿大或呈多发性结节状,就要警惕,需要去医院做相关检查,明确原因。

能够引发腮腺肿大的,还有其他一些疾病,比如放射性腮腺炎、过敏性腮腺炎和腮腺良性肥大等。医学中有太多需要我们去研究和探索的问题,而患者的病痛和疑问,就是我们迫切需要研究和解决的问题。

64 缺牙及时修补,残牙切莫强留

蒋欣泉　口腔修复科

对牙齿缺失后的修复问题,很多人容易走进两个极端:一是牙齿即使缺损、缺失了也不去医院,等掉光了再说;二是残留的牙齿不好了也硬要保留。其实,这两者都存在误区。我们要正确面对牙齿的缺失,既不能放任不管,想着装满口假牙"一次性解决",也不能固执己见,对已经失去功能的残牙"一保到底"。

牙齿缺失长期不修复将降低生活质量

牙齿缺失,特别是后牙(磨牙)的缺失,会大大降低咀嚼能力,造成前牙负荷过重,引起余留牙松动、过度磨耗等问题。缺牙长期不行修复,缺失间隙两旁邻牙就会失去制约,逐渐向缺牙间隙发生倾斜或者移位,严重者可产生咬合关系紊乱。而缺失牙对颌的牙齿也会因为失去垂直向对抗力而向缺牙部位移动伸长,最终使缺牙间隙逐渐变小。牙齿缺失后长期不修复,大大降低了生活质量,还可能大大增加义齿修复的难度。因此，一旦有任何牙齿的缺损或缺失，不能拖着或"放任自流"，应及时到正规医院进行检查和治疗。

当患有牙齿疾病时应给予充分重视，及时就医去除病因，阻止疾病发展。若未及时治疗，疾病发展到一定的程度后可能导致一系列问题，需要口腔修复科来解决。例如，牙体缺损（由于各种原因引起的牙体硬组织不同程度的外形或结构的破坏或异常）、牙列缺损（指牙列中有数量不等的牙齿缺失）、牙列缺失（指上颌、下颌或上下颌牙齿全部缺失，其原因以牙周病、老年生理性退变较多）。

丧失功能的残牙不拔，后患无穷

有些患者抱有侥幸心理，对口腔里还有几个残根残冠格外"珍惜"，想先把假牙装上能吃东西，其实这个想法也不完全正确。咀嚼功能的恢复是义齿修复的重要目标，在义齿修复之前需要进行全面的口腔检查，能够保留的残根、残冠应尽量保留，但对于无法保留的残根、残冠及牙周情况很差的牙齿，需要拔除；龋病、楔状缺损需要充填治疗；口腔卫生欠佳、牙石较多者需要牙周洁治、刮治治疗。很多老年朋友口内牙齿剩余不多的时候，对存留牙齿格外地珍惜，即使牙齿情况很差，也坚持不肯拔牙。殊不知，这些无治疗价值牙齿的存留不仅不能帮助咀嚼，反而会影响义齿的固位和功能的行使。

口腔修复方式多样，选择要因人而异

口腔修复的常规方法有3种：一是活动修复，利用天然牙和黏膜作为支持，由起固位作用的卡环、修复缺失牙的人工牙、起分散咬合力及连接作用的基托和连接体组成的一种修复体，患者每天需自行取戴；二是固定桥修复，利用缺牙区一侧或两侧的天然牙作为基牙，用黏固剂将义齿固定在基牙上，是患者不能自行取戴的一种修复体；三是种植修复，采用人工材料种植体，经手术方法植入牙槽骨组织并获得牢固的固位支持。

修复方式复杂繁多，能否选择自己心仪的修复方式？要视患者的口腔情况而定。患者的情况各不相同，适合个体的修复方案可能只有有限的几种。尤其是口腔内牙体缺损、牙列缺损并存的复杂情况时，患者应该到正规的口腔医院进行检查及制订个体化修复方案。有经验的医生会为患者制订可行的几种方案，每种方案各有优缺点，患者应根据自己的身体状况、经济情况及时间安排与医生进行讨论，在其中选取最合适的方案。

用"真"替代"假"，或将是未来发展方向

再生医学利用先进材料、干细胞及有助于促进组织修复的因子，可望获得缺损组织生理性的再生，如颌面部的颌骨、牙齿等。21世纪是再生医学的时代，我们的研究目标就是希望将再生医学与口腔修复结合，来恢复患者的口腔功能。

虽然现在离临床的应用还有距离，但再生医学与口腔修复的结合在医者的教科书上已有所提及。国际学者公认这个研究是新的发展方向，能用"真"的组织去替代"假"的修复体，其未来具有美好的发展前景，将为口腔修复临床治疗开辟一条崭新之路。

随着科技的进步，无论是纳米技术、激光技术及计算机科学的发展，还是全瓷材料、人工牙种植体的出现，都促进了口腔修复的发展。口腔先进技术与材料的进步及循证医学指导口腔修复的理念，改变了口腔修复医学的传统观念与治疗方式，大大提升了修复体的质量与精度，改善了患者的就诊体验，缩短了诊疗时间，从而获得更加满意的治疗效果。

比如，微创修复技术为我们提供了新的选择。其中，漂白治疗为牙色不佳的患者提供了无创美白手段，超薄瓷贴面可以少磨牙乃至不磨牙，为患者提供美观与功能俱佳的修复体，同时保护了患者自身的牙体组织；由口腔修复医生制订方案，以恢复美观和功能完美统一的修复主导型种植治疗理念，逐渐在口腔种植医学中推广，并得到了患者的认可；计算机辅助设计（CAD）与计算机辅助制作（CAM）在口腔修复中的应用，包括对于口腔内软硬组织数字化信息的采集、重建，修复体的软件设计，以及最终的自动化制作，它将彻底改变传统的诊疗模式，为患者提供更为便捷和高效的医疗服务；而再生医学将帮助人类实现修复口腔颌面部缺失组织、治愈口腔疾病的梦想。

65 缺牙四大危害，影响全身健康

孙　健　口腔修复科

因为龋齿、牙周炎或者外伤等原因，掉了一颗或几颗牙齿，你会不会去口腔科装假牙呢？相信有一部分人会选择去装假牙，但也有一部分人会觉得"缺几颗牙齿没多大关系"而听之任之。

我国最近一次即第四次（2017年）全国口腔健康流行病学调查结果显示：35~44岁的青壮年人群中约有1/3存在牙齿缺失；55~64岁人群中约有50%的人存在牙齿缺失；65~74岁老年人群中80%左右的人存在牙齿缺失，其中大约有一半人群没有进行修复。65岁以上人群中，还有5%~10%的无牙颌（全口缺牙）患者，这类人群根本无法正常咀嚼食物。由此可见，居民对缺牙的重视度还不够，口腔保健意识有所欠缺。

缺牙四大危害，影响全身健康

现在，各种美味丰富诱人，"吃货"也不少，但是缺牙就会影响口福，生活质量也会因此下降。

缺牙的主要危害是影响咀嚼功能，除此之外还会影响美观、发音及吞咽等。

1）影响咀嚼功能，影响营养吸收

口腔是消化系统的第一环，口腔功能下降，食物的消化就会受到影响，从而导致营养吸收不良。牙齿的主要功能是咀嚼食物，经过牙齿的切割、研磨作用后，食物成为细小的颗粒，然后通过食管进入胃中，在含有消化酶的胃液作用下被消化，最后成为营养物质被胃肠道吸收。这是人体赖以生存的"养料"来源，是维持正常生理功能的物质基础。

不要以为"缺几颗牙齿不要紧，照样能吃东西"。牙齿缺失会造成不同程度的咀嚼能力下降甚至丧失，进而影响人体对于营养物质的吸收。国外有研究发现，牙齿缺失的人群装了假牙之后，其营养摄取状况会得到明显的改善。

2）影响美观

牙齿缺失，特别是前牙的缺失对美观的影响显而易见，后牙的缺失也会影响美观。

由于牙齿缺失之后会出现相应部位牙槽骨的萎缩，进而引起软组织凹陷甚至脸颊塌陷。一侧磨牙缺失后，有些人就靠没有缺牙的一侧咀嚼，临床上称之为"单侧咀嚼"。长此以往，导致一侧咀嚼肌发达、一侧咀嚼肌萎缩，从而出现"大小脸"。而且，习惯单侧咀嚼的人，颞下颌关节的正常运动也会受到影响，出现关节弹响声、张嘴受限（嘴巴张不大）等问题。另外，由于长时间的后牙缺失，缺乏支持，会引起面下1/3变短。这些都会影响美观。

3）影响发音

众所周知，前牙缺失会导致说话"漏风"，影响发音。而很多人不知道的是，专业的音乐工作者、教师等特殊职业者在缺牙时，会更加敏感地发现牙齿缺失对发音细节的影响。我们在做牙齿修复的时候也特别注重恢复牙齿的正常形态，这对于发音的精准性也非常重要。

4）影响吞咽

有些牙齿的缺失对吞咽时的闭合动作会有一定的影响，患者会感觉吞咽没有之前有力了。

不同部位的牙齿，具有不同的作用，是不是有些"作用不大"的牙齿缺失了，就不要紧呢？

后牙承担了大部分（60%~70%）的咀嚼功能，主要是起研磨作用。前牙承担的咀嚼功能较少，但具有切割作用。总之，前牙和后牙各司其职，都不可或缺。

中间牙齿的缺失会引起缺牙两侧的牙齿发生倾斜，对颌牙齿也会伸长，这就是所谓"一颗牙齿的缺失影响多颗牙齿"。而且，不同部位的多颗牙齿缺失，如不及时修复，多个牙齿"走位"，正常的尖窝关系消失，牙齿排列不齐、歪七扭八，会导致错颌的发生。严重者，咀嚼时只有某几个点在相互接触，导致颞下颌关节发生紊乱，咀嚼功能下降。出现这种情况后，再想要重建正常的咬合关系，调整到舒适的位置，就很困难。在临床上往往需要花更多的精力和时间，治疗费用也会增加。

老年人缺牙，不一定要装"全"

有一种"8020"的说法称：80岁时有20颗牙齿就能满足基本的咀嚼功能需求。那么，老年人缺牙一两颗，还能正常进食，是否一定要装牙呢？

严格意义上来讲，除了第3磨牙（智齿）以外，其他牙齿的缺失，都必须要装牙。"8020"的说法背后是一种"短牙弓"的概念，但"短牙弓"需要满足几个条件：

（1）65岁以上人群，第2磨牙上下左右对称性缺失，其他牙齿没有缺失，且剩下的24颗牙齿牙体、牙周情况较好，或已经过治疗处于相对稳定的状态，同时维持了正常咬合关系，这种情况确实可以不装假牙。

（2）75岁以上人群，第1、第2磨牙都缺失，如果剩下的20颗牙齿牙体、牙周情况较好，或已经过治疗处于相对稳定的状态，又能维持正常咬合关系，也可以考虑不装假牙。

因此，老年人牙齿缺失，有时候不必装"全"。在给老年人做口腔修复时，曾为他们重建到第5、第6颗牙齿，这样足够老年人咀嚼功能的维持。对于这类口腔最里面牙齿缺失的状况，临床上称之为"末端游离缺失"，通常采用活动假牙予以修复。但对于这类牙列缺损来说，活动假牙的稳定、支持等相对较差，虽然可以恢复一定的咀嚼功能，但会带来一些不适的症状，造成余留牙的损害等其他问题。目前的种植修复技术已十分成熟，对于这类"末端游离缺失"，可采用种植修复方案来获得较为理想的治疗效果。但很多老年患者存在心血管系统疾病、糖尿病等种牙禁忌证，而且牙槽骨萎缩的情况也很常见，种牙的条件相对较差，往往需要增加额外的手术，且治疗时间、费用也会增加。对于这类老年患者来讲，也需要考虑性价比。

假牙没有最好，只有最合适

很多人在装假牙的时候，都想要了解哪种假牙好？

现在信息发达，老百姓从各种不同的途径得知哪种假牙好，就想要装哪种假牙。装牙是一种医疗行为，不是你想装什么牙就可以装什么牙，必须由专科医生经过全面的检查、评估全身状况、了解患者意愿和经济情况后，综合判断哪种方式更合适，从而制订科学规范的治疗方案。

(1)可摘义齿：俗称活动假牙。优点是制作相对比较简单，对牙齿损伤相对较小，价格相对便宜，适应范围较广。缺点是每天要摘戴，使用不太方便，咀嚼功能的恢复有限，年轻人觉得不够美观等。

(2)固定义齿：即用自己的天然牙来固定假牙。优点是义齿固定在口腔当中，无须摘戴，较为舒适。缺点是需要磨除部分天然牙牙体组织。医生应严格把握固定义齿修复的适应证，否则不但长期修复效果较差，同时会给今后的修复带来不利的影响。

(3)种植牙：是在牙槽骨中植入人工植体，一般是钛或钛合金材料。当植体和牙槽骨完成骨整合之后，再在植体上进行修复，装上假牙。种植牙可以是固定的，也可以是可摘卸的。

种植牙的出现可以说是一个革命性的进步，很好地解决了原先采用传统方法修复比较困难或者说修复效果较差的问题。同时，种植修复也可以和传统修复方式相结合，提升修复效果。

没有一种方法是万能的，不能迷信种植牙。在选择修复方案前，一定要进行综合考量。

此外，在材料的选择方面，老百姓也存在误区。有些人听说钛材料好，就要求做钛板；有些人听说全瓷好，就要求做全瓷牙。这些了解都是不完全的。最重要的是，一定要通过医生的临床检查，给出综合治疗方案后再考虑材料的选择。不同的治疗方案适合的材料也不同，应在专科医生提供的范围内进行选择，而不是先入为主地自行选择。材料并不能起决定性作用，科学的治疗方案的制定才是修复成败的关键，以及保证长期修复疗效的最主要因素。

66 全身麻醉下的儿童牙病治疗

叶 玮 口腔预防科

孩子患有口腔疾病需要进行全身麻醉（全麻）治疗时，很多家长都会有些担心和焦虑，全麻会不会对孩子生长发育有影响？会不会影响智力？治牙有没有必要全麻……

全身麻醉是什么?

全身麻醉简称为全麻,是通过呼吸道或静脉、肌肉将全麻药物注射入体内,使患儿进入无意识状态。全麻手术时,首先让小朋友吸入气体睡着,再进行气管插管等操作。现在儿童全麻手术已经发展为一项比较成熟可靠的方式,术中小朋友几乎没有感觉。手术前,医生会进行仔细的全身检查,排除手术禁忌证,手术全程有专业的麻醉医生进行生命体征的监测。

小朋友看牙有必要全麻吗?

一般情况下,当患儿满口蛀牙较多且无法配合治疗时均会建议选择全麻下的口腔治疗。由于患儿特别是6岁以下儿童,较难配合复杂的牙科操作过程,因而操作难度增加。此外,以往"捆绑强制"治疗不仅会使孩子哭闹挣扎、逃避治疗,治疗效果差强人意,严重时还会给孩子造成心理阴影,从此可能患上"牙科恐惧症"。

全身麻醉和局部麻醉如何选择?

局部麻醉是指通过局部使用麻醉药物,让患儿局部痛觉消失,但患儿是清醒的,可能会对医生的操作感到更加恐惧,无法配合。局麻时,患儿可能因恐惧而剧烈挣扎,如果强行治疗,会增加患儿不安的情绪,不利于后续的治疗。而全麻下,患儿像睡着了,没有痛觉。相对而言,全麻使用的麻醉药物浓度更高,代谢需要的时间更久。局麻使用的麻醉药物浓度低,一般2~3小时就没有感觉。全麻和局麻都是成熟可靠的操作,如果小朋友能配合医生操作,局麻操作是可以的,如果不能配合,可能就要考虑全麻手术。

哪些小朋友适合用全麻?

现在的小朋友蛀牙很常见,满口蛀牙的孩子也不少。所谓低龄儿童龋,是指小于6岁的儿童,在任何一颗乳牙上出现蛀牙就叫低龄儿童龋。主要是由于不良的喂养习惯、延长的母乳或者奶瓶喂养、不良的口腔卫生习惯以及乳牙的解剖和组织结构特点造成的。

还有一种常见病叫多生牙,是指正常数目牙齿以外多长出来的牙齿,在任何牙位都可能发生,但小朋友最常见的是上颌前牙多生牙。有的多生牙长出来就会被家长发现,有时就埋在骨头里只是看牙拍X片时被发现。有的多生牙会影响恒牙的正常萌出和排列位置,造成门牙牙缝或牙齿拥挤等,需要及时拔除,然后可以再选择矫正。没有长出来同时没有症状的,可以暂时不处理,定期复查就可以了。

有些小朋友牙齿患病情况复杂,嘴巴里有多颗牙齿需要治疗,完成全部治疗耗费的时间长,操作烦琐,其中包括补蛀牙、抽牙神经、拔多生牙等。小朋友因害怕紧张或者年龄太小不知道该怎样配合医生,有的家长没有足够的时间和精力带小朋友进行多次治疗,在这些情况下,只要小朋友满3岁、身体情况符合评估要求，都可以选择全麻治疗（不超过2个小时），在无痛、无恐惧的睡眠中一次性完成所有治疗，大大减少了就诊的次数和时间，改善了小朋友和家长的看牙体验。

哪些小朋友不适合用全麻？

对于能够配合医生进行治疗、治疗内容相对简单、年龄相对较大的小朋友，可以直接选择局部麻醉而不需要进行全麻。另外，有些小朋友患有系统性疾病，无法接受全身麻醉，也不能进行全麻下的口腔治疗。

全麻手术前家长需要做什么？

（1）为保证患儿安全，接受全身麻醉前家长应如实告知孩子的既往病史及药物史，经由麻醉医生综合评价后进行全麻治疗。

（2）患儿麻醉前需严格禁食6小时，禁水4小时。

（3）全麻术前应进行下列实验室检查：血常规、肝肾功能和胸透或X线胸片检查。对需要治疗的牙齿拍摄X线片（全口牙曲面断层片或CT片）。

（4）当出现下列情况时应取消或延期手术：①出现发热，咳嗽流涕等上呼吸道症状；②口腔受伤或感染；③正在服用影响凝血或伤口愈合的药物。

全麻手术的流程是什么？

一般分为以下几个流程：

经口腔科医生评估孩子须全麻下治疗→行一系列身体检查，麻醉科医生判断孩子通过全麻术前评估→手术当日签署相关知情同意书后开展手术→麻醉师行全麻诱导→在麻醉师监控下，孩子全麻状态下口腔科医生行相关牙科治疗→麻醉师行麻醉苏醒→手术后观察。

全麻安全嘛？

儿童全麻目前已经是一种非常成熟可靠的麻醉方式。全麻治疗需要专业的麻醉医生来进行操作，治疗过程中也需要麻醉医生进行生命体征的全程检测，麻醉医生会全力保障孩子的健康安全。虽然全麻牙科治疗这几年才开始在一些医院诊所开展，但儿童全身麻醉在其他如儿童胃肠道外科手术、儿童腺样体扁桃体摘除术中早已运用。

全麻会影响小朋友智力吗？

小儿神经系统尚处于发育阶段，美国FDA曾警告"3岁以下接受麻醉可能产生不利影响"，所以一般建议3周岁以上的小儿再接受全麻治疗。全麻治疗过程中使用的药物需要身体代谢，药物排出体外需要一定时间，所以术后几天可能会有不同程度失眠和短时间记忆障碍，但很快就会恢复，不必过多担心。

67 做好口腔清洁，预防口腔疾病

陈　曦　口腔预防科

很多人觉得蛀牙、牙周炎不是什么大问题。但事实上，口腔里的"小毛小病"与我们全身健康有着不可分割的关系，而口腔清洁则是预防口腔疾病的第一步。维护口腔健康，保障全身健康。

口腔不卫生，疾病找上门

我们俗称的蛀牙，医学上称之为龋齿。龋齿是在以细菌为主的多种因素作用下，发生在牙齿硬组织的一种慢性、进行性疾病。细菌在口腔里残留的食物残渣上繁殖，使食物残渣发酵而产酸，而酸则会使牙齿被腐蚀、软化、脱钙。牙齿脱钙后，便会慢慢形成龋洞。也就是说，细菌是龋病发生的始动因素，而糖类是产生龋齿的必要条件。

龋齿刚开始的时候并没有什么不适感，仅仅是牙齿表面的颜色有些变化或者是有一些小黑点、小洞洞。只要去除掉感染的组织补起来就可以了。俗话说"小洞不补，大洞吃苦"。当龋齿渐渐发展变深，接近牙髓的感觉神经末梢时，吃冷、热、酸、甜的食物就会感到酸痛。严重时会引起牙髓炎或牙根尖的炎症，导致剧烈疼痛。这时候就不是补起来那么简单了，需要抽掉坏死的神经做根管治疗。没有了神经滋养的牙齿也不如正常牙齿好用了，会变脆，需要再做个冠（牙套）保护起来。相比补牙，要花费更多的时间和金钱。因此，龋病应该尽早治疗，才能节省时间、金钱，减少痛苦。

建议：

（1）做好自我口腔保健，包括正确有效地刷牙，去除牙齿表面的牙菌斑，并使用牙线去除牙缝里残留的食物残渣。

（2）合理膳食，减少糖类摄入。

（3）每半年到一年应去医院做一次口腔检查，这样能够早期发现龋齿并及时进行治疗，避免龋齿导致复杂疾病。

（4）在专业医生的指导下使用氟化物，保护牙齿。如果是儿童，还应对新萌出的恒牙进行窝沟封闭，防止龋病的发生。

牙龈出血是牙周病的早期表现

牙齿周围有一层牙周组织，作用是支持牙齿、将牙齿固定在骨头里，就像是包围树根的土壤一样。牙周病则是由于细菌引起了牙齿周围组织的炎症，从而导致牙槽骨逐渐吸收，就像树根周围的土壤流失，最终导致牙齿的松动。

牙菌斑是引起牙周病的罪魁祸首。牙菌斑里的细菌侵入牙周组织，引起牙周组织的炎症反应。如果牙菌斑一直没有去除，久而久之，和牙齿表面的其他沉积物一起钙化就会形成坚硬的牙结石，牙结石表面粗糙，而且更加不易去除，容易附着牙垢，从而形成恶性循环，成为细菌繁殖的温床，不断破坏牙周组织。

做好口腔清洁，可以有效地去除牙菌斑。但是，牙结石无法像牙菌斑一样用牙刷刷掉，需要医生用专业工具才能去除。

牙龈出血是牙周病的早期表现，这个阶段一般不会有明显的疼痛和不适，常表现为咀嚼食物和刷牙时容易出血，因此也容易被忽略。发展下去就会形成龈袋、牙周袋，一般没有明显症状，但袋内比较容易积存食物残渣和细菌，因此常常会发生感染，此时则会有疼痛、溢脓、口臭、牙根暴露等症状出现。炎症继续发展加重，就会出现牙齿松动，出现缝隙，甚至是牙齿脱落。建议：

（1）养成良好的口腔卫生习惯，掌握正确的口腔清洁方法，有效去除口腔内的牙菌斑。

（2）定期洗牙，去除牙结石。建议每半年洗一次牙。

（3）控制糖尿病等系统疾病，以及吸烟、酗酒等不良嗜好。

提醒：

牙周病的治疗是一个长期的过程，需要有计划、有次序地进行，最常见、最基础的治疗是清除牙齿表面的菌斑结石，也就是老百姓所说的"洗牙"，同时拔除没有保留价值的牙齿。如果牙周炎的症状严重，还需要视情况进行牙周手术，彻底去除感染的牙周组织。

当完成初步治疗、病情稳定后，还需要进行修复治疗，如镶牙、做牙冠、固定松动牙、正畸治疗等。牙周病的治疗不是一劳永逸的过程，日常的口腔卫生保健也很重要，治疗完成后还需要定期复查，一般3~6个月一次，一年左右拍摄X线片，检查口腔内的软垢、牙石、探诊出血、牙周袋等，检查发现有异常则需要再次治疗。

口腔卫生差可引起全身多种疾病

由于口腔卫生差，使细菌及其代谢产物除了在口腔内积存外，也会进入血液循环，进而引发全身的炎症反应，可能导致很多全身性疾病。

（1）目前已经被认为牙周炎是动脉粥样硬化性心脏病以及冠心病急性发作的独立风险因素之一。

（2）大量研究结果证实，糖尿病和牙周病存在共同的危险因素，而且他们之间的影响是双向的，也就是说糖尿病患者如果牙周炎控制不好，就会影响其血糖控制水平；而患者糖尿病严重，那么牙周炎也不容易好转。

（3）牙周的感染还被认为和肺炎、胃炎及胃溃疡的关系十分密切。

（4）大量研究表明，阿尔茨海默症（俗称老年痴呆症）与牙周炎之间也存在紧密的双向关系。

（5）还有一个不可忽视的事实就是对孕妇这个群体的影响，研究表明，口腔卫生差的孕妇发生早产和低体重儿的危险性比口腔健康的孕妇要高得多。

清洁口腔，不止刷牙

维护口腔清洁，是预防口腔疾病的第一步。我们每天都在刷牙，但是否真的已经做到了口腔清洁呢？殊不知，除了刷牙之外，我们还需要采用其他一些方法来保持口腔的清洁。即便是刷牙，也不见得每个人都刷对了。

刷牙不是"拉锯"

有些人怕牙齿刷不干净，就像拉锯一样横着牙刷左右来回使劲刷。这样会导致牙齿发生过度磨耗。

建议：

成人用水平颤动拂刷法刷牙可以有效清除牙齿上的细菌和食物残渣，保持口腔清洁。具体方法如下：

（1）以2~3颗牙为单位，将刷头置于颊侧牙颈部，刷毛朝向牙根的方向，使刷毛与牙长轴呈45°角，轻轻加压用力，使刷毛部分进入牙龈沟内。

（2）用短距离水平颤动的动作在同一部位数次往返，然后将牙刷向牙冠方向转动，拂刷颊面。

（3）刷完第一个部位后，将牙刷移至下一组2~3颗牙的位置，注意与前一个牙面保有重叠的区域，继续刷下一个部位。

（4）刷完上下牙齿的唇（颊）面，接着用同样的方法刷后牙的舌（腭）面，不要遗漏。

（5）用同样的方法刷牙齿的舌面，也就是牙齿的内侧面。

（6）刷咬合面时，刷毛指向咬合面，稍用力作前后来回刷。

（7）全口牙齿按照自己习惯的顺序依次刷完，不要遗漏任何一颗牙齿的任何一个牙面即可。

刷牙时间一般建议每天早晚各一次，每次至少2~3分钟。饭后宜温水漱口，配合牙线效果佳。

提醒：

牙周病患者如果有明显的牙龈退缩，出现比较明显的牙缝时，则应根据口腔医师建议，使用大小合适的牙间刷来清洁牙间隙。

进食后漱口必不可少

除了早晚各一次的刷牙之外,每次进食后漱口对维护口腔清洁也很重要。尤其午餐后大家往往没有刷牙的习惯,这个时候漱口必不可少。

建议:

(1)饭后半小时内可用清水漱口,清水漱口时温度应适宜,不应太冷或太热。

(2)取用正确的漱口水量(10~20毫升),一次性倒入口腔,禁吞服,持续漱口20~40秒,保证漱口过程中漱口水能覆盖全部口腔。

提醒:

市面上漱口水的种类很多,它们所含的成分也不尽相同,并不是所有漱口水都适合每个人。首先应该了解自己的口腔情况,由医师提供建议,来使用对自己最有效的漱口水。有些漱口水,特别是医院药用漱口水,并不适合每天使用或长期使用。这是因为口腔内有多种菌群,这些口腔正常菌群在口腔内达到了相互制衡的关系,一旦漱口水内的某些消炎成分抑制了某一特定口腔菌群的正常生长,其他菌群就会出现紊乱,从而导致口腔菌群失调,反而会导致口腔疾病的发生。

用牙线代替牙签

牙签在我们日常生活中随处可见,甚至很多餐饮店中都会提供免费牙签。当牙齿中嵌入异物时,很多人就习惯用牙签来剔除。但是,这并不是一种妥当的做法。

建议:

进食过程中感觉牙缝有食物嵌塞时,可以适当使用牙线。每天进行口腔清洁时,不光要刷牙,也要使用牙线清洁牙间隙,这样能够更全面地清洁牙齿。具体方法如下:

(1)取一段30~40厘米长的牙线,大约是前臂的长度。将牙线绕在两手的手指约第2指节处,绕两三圈,使牙线固定。

(2)用牙线清洁上牙时,用一手拇指与另一手的食指绷紧牙线,两指相距约1厘米。将牙线拉锯式地进入牙齿的邻接面,成"C"字形包绕一侧牙面,上下刮除牙面的菌斑。

(3)清洁下牙时,改用两手手指绷紧牙线,上下刮牙缝的左右两个相邻面。

使用上述方法依次清洁所有牙齿邻接面的牙菌斑。

提醒:

使用牙线后应该漱口,以去除口腔内刮除下来的菌斑和食物残渣。

定期洗牙去"顽垢"

除了每天做好自我口腔清洁外,有时候还需要口腔医生帮助清洁牙齿上的菌斑、牙结石等难以去除的"顽垢"。

建议：

一般半年洗牙一次，牙周病患者应该请口腔医师评估个人口腔状况，判定洗牙的频率，必要时可配合龈下洁治。

提醒：

洗牙并不是人人都适合的，某些疾病和特殊人群需禁忌。

（1）出血性疾病（血小板减少症、白血病、未控制的甲状腺功能亢进症等，必要洗牙时应预先使用适量抗凝血药物）。

（2）心血管疾病（活动性心绞痛、半年内发作过的心肌梗死、未控制的高血压、心力衰竭患者、佩戴心脏起搏器患者）。

（3）口腔组织局部急性炎症期。

（4）孕前期和孕后期的孕妇。

（5）急性传染性疾病（急性肝炎活动期、结核病）。

（6）其他（如口腔恶性肿瘤未处理）。

68 想当"牙套妹"也要踩准点

房　兵　口腔正畸科

每逢暑假，很多家长都会选择这个时间带孩子到医院来矫正牙齿，俗称"箍牙套"。专业上，称为正畸治疗。直观来看，就是将患者不整齐的牙齿排列整齐。其实，这个理解并不完全。我们治疗的疾病叫错𬌗畸形，牙齿排列不齐只是其中的一种临床表现，其他还包括颌骨形态大小位置的异常，牙弓间、颌骨间关系的不调以及面部畸形等。

产生错𬌗畸形主要因素——遗传因素+环境因素

遗传因素：首先由于人类的不断演化，颌骨变小，吃的食物由生到熟，由硬到软，咀嚼器官发生退化。但是这种退化并不均衡，退化最慢的是牙的数量。因此，现代人普遍存在牙齿拥挤错位。此外，个体遗传发育也可造成错𬌗畸形。诸如地包天、小下颌的患者，其父母通常具有相似的面型表现。

环境因素：包括先天及后天因素。先天因素主要发生在出生前，如母亲孕期营养代谢异常、孕期外伤及产伤等，可造成胎儿唇腭裂、先天缺牙、多生牙、颌骨发育异常等。后天因素主要指出生后由于儿童乳牙掉太早或太晚、换牙顺序不对，一些不良习惯，比如咬手指、咬嘴唇、张口呼吸等，会造成儿童牙列不齐，甚至颌骨发育畸形。

前面说的是牙的问题，表现在面部就会有凸面型、凹面型、面部偏斜不对称等。根据畸形的形成原因，我们又可以分为牙性、骨性、功能性。不同病因，矫治起来的方法和选择时机也不相同。因此对患者而言，选择合适的矫正时机就显得十分重要。

1. 乳牙期(4~5岁)

4~5岁期间的孩子，有些会出现前牙反𬌗情况，即俗称地包天。这类儿童多存在某些不良习惯，如咬手指或上唇、吐舌、有意前伸下颌等。这个阶段的前牙反𬌗问题，我们可通过大约1~3个月时间，建立上下颌骨正确的前后向关系，同时纠正不良习惯，防止日后骨性地包天加重，从而加以矫正解决。

2. 青春发育期(9~12岁)

这个阶段是儿童青春发育高峰期，通常前磨牙已替换完成。对于某些颌骨发育畸形的患者，如下颌后缩（小下颌）、上颌发育不足（面中部凹陷）伴下颌发育过度（地包天），可以通过佩戴功能矫治器，充分利用颌骨的生长潜能，从而达到改善面型美观及功能的目的。

但值得注意的是，对于下颌发育过度的患者，由于颌骨的生长趋势是无法被改变的，所以部分患者早期治疗后，前𬌗可能会再次出现，且这种"复发"是很难预测的。尽管如此，我们还是建议对地包天应进行早期治疗，促进上颌骨的生长，减轻上下颌骨发育的不调，从而降低后续治疗难度甚至避免后期治疗。

3. 恒牙期(12岁以后)

这个阶段恒牙已萌出完全，且部分颌骨发育畸形的患者经过青春期的矫形治疗，颌骨发育问题得到基本解决，故一般常见的错𬌗畸形在这个阶段都可以得到很好的治疗。但是对于严重的骨性畸形，则需等到生长发育完成后进行正颌正畸联合治疗。

4. 成人期(18岁以后)

理论上来说，牙齿矫正没有严格的年龄限制，但对于成人来说又存在很多特殊性：

（1）成人牙槽骨改建相对缓慢，因此牙齿移动速度会相对缓慢，需要的治疗时间较长。

（2）成人由于工作及社会活动的需求，对正畸美观的要求更高，因此对于矫治器的"隐蔽性"有更高的要求。

（3）成人患者常伴有其他口腔问题，如龋病、牙周病、缺牙、牙齿磨耗及颞下颌关节疾病等。因此，在开始正畸治疗前，需要对患者口腔问题进行综合评估。

（4）由于该阶段的患者生长发育已基本停止，若存在严重的骨骼畸形（如地包天、小下颌、面部偏斜），则需要通过正颌正畸联合治疗解决牙齿及骨骼的问题。

❣ 69 牙不齐容易蛀牙、牙周发炎

游清玲　口腔正畸科

拥有一口洁白整齐的牙齿，是每个人都向往的，但现实生活中牙齿长得整整齐齐的人并不多见。大家总觉得箍牙、戴牙套就是为了美观，其实不尽然，牙齿整齐与否跟口腔健康也有关系。我们平时所说的牙齿排列不整齐、牙齿长得歪七扭八，在医学上称为错𬌗畸形。

错𬌗畸形绝大部分是在生长发育过程中，由于内在（遗传）和外在（环境、功能）因素的作用，逐渐出现的一类表现。包括牙齿排列不齐、牙弓形态异常、上下咬合不良及颌面部畸形。比如常见的龅牙、我们俗称的"地包天"等，也都属于错𬌗畸形。

牙不齐也会影响口腔健康

牙齿长得不整齐，顶多影响美观，有些人并不在意，闭上嘴不就行了嘛！事实上，错𬌗畸形也会增加龋病、牙周病等口腔疾病的发病率。

错𬌗畸形的危害主要有两方面：影响美观是其中之一，另一方面还会影响口腔健康。

影响美观造成社交障碍：错𬌗畸形导致的异常容貌可能会影响社交生活，造成心理阴影，不利身心健康。

影响口腔健康：错𬌗畸形者的口腔清洁往往比较困难，牙齿刷不干净、牙缝嵌塞等，容易引起龋病、牙周病等口腔疾病，还会导致口臭等引起社交障碍的问题。咬合关系不好，也会导致下颌关节运动功能的问题，有些人会出现头痛不适。

排列整齐的牙齿不仅美观，更便于清洁，良好的咬合关系有助于口腔健康和口腔功能的维护。

宝宝4~5岁时就可以做一次正畸检查

大多数人的牙齿或多或少都有一些"长歪"，是不是都属于错𬌗畸形呢？从健康和预防医学的角度出发，乳牙萌出之后，就应该带孩子到口腔科检查，4~5岁有条件者可以找专业的口腔正畸医生，排除影响牙颌面正常生长发育的因素。

等到孩子基本完成换牙后，再次检查，如有影响美观和功能的异常，可以及时矫治。

牙齿排列基本上整齐，对功能没有影响的，可视为个别正常殆，列入正常范畴。以此为标准，2000年中华口腔医学会的一项调查显示，我国儿童和青少年错殆畸形的发生率超过70%。从理论上来讲，这部分人群都需要矫正治疗。当然，一部分人如果觉得不严重，对美观也没有很高的要求，或限于各种条件，也可以不矫正。

12岁是牙齿矫治最佳年龄？

不同年龄段都有正畸需求。

发现错殆畸形，究竟什么时候矫正合适呢？很多错殆畸形是在生长发育过程中形成的，所以在这整个过程中其实都可以做矫正治疗。矫正也没有绝对的年龄限制，小到三五岁，大到六七十岁，不同年龄段矫正治疗的需求和目标是不同的。

1) 早期干预避免牙齿"长歪"

小时候牙列发育还没有完成的时候就做矫正治疗，是为了诱导颌面部发育向正常的方向发展，也可以避免一些错殆畸形发生和发展得更加严重。

有些"地包天"、龅牙等畸形如果进行早期干预，在孩子发育过程中进行矫正治疗，可以改变发育趋势，用简单、温和的方法就能避免其往严重畸形方向发展。可以简化后续治疗，减少一些创伤较大的手术治疗。建议专业框架下早诊、早治，在问题还不太严重的时候可以及时解决。而部分严重错殆畸形、颌面发育异常者，需要等到成年之后口腔颌面发育停止，再进行手术结合矫正的治疗。

2) "扳"牙齿12岁左右最合适

坊间有说法称：12岁是最适合矫正牙齿的年龄。因为这个时候牙列已基本发育完成，牙槽骨处在发育完善过程中，改建和修复旺盛，牙齿能很快地向正常方向排列，形成完善的咬合状态。25岁以后，同样的矫正治疗就显得比较困难。

12岁左右"扳"牙齿，是建立在颌面发育没有大问题的基础上的。单纯的牙齿位置、排列问题，在12岁左右乳牙全部换完，除智齿以外的恒牙都长出来之后，口腔颌面基本发育定型时是矫正的最佳时机。

3) 成年人矫正牙齿以配合其他口腔疾病的治疗为主

18岁以后青年时期，还可以做全面的矫正治疗。但四五十岁以后，牙周病等口腔问题比较多了，有些人牙齿掉了，有些人牙周病比较严重，周围的牙齿受到影响，排列不齐了，向缺牙的一侧歪斜了。这个时候为了配合装假牙等治疗，也需要做矫正，当然治疗也改善了美观。所以，成年人的牙齿矫正以配合不同口腔治疗达到有限目标为主。

牙齿排列不齐、上下咬合关系不好，都可以通过矫正来改善。不同年龄的人群有不同的需求，小时候矫正的目的是诱导牙颌面的生长发育向好的方向发展，避免严重畸形，跟"治未病"的理念是一样的；青少年时期则将畸形的牙颌面做全面的正畸治疗，完善口腔颌面的形态和功能；中老年时期的正畸作为辅助治疗的手段，以配合其他口腔疾病的治疗。

从乳牙期开始预防

为了避免错𬌗畸形，从小就要养成良好的用牙习惯，给宝宝做好口腔清洁护理的同时，还要注意良好的功能，教会宝宝正确地呼吸、吞咽，学会用两侧牙齿均衡咀嚼。

乳牙是对恒牙良好的诱导，乳牙健康，恒牙也能良好发育，乳牙列不健康，恒牙列发育也会受到影响。

（1）口腔卫生：保护乳牙，首先要做好口腔卫生保健，一旦发现蛀牙等问题要及时补救，保护好乳牙列的完整。

（2）功能锻炼：使口腔颌面的肌肉、骨骼强壮有力。饮食不能过细、过软，咀嚼一些稍硬的食物可以促进牙槽骨的发育。有些孩子一侧牙齿严重龋病之后，就会用另一侧牙齿咀嚼，长期单侧咀嚼会导致发育畸形，两侧不对称。

（3）杜绝陋习：要杜绝啃手指、咬嘴唇、口呼吸等不良习惯影响口腔颌面的发育。现在很多小朋友口呼吸的情况比较多见，长期口呼吸也会导致口腔颌面发育异常。家长要观察一下孩子晚上睡觉时是否存在口呼吸。睡觉时张口不代表就是口呼吸，只要气流从鼻腔进出就是鼻呼吸。可以用一根棉线吊在孩子鼻孔处，观察棉线摆动的方向来判断。如果棉线随呼吸规律摆动，说明气流是从鼻腔进出，就不是口呼吸，反之则是口呼吸。发现宝宝存在口呼吸的问题，要及时到耳鼻喉科就诊，排除鼻气道阻塞的可能，及时治疗。鼻腔通畅情况下的口呼吸是一种坏习惯，需要通过各种方式进行纠正。鼻呼吸对面型的发育更有利，要让孩子从小养成良好的呼吸习惯。

（4）避免外伤：避免口腔颌面部的创伤，如下巴、面部等部位的撞击，对颌面骨骼的发育也可能造成损伤。单纯牙齿的轻微损伤影响不大，但是如果影响到周围牙齿的生长，甚至影响骨骼的发育，问题就大了。

矫正方式该如何选择？

上牙箍、戴牙套是大家都比较熟悉的矫正牙齿的方法，现在隐形矫正较为流行，也颇受欢迎。到底哪种效果更好呢？怎么选择牙箍、牙套呢？

矫正治疗可以分为两大类：固定矫正和活动矫正。固定矫正就是治疗期间矫正装置固定在牙齿上，不能取下来。活动矫正就是矫正装置可以取下、戴上。

隐形矫正也可以细分为两种：一种是贴在牙齿内侧的，称为舌侧矫正，外表面看不到矫正装置，所以也被称为隐形矫正，归属在固定矫正范围内；更多用的一种是用树脂材料制作的牙套，因为透明不显眼，被称为隐形矫正，由于牙套可以取下、戴上，所以本质上也归属于活动矫正。

总的来说，传统的矫正治疗多使用固定矫正。缺点是不够美观，也可以换成透明托槽，达到部分隐形的效果。优点是医生的控制能力更强，患者的配合程度可以相对弱一点。而活动矫正要靠患者良好的配合。

隐形矫正只是矫正的一种方法，原则上应该由正畸专科医生来做。由于受材料性能等的限制，有些患者做隐形矫正可能达不到理想的矫正效果，还是需要传统矫正。建议选择矫正方法，一定要找专业正畸医生检查、评估，综合判断来决定。

隐形矫正很多情况下不需要拔牙。矫正是否需要拔牙，取决于个人的颌骨发育能否容纳所有的牙齿，这是最基本的判断标准。有时候必须拔牙，才能完全容纳剩下的牙齿。接下来才是选择传统固定矫正还是隐形矫正的问题。每个人的骨骼、面型都不一样，要综合各种因素来选择合适的治疗方法，治疗方案需要专业医生的专业建议。

很多来做矫正的人要求非常高，其实每个人的骨骼形态受遗传因素的影响，有些需求是矫正无法达到的，就不应该过度勉强，而应在自身的基础上进行诱导、改善。还有一部分人本身就在正常范围内，再想通过矫正改变脸型，这是不可期待的，还是应该听取专科医生的意见。

矫正期四个注意事项

那么，在牙齿矫正期要注意些什么呢？要注意以下四个方面。

（1）要注意口腔卫生。特别是进食后口腔卫生和牙套清洁，不注意的话会增加龋齿的风险，也容易导致牙龈发炎，引起牙周炎。

（2）要保护好矫正装置。矫正装置不能摘下者，饮食要注意不能吃过硬、过黏的食物，以免导致矫正装置损坏或者脱落，一方面会给生活造成不便，另一方面矫正效率也差。矫正装置坏了就要重新修补，会拖延矫正治疗周期。而固定矫正器最终还是要摘掉的，不能黏在牙齿上取不下来，一定要注意保护。活动牙套也是这样，损坏或遗失会造成很多不必要的麻烦。

（3）要配合医生治疗。尤其是孩子，家长应根据医生要求叮嘱孩子戴好矫正器和各种辅助牵引等，按时复诊，以便医生观察和调整。

（4）矫正完成之后要注意保持。这是很容易被忽视却又是非常重要的一点。就像做盆艺造型，一棵树的造型完成之后还要让铁丝在树上固定一段时间。牙齿矫正完成以后也是如此，要继续固定一段时间，让骨骼都改建完成，周围组织肌肉也都协调完善。即使花2年左右的时间完成了矫正，也有可能复发，因为牙齿位置没有稳定，周围的神经、肌肉都没有协调完善，骨骼、牙齿有回复原来的趋势。所以，矫正完成之后还要戴保持器，保持器通常可摘取。之前的矫正治疗医生可以控制一大部分，但之后的保持完全需要患者配合。佩戴保持器的时间有长有短，一些成年牙周病患者，可能需要终身戴用保持器。这是一种维护，请务必遵照医嘱佩戴保持器，开始时必须全天戴用保持器，逐渐减少到晚上睡觉的时候戴用，再到不需要保持。

有些家长会担心：给孩子做好矫正之后效果是否稳定呢？专业医生的判断一般都是可靠的。牙齿矫正到合适的位置是相对稳定的状态，会有一定程度的回复趋势，如何防止这种回复呢？就是一定要听从医生建议戴好保持器。

70 种植牙能陪我多久

赖红昌　钱姝娇　口腔种植科

种植牙被称为人类的第三副牙齿，能够为缺牙患者提供失而复得的美观和咀嚼功能。目前种植牙发展得如火如荼，也受到越来越多缺牙患者的青睐。一方面，是对稳定的咀嚼功能和美学效果的期待，另一方面，是对种植牙长期寿命的疑问。因此，经常会有患者怀着矛盾的心情咨询医生："医生，我装了这个种植牙能用多久啊？"面对患者的满心好奇，医生却有时语塞。不是医生不知道，而是这个问题说来话长。

下面，将带领大家寻找"种植牙能用多久？"的答案。

你选对医生了吗

国际上，通常报道种植体的5年成功率可以达到85%~90%。随着口腔种植材料技术的进展，种植领域专业知识的完善，专业的种植医生在严格控制适应证条件下，可以获得更高的成功率和更稳定的长期效果。据最近20年的数据统计显示，上海交通大学医学院附属第九人民医院口腔种植科的患者早期种植成功率可达97%以上。然而，鉴于国内巨大的种植需求以及种植牙患者人数，在口腔种植整体成功率可靠的背景下，部分患者在种植后仍会出现一系列并发症，甚至出现种植体的失败。

口腔种植是一项技术敏感性较高的操作，种植体的成功与否和医生的选择密切相关。即便是资深的口腔科医生，若未经过专门的种植培训与实践，也未必能做好种植牙。成熟的口腔种植专科医师需要经过基础口腔医学教育、前沿扎实的口腔种植研究生深造和专业医师培训，还需要具备多年的临床经验。从种植前对患者情况的评估到制订个性化的方案，再从手术植入种植体的方式、三维位置到完成最终修复，中间的每一个步骤，种植医生都会直接或间接地影响种植牙最终的成功率。

专业的种植医生会根据你的情况选择最合适的种植体。目前，全球有上千种种植牙品牌，根据直径、长度、形状、材料及表面处理方法的不同，种植牙又细分为很多不同的类型，它们都各有各的优缺点和适用情况。例如，适合即刻种植的特殊形态设计，又如专用于骨质量较差的螺纹设计等。面对五花八门的种植牙系统，你是不是觉得眼花缭乱了？种植体的选择，并不像逛街购物那般容易。作为患者，其实只需要记得一点：在自己经济范围内，尽量选择经得起考验的大品牌的种植体系统。一方面，因为这些种植体本身经过了多年的临床使用，证明了它的临床有效性；另一方面，便于后期维护有保障，以保证不会发生配件短缺的情况。其他的就只需要交给你的医生，他会从专业角度选择出最适合你的种植体。

专业的种植医生会为你选择最优的手术与修复方式，以最为微创和经济的方式植入种植体并恢复组织形态，以保证后期修复的长期美学与功能，从根本上避免了种植体螺丝松动、牙冠脱落、周围软组织肿胀发炎等可能的并发症。相反，非专业的种植医生看似也可以把种植体植入骨内完成最终的修复，但是其中可能存在种种隐患。例如，植入方式创伤过大，术中损伤邻近的重要解剖结构；植入材料选择欠佳而增加手术费用；种植体植入角度存在偏差；手术操作时间过长；欠缺修复设计考虑而影响种植体受力方向和修复体的美观；降低修复体的可清洁性；又或者欠缺对患者长期维护成本的考虑，导致患者因为假牙松动崩瓷而反复就诊。种种细节问题，可能影响种植体的长期稳定性和美学效果，最终将影响种植体的寿命，导致种植体的失败。严重时会对患者的身心和财产造成巨大影响。

因而，作为患者，我们能够做的就是不要贪图便宜，轻信街边种植牙的广告，一定要到正规医院向专业的种植医生咨询。只有这样才既能保障安全，同时又确保种植牙的效果。

你是一名合格的种植患者吗？

1）全身疾病控制

种植手术本身对患者的身体条件没有太多限制，只要血压、血糖平稳，心脏功能正常，允许做常规手术，就可以接受种植手术。但某些疾病会影响骨质代谢和骨结合，导致种植牙失败率大大增加，这种情况就不适合立即进行种植手术。这些疾病包括骨质疏松症、重症糖尿病、甲状旁腺功能亢进或减低等内分泌疾病,正在使用激素等影响骨质代谢药物的患者也不建议立即接受种植治疗。需要注意的是,此类患者也并非绝对不能种牙,只需对疾病加以治疗控制,待病情稳定后方可进行种植。除此之外,若手术当天有感冒发热,或女性患者正值月经期等抵抗力降低的情况,也建议择期再行手术。

2) 局部风险排除

除了上述全身因素外,一些口腔内的局部因素也会对种植牙的成功率和修复效果造成影响。局部条件的改变如邻牙倾斜、对颌牙伸长等会使修复间隙不足,从而可能导致食物嵌塞、牙冠容易脱落甚至无法修复。轻者可通过医生调磨牙齿来解决,严重者可能需要在种植前进行正畸辅助治疗;牙周炎患者的口腔情况会影响种植体与骨结合的稳定性。若炎症处于活动期则不适合立即种牙,需要先治疗已有疾病,待炎症稳定后再接受种植治疗;重度夜磨牙、咬合力过大等不良习惯会使种植牙受力不均、负荷过大,损伤种植牙甚至引起种植体折断。因此,种植前建议先矫正此类不良习惯。此外,吸烟、酗酒等不良嗜好会对口腔微环境造成影响,使软组织愈合不良,容易导致种植体周围炎症,同时影响骨结合,建议有吸烟饮酒习惯的患者尽量戒烟、戒酒或者降低频率。

3) 日常维护小习惯

当你选择了一个值得信赖的医生,成功地为你装上了美观和功能俱佳的种植牙,是不是以为这就结束了呢? 不,这颗牙能用多久完全取决于接下来你对它的维护。部分患者使用种植牙一段时间后,出现了牙龈红肿、刷牙出血,甚至种植体松动的情况,这除了上述医生的因素外,更多的是因为患者本身没有做好对种植牙的维护。

(1) 做好口腔清洁。很多人会说自己每天按时刷牙,但这是远远不够的。首先,你真的做到有效刷牙了吗? 专业推荐的刷牙方法是巴氏刷牙法,牙齿的各个面都要进行有效的清洁。其次,像牙缝这样无法用牙刷清理到的区域,需要用间隙刷、牙线、冲牙器辅助清理。各种有效的清理方式相结合,才能真正地将口腔卫生维护好。另外,吸烟会导致口腔内牙结石堆积过多,破坏种植体与牙槽骨的结合,容易引起种植体周围炎症。因此,专业医生建议做完种植后最好可以戒烟。如果上述几条你能做到,那么种植牙的维护就成功了大半。

(2) 注意饮食控制。看到这你可能会想: 当初我选择种植牙,就是为了想吃什么就吃什么,为什么还要控制饮食呢? 别急,这就告诉你原因:一方面,是为了保护种植牙,另一方面是为了保护你的牙槽骨! 成功的种植体植入牙槽骨后两者以"骨结合"的形式牢固地结合在一起。这种结合力要远远大于咬合力,加之种植牙没有像天然牙一样的神经感受器,所以你咬再硬的东西都不会感到痛,除非牙槽骨出现了轻微骨折。当然，咬太硬的食物还会造成牙冠崩瓷、松动等其他问题。所以，装好种植牙之后，饮食要多加注意，避免咬食坚果等过于坚硬的东西。

4) 定期复查才牢靠

种植牙在装好之后，需要去医院定期复查。一般是半年到一年复查一次，医生会对你的种植牙进行专业的评估检查，并去除平时刷牙去除不掉的菌斑和牙石。口腔里天然牙是处在不断的生理性移动中的，通过定期复查，医生可以调改种植牙和天然牙之间出现的咬合不协调，并对种植牙连接部分、周围骨质进行相关影像学检查。如果发现问题可以及时进行处理，通过早检查、早发现、早处理的预防措施来应对这些可能出现的问题，才不至于发展到无法补救的局面，让种植牙一直在健康的状态下行使功能。

因此，你的种植牙到底能陪你多久，这个问题时间谁也说不准，即使是经验丰富的专业牙科医生，也很难精准估算出具体每颗牙齿的寿命。世界上第1例种植牙于1965年在瑞典完成，这颗牙整整为它的主人服务了42年，直到2007年他去世时，种植牙仍然完好无损。因此，只要你做到上面所说的，种植牙就会最大限度地发挥功能。

71 种植手术前准备事项

史俊宇　张翌婕　口腔种植科

近年来，种植牙由于其在恢复功能、保存邻牙、美观性以及舒适度等方面的优势，已成为修复口腔内缺失牙的主要方式之一，越来越多的人在缺失牙齿后开始求助于种植。

许多前来就诊的患者希望能尽快甚至是就诊当天就进行手术，从而早日装上义齿。然而，实际上种植手术虽然创伤小、过程短，多数在局麻下即可进行，但术前仍有许多的准备工作，这也直接关系到种植的成功率。

首先，除了部分符合即刻种植适应证的患者，目前临床上多数患者需至拔牙后3个月再行常规种植。时间点符合之后，还需要在术前注意哪些事项呢？

口内检查

除需常规口腔检查的基本内容外，口内缺牙时间长者，常出现缺牙区域相邻牙齿倾斜、相对牙弓的牙齿伸长等情况，故需在口内着重检查上述部位；相邻牙齿的龋坏及慢性炎症等应在手术前先行治疗。

影像学检查

种植手术将种植体植入牙槽骨中，其成功的关键在于种植体与周围牙槽骨是否形成骨结合。因此，对骨质及骨量的正确评估十分必要。缺牙区牙槽骨因长期废用而萎缩，除口内检查缺牙区牙槽嵴高度及宽度外，拍摄X线片及锥束CT扫描观察缺牙区骨质密度，以及可用骨高度及宽度，从而评估每个患者的种植位点，制订相应的手术方案，并避免术中损伤重要组织结构。

牙周维护

牙周病为成年人最常见的口腔问题之一，许多缺牙患者口内都患有严重的牙周问题。研究表明，牙周炎正是种植体周围炎发生的主要风险因素之一。因此，目前我们鼓励患者在术前行牙周洁治，以保持良好的口腔卫生，提高种植成功率；对患有牙周病史的患者，则应行完整的牙周序列治疗，在控制牙周病进展后再行种植手术。

烟草控制

吸烟产生的各种毒副产物如尼古丁、一氧化碳等可导致牙龈及牙槽骨血供不良。已有大量研究证实，吸烟是导致种植体早期失败及影响种植体寿命的主要风险因素之一。有学者提出，术前戒烟2周，术后戒烟1周可减少体内吸烟产生的毒性产物，降低其不利影响。

全身疾病控制

对患有糖尿病、高血压、心脏病及血液性疾病等全身系统性疾病的患者，应告知医师系统性疾病的控制情况以及服用药物种类。全身疾病控制不良者，应去相应专科先行身体状况评估后再决定是否手术，以避免术中出现严重并发症。

最后，要提醒大家，以上所说为一般情况下所需的术前准备事项，而每位患者的实际情况各不相同，还是要根据临床医生的指导进行术前相关准备，才能获得理想的治疗效果。

72 怎样拥有口腔健康

陶 疆 口腔综合科

随着人们生活水平不断提高，经济条件越来越好，口腔健康、口腔美容那些事也越来越受到重视。

那么，怎样才算健康口腔？如何拥有健康口腔？定期洗牙有必要吗？拔牙、微创拔牙有区别吗? 智齿要拔吗? 根管治疗是怎么回事? 残根、残冠如何进行保守治疗? 牙齿撞断一般如何处理? 如果拔了牙, 选择种植牙修复可以用多久? 种植牙是不是比天然牙更好? 什么是根管治疗? 为什么根管治疗后牙医会建议做个牙套? 根管治疗加上牙套能否矫正牙列不齐呢? ……

下面, 我们就来简单介绍一下科普知识吧。

怎么才算健康口腔?

口腔健康的标准, 简单概括就是10个指标: 牙齿清洁、无龋洞、无疼痛感、牙齿和牙龈颜色正常、无出血现象、牙齿排列整齐、不塞牙、无缺牙、咬合舒适及无口臭。

如何拥有健康的口腔?

很多人都觉得无非就是通过刷牙、漱口、用牙线等, 就能获得健康口腔。其实完全不是。如果你之前口腔是健康的, 那么你可以通过这些清洁方法去维持口腔健康; 但如果之前口腔是不健康的 (可对照上述标准), 那么获得口腔健康的唯一方法就是找专业的牙医去检查与治疗。也就是我们经常听到的洗牙、补牙、拔牙、镶牙还有牙齿矫正等。

每个人都需要定期洗牙吗?

我们经常听说每个人都需要定期洗牙, 比如每半年或者每一年要洗一次牙。其实, 对于原本口腔就很健康而且高度重视口腔卫生的人而言, 可能很多年都不需要洗牙。但对于口腔不健康再加上口腔卫生不良的人士, 可能每半年洗牙一次都不够。也就是说, 洗牙间隔时间具有个性化, 那么每个人的间隔时间如何确定? 还是应该由专业的牙科医生来确定!

定期洗牙能用电动刷牙、冲牙器代替吗?

答案是否定的。因为, 牙结石既刷不下来, 也冲不下来。也许有观众说我有家用洁牙机, 但是大多数人连牙结石都没见过? 连牙结石好发于哪些牙, 好发于牙齿的哪个面都不知道, 又如何自己洗牙呢? 况且, 牙结石有龈上结石与龈下结石之分, 颜色、质地、部位都不相同, 非专业人士很难彻底清洗干净, 所以还是要由牙医来帮你拥有健康口腔。

听说现在有微创拔牙?

很多人惧怕拔牙, 为什么恐惧拔牙? 无非是心理恐惧与疼痛恐惧! 心理恐惧可以通过牙医让患者建立信任来降低, 疼痛恐惧可以由牙医的技术来消除。也就是说, 如果你非常信任我, 而我拔牙又的确一点也不痛, 那你以后再找我拔牙可能就不会那么恐惧了。微创拔牙说穿了就是人性化拔牙, 通过微创理念与专业器械来消除患者恐惧、减轻术中与术后并发症的一种拔牙方式。那么, 患者如何去判定？很难判定！但可以看一点，就是看是否敲榔头。不敲榔头的拔牙不一定是微创拔牙，但是敲榔头的拔牙一定不是微创拔牙。

智齿都要拔吗？什么样的智齿需要拔？

身边经常有人说想把智齿拔了，那么，是不是智齿都要拔？不是的。但是，智齿的确大多数都需要拔。那么，什么样的智齿需要拔？①病灶牙（龋、冠周炎、咬颊、囊肿、诱发颞下颌的病症（TMD）、压迫神经等）；②邻牙阻生；③无对合；④伸长/食物嵌塞；⑤正畸需要。由于人类牙齿的进化，智齿已经不需要，加上智齿的复杂性高，可操作空间小，并发症相对严重。因此，如果你真的需要拔智齿，建议去找有经验的牙医或者口腔外科专科医生。

如果不想拔牙，能否对残根、残冠进行保守治疗呢？

残根、残冠能否保留的前提条件是能否以此为基牙来装牙，包括固定假牙和活动假牙。如果有价值，那肯定是首选建议保留下来的。但如果没有保留的价值，特别是根周组织有各种病变者，原则上应拔除。而对于有些外伤的前牙，应从美观与功能考虑，即便付出时间或经济上的代价，以及额外的一些治疗方式比如冠延长、牵引等，也要尽最大可能保留断根，从而进行桩核冠修复。

牙齿撞断一般如何处理？

牙齿撞断简称牙折，很常见。根据部位可简单分为冠折、冠根联合折、根折。冠折相对损伤较轻，一般可以保留牙根，通过脱敏、补牙、牙贴面、烤瓷冠或者全瓷冠、根管治疗后桩核冠等来修复；冠根联合折就相对严重些，可能需要辅以冠延长或者牵引，再通过桩核冠来保留牙根与修复患牙；根折就更严重了，很可能需要拔牙。当然，对于恒牙与年轻恒牙，处理的方式完全不同。总之，如果牙齿不幸撞断了，那么找到牙外伤专家进行专业性的序列治疗则是不幸中的大幸。

如果拔了牙，选择种植牙修复，可以用多久？

这几乎是每一位种植牙患者都会问到的问题。事实上，这个问题就相当于在问"人能活多久？"我们只能回答人的平均寿命是多少？人的最长寿命是多少？那么，种植牙也一样。种植牙的使用寿命受到很多因素的影响，比如：①牙医的技术水平；②种植体的品牌和系统；③患者自身的使用和维护；④牙医的随访与维护。一般来说种植牙的10年保存率为85%左右，用得最久的已经用了50多年。

种植牙是不是比天然牙更好？

尽管种植牙在美观性、功能性、稳固性、舒适性上都接近天然牙，被誉为"人类的第三副牙齿"，但是，种植牙远远没有天然牙好。天然牙具备的牙釉质-牙本质-牙髓-牙骨质-牙周膜这一套系统是有很多优点的。且不说牙釉质那令人羡慕的硬度与透明色，就说牙周膜这一项，就是种植牙的硬伤。我们都知道牙根是长在牙槽骨里的。事实上，牙根与牙槽骨没有任何的接触，连接彼此的是成千上万根"橡皮筋"，我们称之为牙周膜。它的最大好处就是有缓冲，而种植牙一点缓冲都没有。所以不能被种植牙绚丽的宣传所忽悠，但凡你的牙医建议你的患牙在根管治疗后做牙套，你就千万不要把患牙拔了去做种植牙。

什么是根管治疗？

根管治疗俗称"抽牙神经"，是治疗牙髓感染或牙根感染患牙的一种常见治疗手段。除了解除疼痛外，这种治疗方法最大的优点就是能保留患牙。但除了费时、费力、难度大、复诊次数多外，它最大的缺点就是可能会治疗失败。尽管如此，无论是微创角度，还是功能角度，牙髓炎或者根尖周炎的第一选择都是根管治疗，而不是拔牙。

为什么根管治疗后牙医会建议做个牙套？

为什么？因为牙神经抽掉后牙齿会变脆、会变色。前牙变色影响美观，后牙变脆在咀嚼时容易折裂，所以医生会建议做个牙套，尤其是在后牙，从而能使牙齿受力均匀，防止折裂。因为一旦折裂，后果往往就是拔牙。那么牙齿为什么会变脆呢？因为失去了牙神经的营养作用。所以我们牙医的治疗原则按首选顺序依次为：保留牙体>保留活髓>保留患牙>拔除患牙。

根管治疗加上牙套能否矫正牙列不齐呢？

牙列不齐的首选一定是牙齿矫正，尽管口腔正畸也有一些并发症，但是整体来说利远大于弊。轻度的前牙牙列不齐的确可以通过贴面或者全瓷冠来改善，但是丧失的是前牙的切割功能。除非是变色牙或者演员等特殊职业者，否则一般并不建议，况且现在个性化局部矫正与隐形矫正技术已经很成熟。其实，牙齿矫正在改善美观的同时保留了天然牙体与活髓，这才是首选的治疗原则。

⑦ 口腔综合科医生为你敲重点

李林光　口腔综合科

还记得上学的时候，每逢重要考试前，老师总会专门抽出那么一点时间来划重点，解答一下同学们的不明之处，美其名曰"答疑会"。随着生活水平和卫生保健意识的提高，人们对于口腔的相关问题也越来越关注，但仍有很多迷惑之处，这是口腔综合科医生对于口腔相关问题的一些答疑。

问：我到医生那里就是想补个牙，为什么医生非要我拍个X线片？X线片放射会伤害我的健康吗?

答:一般情况下,口腔科医生可以通过牙部的X线片了解龋齿的范围、根尖炎症及牙周组织的情况,包括某些发育畸形、颌骨肿瘤等,便于诊疗计划的制订,同时也为医患之间的沟通提供了切实形象的依据。

依照目前国际放射防护委员会的推荐,一般民众辐射剂量当量限值为5毫希沃特(mSv/)(人·年),依此推算每人每年可接受200张的牙部X线照射。所以口腔的X线检查辐射剂量是非常低的。因此,其引起疾病的可能性很低,诱发癌症的概率更是微乎其微。

问:上次我去医生那里,医生检查后建议我拔掉长正了的智齿,可是我不痛不痒,为什么要拔掉?

答:智齿常常因空间不够而造成阻生,阻生的智齿表面被牙龈或骨组织覆盖而形成盲袋,日常不易清洁,容易滋生细菌,引起牙齿软、硬组织炎症。如果不加以重视,会引起各种破坏。比如,智齿周围组织炎、急性炎症导致下颌软组织炎、相邻牙齿软硬组织损伤等,所以应尽早拔除以绝后患。

问:我曾经后面"大牙"咬东西酸痛,去检查后医生说是"牙隐裂",这到底是怎么一回事?

答:牙隐裂又称不全牙裂或牙微裂,指牙冠表面的非生理性细小裂纹,是一种牙体慢性损伤,以磨牙多见。表浅的隐裂常无明显症状,偶有遇冷热刺激敏感感或咬合时不适感,可适当调磨观察。较深的隐裂因已达牙本质深层,多有慢性牙髓炎症状,有时也可急性发作,并出现定点性咀嚼剧痛,此时则需根管治疗,后冠修复。

问:我的牙齿根管治疗后要做牙冠,听说烤瓷牙对头颈部磁共振有影响,我应该怎么办?

答:根据美德一项联合研究显示,在行MRI检查时,树脂封闭剂、玻璃离子水门汀、牙胶、二氧化锆为兼容性材料;汞合金、金合金、钛合金等为兼容Ⅰ度材料,MRI检查时应尽量远离目标牙;钴铬合金、不锈钢材料等为不兼容性材料,需拆除修复后方可进行MRI检查。有研究表明,金、铂合金,银、银汞合金等对MRI检查的影响极小;纯钛产生的伪影也比较小;而钴、铬合金、镍、铬合金则对其影响较大。此外,伪影的大小与修复体的大小也有关,一般是修复体近远中径的2倍、颊舌径的4倍。因此,对于有MRI检查需求的某些患者来说,在口腔治疗中应尽量选择非金属修复材料或对MRI检查影响小的金属材料。

问:医生,上个月我在诊所洗了牙,但是洗完之后我觉得我的牙齿松动了,是不是没洗好?

答:洁牙是利用超声波产生的高频振动配合水雾冲洗,去除附着于牙周组织的细菌、炎症细胞以及附着于牙面上的牙结石，再加上打磨抛光和药物冲洗，以去除部分外源性色素沉着，用来减轻牙周组织的炎症。超声洁牙是利用振动的力量去除结石，这种力量很小，并且其作用方向是与牙体平行的，因此不会造成牙齿的松动。

可是临床上确实有很多患者在洗牙后牙齿比之前更松动了，为什么呢？牙齿之所以能牢固生长，是因为有牙槽骨、牙周膜、牙周韧带等牙周组织的支持。可当牙周炎使牙槽骨萎缩、牙周组织破坏后，牙齿就会出现不同程度的松动，就像一棵小树失去了四周的泥土，水土流失造成树木歪斜一样。重度牙周炎的牙齿周围有厚重的牙结石积聚，将患牙"捆绑"在一起，造成"牙齿牢固"的假象，当洁牙去除牙结石后就原形毕露了，让"洁牙"背负了使牙齿松动的罪名。

以上为常见口腔治疗相关疑惑解答。相信读者肯定还有很多不解之处需要解答，其实很简单，咨询专业医生就可以得到答案了。每年定期去口腔医生那里做检查与咨询，把它当成一个"仪式"，生活需要"仪式感"，何况这个对我们的健康很重要，不是吗？

72. 为"牙"烦恼"口"难开？一起捍卫口腔健康

朱亚琴　口腔综合科

吃饭喝水、谈话交流都离不开一张嘴。作为颜值的重要组成部分，牙、口被越来越多人视作脸上的门面担当，对口腔健康的维护也越加重视。你是否也遇到过为"牙"苦恼口难开的烦恼？该如何维护口腔卫生呢？

蛀牙久治不愈，到底该不该拔

蛀牙即龋病，根据实际龋损深度、龋损位置、患牙牙槽骨等情况决定是否拔牙。通常蛀到牙根的龋齿远期疗效都不是太好，还需根据专业医师的意见来决定拔除还是保留。

牙痛不是病，痛起来要人命。龋齿会导致牙痛，但并非所有的牙痛都是龋齿引发的。一般来说，牙痛可以分成以下几种情况。

（1）短暂疼痛：如遇到冷、热、酸、甜的食物等出现的短暂酸痛不适，常见于龋齿，或楔状缺损、牙龈退缩、牙齿磨耗等导致的牙本质敏感。

（2）牙髓炎：牙齿突然出现疼痛，白天隐隐作痛，或者阵发性发作，而夜晚痛感加剧，甚至难以入睡，常常觉得一侧的牙齿都痛，连带着半边头痛。牙齿一旦遇热便剧烈疼痛，口含冷水可缓解。

（3）根尖周炎：牙齿有发木、浮起感，有时伴有明显的牙龈甚至颌面部肿胀，咬合时疼痛，无法用这半边进食，但却不知道哪颗牙痛。

"要命"的牙痛，一般就是指后两种情况了。

对于龋齿、牙髓炎和根尖周炎的情况，建议及时就诊，进行牙体牙髓治疗。

对于牙本质敏感的患者，首先建议使用抗敏感牙膏进行护理，如果冷热酸痛症状缓解或者消失，可不做任何治疗；牙膏应用无效时，则可去口腔医院或者诊所进行脱敏或者缺损充填治疗，必要时进行牙髓治疗。

智齿长成了阻生牙，怎么办

通常牙医会建议拔除阻生智齿，有以下情况更应及早拔除：①局部多次出现肿胀疼痛（冠周炎）；②造成邻牙病变；③无对颌牙；④智齿本身为深龋；⑤有计划怀孕的女性等。

还有哪些情况该拔除智齿呢？

（1）龋齿：智齿出现较深的龋坏，特别是需要髓病治疗的。

（2）侵犯邻牙：智齿可能侵犯相邻牙齿造成其损伤，连累"无辜者"的。

（3）空间不足：智齿生长空间不足，在生长过程中反复出现严重的周围组织炎的。

（4）不易清洁：智齿萌出位置不佳，清洁困难并且易出现龋齿的。

（5）没有对颌牙：智齿萌出0~4颗不等，如果一颗智齿的对颌没有与之对应的智齿，可能影响咬合关系的。

（6）阻生齿：埋伏于齿槽骨内的智齿，特别是斜位或水平位的。

如果出现以上情况，建议拔除智齿，无须犹豫，早做处理，以绝后患。

牙龈萎缩怎么破？

轻度、均匀的牙龈萎缩一般不需处理。牙龈萎缩持续进展可能需要针对原因进行治疗，如：①刷牙不当；②不良修复体影响；③正畸力咬合力；④牙周炎治疗后等。防止其加重，对于影响美观者可用膜龈手术改善。

刷牙、吃东西都容易牙龈出血，有什么防治方法吗

牙龈出血根据来源可分为外源性和病源性。外源性是指牙龈受到了物理性的损伤引起的出血，如咬到硬物、刷牙时用力过度的偶然损伤等；病源性是指口腔或者身体其他器官疾病引起的牙龈出血，又可分为局部性（原发）和全身性（并发）。

（1）原发性牙龈出血。通常是由于牙龈炎或者牙周炎引起，由很多局部因素导致，如牙菌斑、牙石刺激、机械化学因素、不良修复体及充填物、不良矫治器、张口呼吸习惯、局部组织过敏。

（2）并发性牙龈出血。通常由身体其他病变引起的并发症或者作为其他器官病变的一个症状出现，最典型的病变如糖尿病、白血病、肝炎和血小板减少症等。

说到牙龈出血不得不重点提一下牙周炎。牙周炎是发生在牙齿组织周围的一种慢性进行性疾病。可因牙龈发生炎症、水肿，牙周袋形成，牙齿松动，咀嚼功能下降所致，严重者导致牙齿脱落。

如果出现牙龈出血或者牙周炎症状，可以考虑定期洗牙（龈上洁治、龈下刮治术），加强口腔卫生护理，并及时前往牙周病专科医院行进一步治疗。注意排除全身状况，如血液病等导致的牙龈出血（此外，家用冲牙机对维护口腔清洁卫生也是有帮助的，使用时注意控制好水流压力，不要过大）。

定期洗牙有必要吗

定期洗牙有必要。常规洗牙即龈上洁治术，是去除牙周病的局部刺激因素——龈上菌斑和牙结石最有效的办法，建议为6个月至1年洗牙一次。

平时作息规律，饮食清淡，可经常发生口腔溃疡，到底是什么原因

口腔溃疡是常见的口腔黏膜问题，又称为"口疮"，是发生在口腔黏膜上的表浅性损害，大小可从米粒至黄豆大小，成圆形或卵圆形，溃疡面为凹，周围充血，可因刺激性食物引发疼痛。一般1~2个星期可以自愈。

口腔溃疡的诱因可能是局部创伤、精神紧张、食物、药物、激素水平改变及维生素或微量元素缺乏。系统性疾病、遗传、免疫及微生物在口腔溃疡的发生、发展中可能起重要作用。口腔溃疡在很大程度上与个人身体素质有关。因此，要想完全避免其发生的可能性不大。但如果尽量避免诱发因素，也可降低发生率。由于复发性口腔溃疡病因不明，因此优先考虑溃疡的局部对症治疗，注意保持劳逸结合，多吃水果蔬菜，放松心情，适当锻炼身体。

口腔斑纹类疾病

口腔黏膜问题往往种类较多，情况也比较复杂，口腔溃疡是一种，同样常见的还有口腔斑纹类疾病。口腔斑纹类疾病是斑块、条纹或斑块与条纹同时存在的多种损害的总称。这里先说两种常见的口腔斑纹病——口腔扁平苔藓和口腔黏膜白斑病。

（1）扁平苔藓：多见于成年女性，口腔任何部位均可发生，多呈对称性，病变是由白色小丘疹的线纹交织成网状、树枝状或环状，周围黏膜可正常或充血、糜烂等。发生于牙龈的病损表现为龈充血、水肿、上皮剥脱，亦有白色纹状病变。病变发生糜烂时局部有疼痛感。

（2）白斑：多见于中年以上的男性。病变呈白色斑块状，患者常有吸烟习惯或局部存在不良机械性刺激因素，如残牙根、残牙冠、不良假牙修复体等。多发于唇、舌、牙龈和舌底，早期并无不适感，如果发生糜烂或溃疡，会有强烈的疼痛感。如果继续恶化，斑块突然快速增大、增厚，这时就要特别小心了，可能是癌前病变的信号。

补牙使用的材料有年限吗，需不需要定期复查？

很多人都有过补牙的经历，但很少有人关注材料年限。补牙常用的银汞合金以及复合树脂类材料属于永久性充填体，如无折裂、脱落等情况可长期使用。但需要定期检查，建议6个月至1年进行一次常规洗牙，同时定期检查充填材料的边缘密合性、完整性等。

牙齿缺失，你重视了吗？

很多朋友对于缺牙不够重视，觉得"我还可以吃，没什么""以后牙全掉光，再装也来得及"等，殊不知，缺牙会带来很多健康问题。

（1）胃肠受累：咀嚼功能降低以后，未经充分研磨、捣碎的食物将直接进入胃肠道，这将大大增加消化系统的负担，还会影响营养成分的吸收。长期如此，甚至可能引发消化系统疾病。

（2）余牙遭殃：牙齿缺失后，咀嚼的任务就落到了其他牙齿身上，同时由于缺牙空隙的存在，邻近的牙齿也失去了约束和依靠，这都增加了余牙的负担。若长时间不修复，可能会造成相邻牙齿倾斜，以及与其咬合的牙齿伸长等，继而引发龋病、牙周病，进一步加重对剩余牙齿的损害。当余留牙齿数量较少时，由于它们承担了过大的咬合力量，将会造成牙槽骨快速丧失，出现牙齿松动，甚至脱落。缺牙时间越长、数目越多，对余留牙齿的影响将会越大。

（3）影响面容和发音：牙齿对维持面部的外观有很重要的作用，尤其是前牙对面部美观的影响非常大。前牙缺失会让人看起来缺少年轻活力，使人更显衰老，并会造成发音不清，俗称"说话漏风"。

（4）颞颌关节损伤：牙齿缺失以后，因缺牙侧的咀嚼功能降低，患者可能会形成只用另一侧咀嚼的习惯。除此之外，缺牙数目较多或缺牙时间较长以后，会因为余留牙的倾斜、伸长等形成咬合干扰，造成咬合关系紊乱。这些都会影响颞下颌关节的稳定，造成关节的损害等。

该怎么爱护你，我的牙齿

了解口腔里的那些事，我们就可以采取相应的措施来应对和预防了。如何维护口腔健康？讲得通俗一点就是"该拔的拔，该补的补，该镶的镶"。

（1）养成良好的口腔卫生习惯：预防龋齿，早晚刷牙，饭后漱口，尤其是睡前刷牙最重要，可以减少食物残渣及细菌滞留；使用含氟牙膏，可以使牙齿抗酸能力提高，抑制细菌，提升牙齿再矿化的能力；预防楔状缺损，要使用软毛牙刷，避免横刷，注意使用适当的刷牙力道。预防牙龈炎症，关键是控制和消除牙菌斑，最有效的方法依旧是刷牙,可按摩牙龈、促进牙龈血液循环,增强牙龈组织的抗病能力。注意锻炼身体,增强机体免疫力。这里推荐大家一种正确的刷牙方式:巴氏刷牙法。

①手持刷柄,将刷头置于牙颈部,刷毛与牙长轴呈45°角,刷毛指向牙根方向(上颌牙向上,下颌牙向下),轻微加压,使刷毛部分进入龈沟,部分置于龈缘上。

②以2~3颗牙为一组,以短距离(约2mm)水平颤动牙刷4~6次,然后将牙刷向牙冠方向转动,拂刷唇舌(腭)面。注意动作要轻柔。

③将牙刷移至下一组2~3颗牙的位置重新放置,注意要有1~2颗牙的位置重叠。

④刷上前牙舌(腭)面时将刷头竖放在牙面上,使前部刷毛接触龈缘或进入龈沟,做上下提拉颤动,自上而下拂刷,不做来回拂刷。刷下前牙舌面时,自下而上拂刷。

⑤刷颊舌(腭)面采用拂刷方法,在步骤②和步骤③之间进行,以保持刷牙动作连贯,要依次按顺序刷到上下颌牙弓唇舌(腭)面的每个部位,不要有遗漏。刷咬合面时手持刷柄,刷毛指向咬合面,稍用力作前后来回刷,注意上下左右区段都必须刷到。

(2)针对可能引起相关问题的局部因素,要尽早处理:口内的残根、残冠尽早拔除,及时修复;拆除不良的修复体、矫治器。

(3)定期进行口腔检查:每半年到一年做一次口腔检查,早期发现,及时治疗。

(4)注意饮食结构:预防龋齿,要控制糖分摄入,对食物要粗细搭配,多食富含纤维的蔬菜、水果等。预防牙周炎,远离烟草,合理饮食,保证营养的平衡摄入,尤其需要注意维生素C和维生素K的获得。预防黏膜问题,避免辛辣性食物和局部刺激,保持心情舒畅,乐观开朗,避免遇事着急上火,保证充足的休息时间。

75 现代科技护齿有力、保牙有方

黄正蔚　牙体牙髓科

"牙痛不是病,痛起来真要命!"很多人对这句话耳熟能详。事实上,这句话的意思完全反了。

首先,牙痛是病,要治;其次,牙痛不会要命,所以很多人才会拖着不去看医生。既然牙痛起来会有"要命"的感觉,为什么大家不愿意去看医生呢?究其原因,很多人对看牙医有恐惧心理,对牙病危害缺乏足够的认识,对"抽牙神经"等治疗方式有误解。

蛀牙"三部曲"

蛀牙,医学上称为龋齿、龋病,是由于细菌感染导致的牙体硬组织破坏。按照蛀牙发展进程、严重程度,可以分为"三部曲"。

早期龋损:早期仅损坏牙体部位,当牙体缺损较少的时候,如果及时就诊,可以原样补起来。只需要简单地清创、充填治疗即可。

牙髓感染:感染进一步扩展,牙体缺损严重,牙髓(主要包含神经、血管等组织)感染、坏死时,就需要做根管治疗。

根尖周围感染:感染再继续向牙齿深部扩展,根尖周围也被感染、化脓,就会破坏牙槽骨,产生瘘管,严重者甚至会导致失牙。

有些人刚开始可能只是发现牙齿上有黑点、黑斑,不痛不痒,觉得自己刷刷干净就好了。一般患者自己能够发现黑色斑点的时候,往往已经是蛀牙了。这个时候就应该积极治疗,防止牙齿进一步龋坏。越早治疗,对牙齿的损坏越少,等到出现明显的"蛀洞"时,牙齿的损坏已经比较严重,治疗的范围相应也会扩大,治疗难度也就相应增加。

补牙"材料"哪种好

最早使用的补牙材料是银汞合金,后来又出现了树脂材料,现在还可以用瓷材料做成嵌体来补牙。

那么,哪种材料更好呢?

银汞合金:近些年来,由于在运输、合成、固化过程中存在着释放汞的可能,为避免对环境的污染,目前银汞材料在临床上的应用正在逐渐减少。有些人担心牙齿中有那么一块汞合金在里面,长此以往会不会中毒?银汞合金在固化以后,不会再释放有害的汞,因此对于口腔中原有的银汞充填材料也不必过于担心。

树脂:是目前常用的补牙材料。树脂材料也有不同的种类,医生会根据牙齿缺损的部位、程度等具体情况,来选择流动性好的树脂或者更耐磨损的树脂等。

瓷:如果牙齿缺损范围比较大,也可以考虑嵌体修复。嵌体一般是瓷材料,根据缺损的形状制作嵌体,然后用黏合剂粘到缺损的部位。

补牙材料的选择主要根据缺损情况来决定。如果缺损范围很大,已经无法"填补"了,医生们还可以按照牙齿的形状制作牙冠,将牙齿包裹起来,以帮助牙齿在口腔中行使功能。

有些人可能还会担心时间久了以后,补牙的材料是否会脱落,会不会不小心吞进肚里去。这种可能确实存在，但任何用于口腔中修复的材料都是绝对安全的，即使不慎吞入，也不会对人体健康造成危害。

细菌无孔不入，补牙材料与牙齿之间存在着接缝，就不可避免地存在被再龋坏的可能。补过的牙齿比正常的牙齿更加需要"呵护"，在口腔保健方面需要加倍重视。

巧用工具清洁牙齿

有些人会困惑：明明坚持一天两次刷牙了，为何还是蛀牙了？这种情况多数是因为刷牙方法不正确。常用清洁牙齿的工具主要有牙刷、牙线，同时可以辅助使用冲牙器，只有正确使用这些工具，才能达到清洁口腔的效果。

1）牙刷

虽然大多数人每天都会刷牙，但至今还有不少人没有掌握正确的刷牙方法，其中有不少人还是"横着刷"。正确的刷牙方法是：沿着牙缝的方向，上下来回震颤刷牙，每颗牙齿的外侧面、内侧面以及咬合面都要刷到，完整的一次刷牙时间需要3分钟，这样的刷牙方法还有个专门的名称叫"巴氏刷牙法"。

还有些使用电动牙刷的人，刷牙时就跟普通牙刷一样，来回刷牙，这样反而容易磨损牙齿。正确的方法是：把电动牙刷固定的一个牙位上，由牙刷自身的震颤来清洁牙面，刷完一颗牙后将牙刷头轻轻地移开，放置到另一颗牙齿上，然后在新的牙位上继续清洁。

2）牙线

有些人吃完东西后食物残渣会塞牙，然后就想用牙签来剔牙。不建议使用牙签，因为牙签太硬太粗，反而容易损伤牙齿和牙龈，建议配合牙线来清理牙缝。

那么，使用牙线后牙缝会不会越来越大呢？完全不必为此担忧，因为牙线是软的，不会把牙缝撑大。建议家长也应该帮助孩子使用牙线清理牙缝，因为乳牙在生长过程中牙缝较大，尤其在换牙期，牙齿参差不齐，更容易嵌塞食物。

3）冲牙器

冲牙器是一种补充清洁用具，可以把牙齿咬合面上与牙缝间嵌塞的食物冲洗干净，弥补了牙线的局限性。

对根管治疗的三种误解

牙齿的主要结构包括：坚硬的牙冠、底部的牙根、中间的空心管道——根管，根管中有神经和血管。身体其他部位的软组织感染，由于周围有丰富的血管输送血液，供给组织修复所需的养料，就会有新的细胞、组织生长出来。而牙齿比较特殊，只能依靠牙根底部的细小根管的开口来获得血供，一旦感染波及牙髓，侵犯根尖，血供受限，就不能完成组织的自我修复，牙神经就很容易坏死。这个时候就只能清除受感染的牙髓，然后在空管中严密填充药物，避免再感染。这个过程就叫作根管治疗，是目前抵御牙髓感染、治疗根尖周病最主要的手段。

1)"活牙"变成"死牙"

很多人觉得根管治疗"抽掉牙神经"会把"活牙"变成"死牙"，不愿意接受这种治疗。

根管治疗的目的并不是将"活牙"变成"死牙"，需要做根管治疗的牙齿，绝大多数情况下已经是"死牙"，或者因为严重的感染而即将变成"死牙"，根管治疗的目的是尽快地控制感染，避免牙槽骨在将来受到进一步的伤害。

2)"抽牙神经"很痛

还有些人一听到要"抽牙神经"就非常害怕，担心会很痛。

根管治疗一般都是在局部麻醉下进行，会在患者的口腔内注射麻醉药，而且麻药也不会进入血管中，更不必担心"打麻药会变傻"。

需要做根管治疗的患者，多数存在感染，牙痛是因为感染引起的，并不是根管治疗引起的。因为牙髓发生感染后，局部会产生大量的炎症物质，引起肿胀，压迫牙神经产生疼痛。根管本身空间狭小，疼痛就更加剧烈。所以，根管治疗的第一步就是控制感染，这是最好、最根本的止痛方法。

3)根管治疗后必须"戴牙套"，会磨掉"好牙"

有些患者听说根管治疗后要"戴牙套"，而"戴牙套"的时候要把"好牙"磨掉一部分，觉得这样会损坏牙齿。

做根管治疗的牙齿失去了神经、血管的支配，与"活牙"是有区别的，而且这类牙齿一般都龋损比较严重，根管治疗之后需要填补这些缺损，根据缺损的严重程度，有些牙齿确实需要装牙冠(即俗称的牙套)才能保住牙齿的功能，但并不是所有根管治疗后的牙齿都需要"戴牙套"。确实需要"戴牙套"的牙齿，往往已经缺损非常严重，即使填补树脂或填塞嵌体也难以承受日常咀嚼造成的磨损，就需要"牙套"来保护牙齿不再受损，同时也能更好地维持牙齿的功能。

也有些患者经过根管治疗后，牙齿再次龋坏，甚至填充材料脱落，这就需要进行根管再治疗，如果感染扩展到牙根外围，或者感染严重、多次根管治疗效果不佳，还可以考虑根尖手术治疗，将根尖周围的感染灶清除干净。

这些方法都是现代科技下保存牙齿的有效治疗手段。能保牙的应该尽量保牙，现在保牙的手段有很多，越早治疗，保牙的概率也越高，但还是需要患者配合，日常生活中也要注意口腔卫生，合理使用牙齿。

76 根管治疗让牙齿保留"存在感"

梁景平　牙体牙髓科

"牙痛不是病，痛起来真要命。"对于牙髓坏死和根尖周组织感染或严重龋病的患者来说，钻心一般的疼痛让很多人招架不住，只得将牙齿连根拔起、安装义齿。而随着根管治疗术的不断发展，尤其是显微根管治疗的成功率明显提高，牙髓坏死的牙齿，通过治疗可以把根留住，在此基础上再进行牙冠的修复，恢复牙齿的形态和功能。

牙神经坏死，牙齿疼痛难忍，保牙还是拔牙？根管治疗是目前牙髓病与根尖周病最有效的治疗方法，任何种植牙、假牙都不如真牙好，能做根管治疗保留患牙的，就不要做假牙。"把根留住"，就是保留了牙齿的"本体感受"。

根管治疗保住牙齿

牙齿中间空洞的部分包含称为牙髓的软组织。空洞上部宽阔，称为牙髓腔；下部有管状的根管，里面含有丰富的神经和营养神经的血管等。不同的牙齿拥有不同的根管数目，后部的牙齿根管最多。如果牙髓发生感染，会造成疼痛，引起根尖周炎，不及时治疗最终会导致颌骨感染，甚至全身感染，从而威胁生命。

所谓根管治疗是在牙体表面切割，去除龋坏或病损的组织，获得进入髓腔的通道，并由此进入牙齿内部的根管空间，采用手术的方式清除感染病灶，并用惰性材料对根管进行严密的填充以消除无效腔。显微牙髓治疗，可以在手术放大设备或显微镜的帮助下，对根管内部进行系统清创治疗，医师对于根管的解剖结构将更为清晰，使手术变得更简单。医师无须磨除过多的牙体组织，即可获得牙髓治疗的入路，从而保留更多的牙体组织，使牙齿的抗力进一步得到增强，同时根管壁破坏等手术并发症也能得到有效控制。目前，根管手术的治愈率为80%~85%，显微根管手术则能提高3%~5%，甚至更高。

根管治疗对于手术操作者的要求很高，每一步都要非常精准。比如，根管预备之前进行术前评估、根管治疗中感染的控制、根管填充时机的把握等；而在后期修复中，冠部修复材料的选择、树脂修复过程中涂抹黏结剂、光固化照射时间、温度等，任何一个环节做得不好，效果就有差异。目前，根管治疗的平均水平差距仍然较大。

对于牙髓感染的严重龋齿患者来说，有些人认为干脆拔牙以后装假牙或者种植牙。其实，能做根管治疗保留患牙的，就不要做假牙。种植牙齿，如果不能与骨组织很好地结合,后期护理不好,容易诱发种植牙周围炎。正常牙齿有3个牙根,而种植牙只能种植一个牙根,所以承受的咀嚼压力也不同。假牙分为活动的和固定的两种。活动假牙的托板、钩子,长期使用后如果不注意卫生,会对邻牙造成影响,导致邻牙松动,或产生龋齿;而安装固定假牙时,则要把旁边的好牙磨损,对牙齿也是一种损害。当然,很重要的一点,根管治疗的成功率与种植牙成功率基本相同,但使用舒适度和本体感觉更好,同时价格更加便宜。

对龋洞的修复,现在临床上主流是用高分子复合树脂材料进行美学修复,颜色和质感与真牙无异。相比传统的银汞修复,树脂的抗耐磨率与银汞一样,但更环保、更符合美学需求,而且造成继发龋的概率更小。

牙齿大面积损坏,树脂无法修复的,可以在保留牙根进行根管治疗的基础上,采用牙齿修复材料制作嵌体、全冠等。目前,通过计算机辅助设计,对牙齿修复材料进行3D切割,2个小时就能完成一个漂亮的牙冠。不需要像做假牙那样,反复几次取模、成型。相比假牙,牙根的存在能保留住牙齿的本体感受,感受到自己的牙齿,使患者感觉更好。

养成良好的口腔卫生习惯

那么,龋病发生的原因是什么呢?

龋病是与细菌感染相关的菌斑性疾病,这些疾病包括龋病、牙周病等。正常人口腔中有上千种细菌,当细菌数量、质量、生长环境发生改变后就会致病。口腔细菌与全身性疾病密切相关。比如,细菌感染会通过血液进入心血管,促进心血管动脉粥样硬化;牙周病还会促进糖尿病,糖尿病也会加重牙周病。

对于龋齿的治疗,应关注如何早期发现、及时控制,阻断龋齿进一步的发展。拖得越久,治疗的代价越大。也要注意个性化的治疗,每个人的咀嚼、饮食、口腔卫生习惯都不同,要根据患者的口腔卫生状况,寻找龋病的发生原因,并根据病因对患者进行指导和随访,这样成功率才能提高。

如今,因为饮食习惯的原因,孩子的龋齿发病率很高,那么,日常生活中应如何预防龋齿呢?

首先,要养成良好的口腔卫生习惯。定期去口腔科进行口腔检查和牙齿的清洁。养成饭后漱口的习惯,平时使用牙线、牙刷来清理牙齿缝中残留的食物。其次,饮食上需要注意,少食含糖食品,避免可乐、雪碧、果汁等糖分较高的软饮料,这些软饮料进食后,很容易在牙齿上形成菌斑,对牙齿损害很大。咖啡加糖,也要注意适量。总之,注意口腔卫生的保健,定期检查口腔卫生,是预防口腔龋病、牙周病发生发展的必要条件。这样,才能使我们的牙齿"长治久安",才能提高我们的健康水平。

77 全身健康，牙周护航

束 蓉 牙周病科

很多医生会将牙齿比喻成大树，将牙周组织比喻成稳固大树根系的土壤，两者相互依存。失去了牙齿，牙龈会退缩、牙槽骨会吸收，所以医生常建议患者牙齿脱落后尽快修复。而如果忽略了牙周组织，使其持续处于炎症状态，同样会导致牙槽骨吸收、牙齿松动，甚至脱落。

越来越多的研究表明，除了牙齿松动脱落、牙周组织不可修复外，牙周炎还与很多全身疾病关系密切。保护好牙周的健康，或许就能距离那些风险远一些。

牙周疾病与多种疾病相关

"来自牙龈的细菌或许会突破层层防线，进入大脑，导致老年痴呆（阿尔茨海默病）。因此，口腔不健康，后果很严重。"这段看起来很像朋友圈健康类段子的论述，已经发表在 *Science Advances*（《科学》子刊）上。研究者曾发现，阿尔茨海默病已故患者的大脑里存在牙龈卟啉单胞菌，这是一种重要的牙周致病菌。

牙周炎与阿尔茨海默病存在关联，其实并不是新闻。牙周炎与阿尔茨海默病确实存在一定关联。曾有实验发现，感染牙周炎细菌的实验鼠存在一定的认知功能障碍；而在对动脉血管斑块的研究中，人们在斑块中找到了牙龈卟啉单胞菌。口腔中的特定细菌会通过呼吸道进入肺部，口腔细菌还会诱发类风湿关节炎。

虽然，口腔细菌如何影响身体其他器官，真正的致病机制又是如何，目前尚无定论。但肿胀出血的牙周无疑会成为口腔细菌入侵人体、危害健康的绝佳途径。中重度牙周炎患者的炎症性创伤面积有多大呢？伤口加起来差不多有手掌大小。这样的创伤出现在身体任何一个部位，相信没有人能够视而未见。更何况这样大的破损还终日处于充斥着细菌的环境之中。

大量的数据研究表明，牙周炎如果不及时治疗就会影响患者的身体健康。牙周致病菌可直接进入呼吸道和消化道，使一些全身抵抗力低的人群成为"易感者"，它是"易感者"患肺炎、慢性胃炎和胃溃疡的风险因子。患牙周炎时，导致牙周局部慢性感染的细菌及其毒性产物可进入血流中，这些细菌和毒性产物会增加和加重动脉粥样硬化和血栓形成过程，使牙周炎成为感染性心内膜炎、冠心病、心肌梗死和脑卒中发生的风险因子。

牙周炎影响糖尿病患者和新生儿健康

临床观察发现，牙周炎与糖尿病有着较为紧密的关联。凡是患有牙周炎的患者, 其血糖的控制难度相对较高。血糖控制后, 牙周炎的情况也会有所好转。

同时, 牙周炎是糖尿病的第六大并发症。糖尿病患者中牙周炎的发生率和严重程度均高于非糖尿病人群。糖尿病患者血糖高、血流迟缓, 容易出现微循环障碍, 从而造成牙周组织缺氧, 有利于细菌及毒素的侵袭。患者口腔内水分减少, 自洁效率下降, 唾液、龈沟液中葡萄糖浓度升高, 易导致病菌生长繁殖。患者经过牙周病基础治疗后, 糖化血红蛋白水平会相应降低。

牙周炎甚至还会危害新生儿的健康。孕妇如果患有牙周炎, 则会增加早产低体重儿的风险。牙周炎的炎症因子可以通过血液循环进入子宫, 并增加个体对细菌性下生殖道的敏感性, 发生羊膜炎、阴道炎等, 影响宝宝的生长发育, 最终导致早产的现象。

牙周炎反映个体免疫状况

以往对于牙周炎的研究更多聚焦在细菌上, 致力于发现究竟是哪些细菌更容易导致牙周炎。但随着研究的进展, 人们发现存在相同口腔细菌的患者, 有的发病, 有的则不发病, 发病症状的轻重程度也各不相同。牙周炎其实是一种机体对外来物的反应。换而言之, 细菌感染和人体免疫力是决定牙周炎是否发病及症状轻重的两个重要因素。因此, 牙周炎不仅仅是感染性疾病, 更是一种炎症性疾病。从发病机制来看, 牙周炎与全身性疾病有着共通之处。它与许多全身疾病一样, 受到机体整体情况的影响, 因此能在一定程度上反映全身的健康状况。

牙周炎与细菌及细菌的毒力相关。人体口腔中存在着数百种细菌, 其中有10多种细菌与牙周炎关系密切, 包括伴放线杆菌、牙龈卟啉单胞菌、牙龈类杆菌及福塞类杆菌等。这些细菌数量的多少, 以及细菌毒力的强弱, 是牙周炎发病的重要因素。

牙周炎还与个体免疫力相关。在同样的细菌作用下, 免疫力强的人有可能不出现症状。有的人在劳累后容易出现牙龈肿胀, 究其原因就是疲劳导致免疫力下降, 无法抵抗牙周炎病菌的伤害, 致使机体出现了炎症反应。

口腔细菌和个体免疫力仿佛是天平两端的砝码, 当细菌占据上风时, 牙周炎症便会随即出现。当人体出现一些疾病影响了自身免疫系统, 致使免疫力下降, 也会诱使牙周炎的发生。

两步走防治牙周炎

或许有些人觉得既然是细菌感染, 服用抗生素就一定能发挥作用。短期来看, 使用抗生素对于牙周炎的治疗确有一定作用, 但无差别地灭杀菌群则会造成更为严重的全身性影响。通过疫苗来对抗牙周炎也是一种思路, 国外已经有了一种作用于牙龈卟啉单胞菌的疫苗, 据称可以降低牙周炎的破坏程度。但引发牙周炎的病菌很多, 仅仅对抗其中的一种, 很难阻断牙周炎出现的脚步。

防治牙周炎尚没有捷径可走, 清洁口腔是较为可行的方法之一。每天至少两次刷牙, 清除口腔内的致病菌, 能够在一定程度上阻止牙周炎的发生。但口腔是一个相对开放的环境, 外部细菌会源源不断地进入口腔, 因此进行口腔清洁必须持之以恒。除了每天刷牙外, 还应定期前往医院接受专业口腔维护, 即牙齿洁治。我们家中每天扫地, 过年过节还会进行大扫除, 专业洁牙就相当于请医生定期为你的口腔做一次彻底的大扫除。

除了清洁口腔外, 提高自身免疫力也是降低牙周炎发病风险的手段之一。可行的方法包括均衡饮食、运动锻炼、充足睡眠和愉快心情, 即 "吃好睡好运动好"。

挑选一款清洁效率高的牙刷

牙刷是口腔清洁的重要工具, 很多人在挑选时却犯了难。琳琅满目的牙刷, 各自标榜着种种特性, 实在让人无从下手。

一支合格的牙刷应当具备两个特性。首先, 刷头要小。口腔环境较为狭窄, 特别是后牙难以清洁的区域, 较大的刷头根本无法涉及。其次, 牙刷的刷毛有软、中、硬三种类型, 适用于不同的口腔状况和牙周状况。可以咨询专业医生, 在不同的牙周状况和治疗阶段选择不同类型的牙刷。

选择电动牙刷也是提高清洁效率的一种方法, 可以为忙碌的人们节省一些时间。选择电动牙刷同样需要注意刷头和刷毛。只要注意口腔清洁的方法, 无论是电动牙刷, 还是手动牙刷, 都能取得良好的清洁效果。

各类牙周问题如何防治

1) 案例故事: 洗个牙还要量血压

公司白领小张40岁不到, 几年前在体检中查出已经患有高血压, 需要接受降压治疗。不过, 小张并不在意, 他感觉自己头不晕, 眼不花, 工作和生活没受到影响, 不治疗似乎也没什么关系。紧张忙碌的工作、日夜颠倒的生活让他无暇顾及身体上的一些不适。

最近, 小张遇到了一件烦心事。抽烟频繁的他常被同事嫌弃一嘴烟味, 牙齿更是一片焦黄。他买了几款漱口水, 更换了据称有美白效果的牙膏, 每天刷三遍牙, 可是效果并不明显, 嘴里的烟味虽有所改善, 但牙齿依然是黄黄的, 怎么刷都不见广告中的美白。同事建议他去洗牙, 可以让牙齿迅速变白。

于是, 小张便来到医院洗牙。医生了解了小张的情况后, 却要求他先去量血压。这让小张有些摸不着头脑, "为什么洗牙要先量血压, 血压和洗牙有什么关系?" 小张疑心, 这是不是医生的什么 "套路" 呀。

高血压患者牙周治疗中应避免紧张

高血压和牙周炎存在一定关联性。研究人员发现，患有牙周病的高血压患者，其高血压治疗失败的风险比无牙周炎的患者高20%，且对降压药物反应较差。因此，患有高血压的患者更要留心自己的牙周状况，并积极接受治疗。

同时，高血压患者接受牙周治疗时，应该更加慎重一些。因为疼痛、紧张等患者在牙周治疗过程中容易遭遇的情况，都可能成为促使其血压升高的因素。对于高血压合并心血管疾病者，口腔治疗中患者的高度紧张可能诱发心绞痛或者充血性心力衰竭。因此，在洗牙前确定患者的血压状况，能够避免一些意外的发生。

一般而言，高血压患者的牙周治疗最好放在上午，如有不适症状，下午可去牙周门诊及时处理，且每次治疗时间不宜过长。有时医生可能会分多次完成全口的洁治。在麻醉药物的使用中，高血压患者可以接受的浓度和剂量与一般患者不同，医生会根据患者血压状况进行选择。

此外，高血压患者牙龈肿大不一定是牙周炎症，也可能是使用了钙通道阻滞剂类降压药引起的药物性牙龈肥大。此类药物包括硝苯地平（拜新同）和氨氯地平等。

2）案例故事：看牙竟然查出了糖尿病

赵先生年纪虽然不大，但已经是公司的高级管理人员，其下管辖好几个部门。他每周一到周日，几乎天天被各种事务所困扰，半夜也会有下属打电话来请示应急事件。赵先生还要忙于没完没了的应酬活动，有时甚至连早饭都被约出去。忙碌的赵先生发现，近几年自己发福得厉害，人就像吹气球一样。他总是打趣道，就自己的身材，再辛苦也看不出来。

说到身材，最近一两个月赵先生倒是瘦了一些，各种宴请推了不少。原来他的牙龈肿了，吃东西就觉得疼痛，还容易出血，所以只能将就着咸菜喝点粥。他去口腔医生处检查，医生为他做了处理，牙龈消肿了，可没几天又肿了起来，朋友说这个是上火，吃点凉性的食物或许有帮助。赵先生照方抓药，可依旧是好几天，坏几天。没法正常吃东西的赵先生，饿得眼冒金星。最近一次去就诊时，医生建议他去测个血糖。赵先生虽然觉得这是多此一举，但出于对医生的信任，他还是照办了。赵先生拿到检查结果就惊呆了，自己的空腹血糖指数竟然要接近20mml/L。看牙竟然查出了糖尿病，这究竟是怎么回事儿呀。

糖尿病患者更要注意牙周状况

糖尿病与牙周炎的关系非常紧密。与非糖尿病者相比，糖尿病患者的牙周炎患病率及严重程度较高的观点已成为专家的共识。糖尿病患者患牙周炎的风险较无糖尿病者高3倍。因此，糖尿病已成为牙龈炎和（或）牙周炎的一个重要风险因素。此外，前瞻性研究的证据表明，血糖控制情况影响患者未来患牙周疾病的风险；牙周炎增加了血糖控制不佳的风险，而牙周基础治疗能有效改善血糖控制水平。同时，持续的高血糖还会使牙周炎症造成的破坏更加严重，使牙周炎症状控制变得更困难。另外，未经控制的牙周炎可能会增加血糖控制的难度，同时也可能诱发心血管疾病、肾病等其他并发症。

医生因为赵先生反复出现牙龈肿而怀疑其患有糖尿病，也是基于较为丰富的临床经验。糖尿病患者的牙周炎治疗与其血糖控制情况相关联，血糖控制不佳的患者建议先进行内科治疗，待血糖稳定且相对控制在正常范围内再进行牙周治疗。

糖尿病患者的牙周治疗，推荐安排在上午早饭后和服用降糖药物后约1.5小时，尽量不影响患者的正常饮食。

对患糖尿病但尚未出现牙周炎的患者，建议采取积极的牙周预防措施，并定期监测牙周组织的变化。儿童和青少年糖尿病患者，推荐从6岁开始每年进行牙周检查。

3）案例故事：牙龈出血，医生建议拔牙

马老伯年近七旬，头不晕，眼不花，每天跳跳广场舞，生活别提多滋润了。他逢人就说，退休后就该好好享受生活。年轻的时候为工作、子女忙了半辈子，现在的时间都是属于自己的，应该过好每一天。从事业单位退休后，马老伯也不再精心计算每一分钱，越发舍得在吃喝玩上花钱，什么新奇好吃的东西，他都买来尝尝味道。一天，他在市场上看到小贩卖人参果，小小圆圆的，全然不是《西游记》里的模样，但就冲着这个名字，马老伯还是买了两斤。

回家吃了几个，马老伯感觉没尝出什么味道，但却发现残留果肉上有些血红色。一照镜子，他发现原来是牙龈出血了。当天马老伯也没放在心上，过了几天，他刷牙时，发现牙龈依然有出血。马老伯心想，最近没有什么其他安排，还是去牙医处看看处理一下。医生检查了马老伯的口腔，确认马老伯患有中度牙周炎，还发现了几颗牙齿摇晃得厉害。医生建议马老伯把那两粒松动的牙齿拔掉。这回马老伯不乐意了，"我只想止住牙齿出血，可医生却想要拔掉我的牙齿。"难道牙齿松动会导致牙龈出血吗？

留不住的牙齿别强留

随着年龄的增长，牙周组织自然出现生理性吸收和退缩，更容易引发牙周炎。还有些老年人患有牙周炎多年，从未进行过牙周治疗，牙齿出现松动，而这些松动的牙齿不具备保留的条件，或治疗后的效果也不好。它们非但不会成为消化咀嚼的助力，还会成为藏污纳垢、滋养病菌的温床，此时就该考虑尽早地将其拔除，消灭这些潜在的感染源，促进牙周炎的治疗效果。

老年人在牙周治疗时不要追求彻底和快速。通常医生会根据患者的实际情况，分步骤进行牙周治疗。虽然这样所需就医次数会多一些，但能够减轻治疗对患者机体的负担。有时，如果老年人牙周破坏进展缓慢的话，甚至只进行一些最基本治疗即可。贸然一次性将牙石等悉数清理干净，反而会出现牙齿敏感、说话漏风的不适症状。这需要医生在治疗中进行综合考量。

老年患者常会伴随有一些全身系统疾病，包括心脑血管疾病、肾病、肺病、肝病、血液病和糖尿病等。在进行牙周治疗的同时，还应积极对全身系统疾病进行治疗和控制，避免相互影响。

牙周炎高龄患者更需要注意日常口腔卫生的维护，包括由家人协助进行口腔护理等。老年朋友不要失去信心，注意口腔卫生，注意保护牙齿和牙周组织，到80岁拥有一口健康的牙齿的目标是完全可以实现的。

78 怎样保护好牙齿的"土壤"

宋忠诚　牙周病科

如果说牙齿是一棵棵小树苗，那么牙周组织就是这些树苗赖以成长的土壤。我们平时经常出现的牙龈肿胀、疼痛、出血等症状，其实就是牙齿的"土壤"生病了。

牙周病和龋病是最常见的两大口腔疾病。在我国，牙周病的患病率比龋病还要高，达到80%~90%。在人的一生不同阶段，可能会发生不同程度的牙周病。随着年龄的增长，牙周病的患病率也随之增长，加上社会老龄化的进程，牙周病已经成为公共口腔卫生问题。

牙周炎是失牙的首要原因

在了解牙周病之前，我们先来了解一下这些"土壤"的"成分"。牙周组织包括四大部分，分别为牙龈、牙周膜、牙槽骨和牙骨质。牙周病是指发生在这些牙周支持组织上的各种疾病的总称，包括两大类：一类是牙龈病，病变范围仅限于牙龈组织；另一类是牙周炎，即波及牙周4种组织的炎症性破坏性疾病。

牙周病的表现多种多样，很多患者的认识就是牙龈红肿疼痛、出血，甚至化脓。但有些慢性牙周炎患者平时可能没有明显的症状，不知不觉中牙龈退缩、牙根暴露、牙齿松动甚至脱落，这其实也是牙周病的表现。

很多牙周病患者最初就诊的时候，往往是因为牙龈出血、口腔有异味（俗称口臭）。牙龈出血常发生在刷牙时，啃咬坚韧、坚硬的食物时，其实这时已经发展为牙周病了，牙周病最早期的表现就是牙龈出血。

牙周病进一步发展就会出现牙龈退缩，牙根面暴露，牙齿敏感；牙间隙增大，食物嵌塞，牙周袋形成；牙槽骨吸收，牙齿松动、移位，最终脱落。

有些人的牙齿原先排列很整齐，但后来牙缝越来越大，牙齿也"七倒八歪"。这是因为牙周病导致牙槽骨吸收、牙龈退缩，牙间隙变大，咀嚼时牙槽骨受力越来越不均匀，牙齿就呈扇形移位。最终，牙齿自行松动、脱落。我们常说的"老掉牙"就是这样来的，牙周炎是中国人失牙的首要原因。

牙周组织破坏到一定的程度，就像土壤流失了一样，树根就逐渐暴露出来，最终树木倾倒。如果保护好牙周组织，维护好牙齿健康，可能就不会"老掉牙"了。

认真刷牙了，为何还会得牙周病

很多人都有这样的困惑：明明每天早晚都认真刷牙了，为什么还是得了牙周病呢？

这是因为很多人的刷牙方法可能不正确，刷牙的时间可能不够。有些人一次刷牙的时间不到1分钟，肯定无法将牙齿清洗干净。还有很多人刷牙的方法不正确，也达不到很好的清洁效果。即使刷牙方法正确、时间足够，也只能祛除40%~60%的菌斑，不能完全避免牙周病。

菌斑是牙周病的始动因素

牙周病的始动因素是菌斑微生物，不是单一的细菌，而是各种各样的细菌形成的菌斑，斑块相互作用，起到更大的破坏作用。正常的刷牙只能把牙齿的咬合面、唇颊舌面的菌斑清除掉，但牙齿邻面的菌斑无法清除，这也是最难清除的菌斑。所以，口腔清洁不能仅靠刷牙，还需要牙线、牙缝刷、冲牙器等多种方法联合使用，才能将牙刷不容易清洗到的死角部位的菌斑也清除干净。

除了菌斑微生物外，牙周病的发病还与局部促进因素和全身促进因素有关，是一种与菌斑微生物相关的多因素参与的炎症性疾病。

1) 局部促进因素

（1）牙石：牙石跟菌斑一样都是牙周病的局部促进因素。菌斑用肉眼无法分辨，需要染色后才能看到。而牙石可以直观地看到，是附着在牙齿表面的一层"脏东西"，是已经钙化或者正在钙化的菌斑，由于钙化沉积而导致颜色改变，有黑色、褐色甚至绿色等各种颜色。有些人在无意间发现牙齿"掉了一块"，其实是牙石，由于其体积越来越大而松脱下来。

（2）牙齿解剖异常：比如牙齿发育异常、排列拥挤、错颌畸形、牙齿过短等。由于牙缝大而经常塞牙，也会对牙周组织造成破坏，从而引起牙周病。有些人的牙齿呈"地包天"样排列拥挤，容易导致咬合创伤，就可能促进牙周组织的破坏。

（3）色素：包括烟斑、茶渍、咖啡渍等。色素本身对牙龈等牙周组织会造成不良刺激，尤其是色素斑变厚之后刺激不断增强，色素斑变得粗糙后还有利于菌斑的堆积，给细菌生存带来有利的环境。

（4）吸烟：不仅烟斑的沉积会对牙周病有影响，吸烟时的烧灼也会损伤牙周组织。另外，烟草中含有的尼古丁等有害物质，也会对牙周组织造成有害影响。

2）全身促进因素

（1）遗传因素：牙周病的发病与遗传基因有一定的关系。

（2）性激素：牙周组织是性激素的靶器官之一。比如青春期龈炎，其发病就与雌激素等性激素水平的改变有关，牙龈出现严重的肿胀。再比如妊娠期龈炎，有些女性怀孕之后牙周病就会加重，所以备孕期就要提前做好牙周病的治疗。

（3）某些全身性疾病：糖尿病与牙周病的关系密切，艾滋病患者也容易出现牙周病损。

（4）精神因素：精神压力大也与牙周病的发病有着密切的关系。

（5）免疫功能：牙周病的发生发展可能与免疫功能有关，免疫力低下的时候更容易发病。

牙周病的发病原因有很多，但最主要的原因还是菌斑。

早期治疗可逆转

很多人得了牙周病后，都会反复发作，不断加重，牙周病真的无法治愈吗？

所谓的治愈，就是病变消除，恢复到原先的健康状态。从这个意义上来讲，牙龈病如果及时规范地治疗，病变可以逆转，可以治愈；但是进展为牙周炎之后，就难以逆转了。牙周炎目前无法治愈，可以有一定程度的再生、恢复，但不可能完全逆转。所以，牙周病一定要早期治疗。发现问题及时处理，才能维持长期疗效，保住牙齿并让牙齿具有一定的功能。

牙周病治疗的总目标是控制菌斑，消除炎症。为什么不能消除菌斑呢？因为菌斑会不断地形成，所以无法完全消除。因此，牙周病的治疗——控制菌斑，永远在路上，需要终身治疗。在此基础上，才能逐渐恢复牙周组织的功能。否则，病情就会反反复复，不断加重。

牙周病需终身治疗

生病之后，大家都希望有一种药物能够很好地治疗或者控制疾病。治疗牙周病没有特效药，所有的药物都是辅助治疗，关键还是要靠患者自己学会控制菌斑。

牙周病的治疗分为4个步骤。

（1）牙周基础治疗：控制菌斑。首先患者要掌握自我控制菌斑的方法，比如正确的刷牙方法，如何使用牙线等，学会正确的清洁牙齿、清洁口腔的方法。同时还要定期到口腔科进行洁治、刮治，就是俗称的洗牙，洗牙的频率要根据口腔状况来判断调整。另外，对一些不良修复体进行及时的处理，拔除无保留价值的松动牙等，这些都是基础治疗的内容。

（2）手术治疗：清除病变，恢复牙周组织的生理形态。对于严重的牙周病患者，符合手术治疗指征时，就要采取手术治疗，包括清创手术、再生性手术、膜龈手术等。牙周治疗有一定的修复和再生作用，使用生长因子、骨粉、骨膜等物质促进牙周组织再生，称为再生性手术。而膜龈手术是针对牙龈退缩严重的患者，通过手术覆盖牙根面，改善美观和功能。

（3）修复和正畸：恢复牙齿正常解剖。有些人牙齿排列不整齐，就会影响牙周炎的整个治疗过程。对于牙周炎牙齿松动脱落者，就需要做修复、正畸治疗。

（4）牙周支持治疗：维持疗效，防止复发。牙周支持治疗也叫牙周维护治疗，即定期复查、复治，主要是检查菌斑控制情况、有无牙龈炎症、有无出血、有无牙槽骨吸收或吸收加重等，根据病情变化来制订复治计划，做进一步治疗。

牙周病是一种慢性疾病，需要终身治疗，不是看一年、两年就能治愈的。不要经过治疗后自己觉得很好了，就不去医院检查了。等到出现问题了再去口腔科，病情就已经加重了。

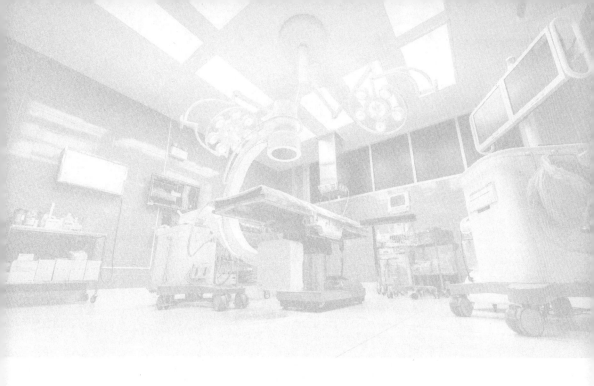

四、其　他

⑦⑨ 超声世界里不一样的"色彩"

熊　屏　超声科

作为影像学检查的项目之一,所有经历过体检的人,恐怕都接受过超声检查。一般人对超声检查的认知,大多停留在腹部超声(包括肝、胆、胰、脾、肾)、心脏超声、妇产科超声、甲状腺及乳腺超声等,这也是常规体检的一些项目。除了这些常规的超声检查外,还有颌面部肿瘤、脉管瘤及脉管畸形,以及皮瓣穿支超声、淋巴结超声造影等特殊的超声检查。

甲乳超声,一"松"一"紧"

超声检查从最早的腹部到后来的心脏、浅表器官,现在又广泛应用于甲状腺、乳腺等疾病的诊断中,成为目前甲状腺疾病的首选检查手段之一。

超声检查中对甲状腺、乳腺病变的评级,可以"告诉"临床医生肿块的良恶性概率,给临床诊治提供有力依据。甲状腺、乳腺超声检查的评分解读,有一"松"一"紧"两大原则。

乳腺超声

乳腺影像学报告和数据系统是目前乳腺超声普遍应用的分类评价标准,从0级到6级依次由轻到重,其中4级又细分为A、B、C三个亚型。通常1级为阴性;2级为良性发现,需每年复查一次;3级表示可能是良性,短期随访,3~6个月复查一次;达到4级者建议活检明确良恶性质。

在影像学检查中,有一部分乳腺肿块与良性乳腺纤维瘤表现类似,但实际上可能是恶性肿瘤,比如部分三阴性乳腺癌〔(雌激素受体(ER)、孕激素受体(PR)及原癌基因HER-2均为阴性)。这类乳腺肿块超声评分多为3级,虽然良性可能大,但仍有2%的恶性可能。而4级的乳腺肿块,则有3%~94%的恶性可能,切除后病理检查结果仍有可能为良性。但对乳腺肿块不能放松警惕,因为三阴性乳腺癌的预后较差。在乳腺超声检查时,遇到有恶性可能的表现,我们一般都建议患者积极治疗。早期发现早期治疗,能提高治愈率。

甲状腺超声

甲状腺超声TI-RADS分级跟乳腺类似,通常1、2级者每年复查一次;3级者短期随访复查;4级以上建议穿刺活检。

相较于乳腺超声评级的"紧",对于甲状腺超声分级评价来讲相对"松"一些,甲状腺癌大部分是惰性的,预后相对较好。而且甲状腺作为一个内分泌器官,伴随着人的一生，发挥着重要的作用，切除之后对身体健康有一定影响，必须终身服用药物来维持。而乳房对于没有哺乳需求的女性来说，切除后对身体健康影响不大。所以，发现甲状腺结节小于1厘米者密切随访即可。

甲状腺结节达到4A以上，有恶性可能，一般建议穿刺做病理学检查。但在甲状腺癌的早期，癌细胞并没有波及整个结节，所以穿刺的部位如果恰好错开了癌细胞侵犯的部分，就有可能漏诊。如果穿刺结果是良性，也不除外恶性可能，但这种情况一般可能性较小。

现在，甲状腺结节穿刺检查一般都是在B超引导下进行的细胞学穿刺，又称细针穿刺，可以对几个毫米大小的结节进行穿刺，并能确保穿刺在结节内部，仅取部分细胞供病理学检查。

颈动脉超声判断脑卒中风险

除了对甲状腺肿瘤、乳腺肿瘤进行评级之外，超声还可以对颈动脉斑块进行风险评估。现代医学研究发现，颈动脉斑块是脑卒中的重要风险因素之一，有稳定斑块和不稳定斑块的区别，不稳定斑块诱发脑卒中的风险更高。

那么，如何判断颈动脉斑块是否稳定呢？超声造影检查就是其中很重要的一种方式。

可以通过超声检查斑块内有无新生血管，来评估斑块的稳定性。如果斑块内有新生血管，斑块脱落的风险就比较大，从而给临床治疗提供指导。颈动脉超声检查的意义还在于，提醒受检者加强疾病的预防，发现颈动脉内膜增厚、有斑块形成，就要注意健康饮食，减少高脂肪食物的摄入。

淋巴结超声造影，早期发现微小转移灶

20世纪80年代开始兴起的彩色多普勒超声，打破了此前黑白超声的局限，给超声世界添加了不一样的"色彩"。多普勒超声可以清晰地看到血管及其内部血流速度和方向，甚至可以对血流进行动态影像观察。但是，我们身上有些血管非常细，比如毛细血管，管径细到微米级，血液流速也非常慢，普通的彩超就看不清楚这些血管及其血流信号。这个时候，就可以使用造影剂，类似于造影CT的检查方法。

超声造影应用于肿瘤，可以检测肿瘤内部的血供信号，血供是否丰富、分布是否均匀、血流进出速度快慢等，分析这些信息可以提高肿瘤诊断的精准率。

淋巴结超声造影则可以早期发现肿瘤转移病灶。以舌癌为例，肿瘤位于口腔内，容易发生颌下颈部淋巴结转移，但是颈部淋巴结早期转移癌体积比较小，甚至有些微小转移灶，有时候影像学检查很难发现。

前哨淋巴结是肿瘤发生转移的第一站，但不同肿瘤可能不一样。比如舌癌发

生转移的第一站,可能是颈部Ⅰ区或Ⅱ区的淋巴结;乳腺癌发生转移的第一站在腋下淋巴结;甲状腺癌转移的第一站可能在颈部Ⅳ区或Ⅵ区的淋巴结。

超声造影通过观察淋巴结造影剂的充盈状态、有无微小缺损或造影剂充盈形式,可以更早发现一部分早期转移灶。

尽量提高患者的生活质量,已成为肿瘤外科手术治疗效果评价的重要衡量标准之一,不能因为有可能转移就扩大手术范围。术后可以随访超声检查,密切观察周围淋巴结有无转移。

曾有一位29岁的男性舌癌患者,术后每月随访超声,第3个月时发现同侧颌下Ⅰ区一淋巴结有微转移灶,当时外科医生考虑再观察而没有手术。第4个月复查时,发现该微转移灶比前月增大,引起了医生的重视,予以颈部淋巴结清扫手术。术后病理学显示该淋巴结有转移癌细胞,其他淋巴结均正常。

皮瓣超声,寻找吻合血管

上海交通大学医学院附属第九人民医院(九院)超声科的特色,有赖于九院整复外科、口腔颌面外科在国内的领先地位,医院有很多来自全国需要做皮瓣移植的患者,超声科就负责对这些患者做穿支皮瓣的超声定位工作。

各种创伤或者肿瘤切除手术后导致皮肤缺损时,需要从身体的其他部位移植一部分带血管蒂皮肤组织,称为皮瓣。皮瓣移植需要将皮瓣上的穿支血管与受区的血管接上,即血管吻合。有了血液供应,移植的皮瓣才能存活。超声科医师的工作就是帮助临床医生在最短的时间内找到一根最好的血管并且能够与受区的血管匹配,同时还要测量血管的管径、血流,给临床提供相关的信息,协助血管吻合手术顺利进行。通过多年工作经验以及大量病例的积累,九院超声科在移植皮瓣穿支血管超声定位方面形成了自己的特色和优势。

超声评估深层血管瘤疗效

血管瘤现称脉管瘤及脉管畸形疾病,可分布于全身各个部位的皮肤和软组织。脉管瘤又分为先天性血管瘤、婴幼儿血管瘤、丛状血管瘤等。脉管畸形又可分为动脉畸形、静脉畸形、淋巴管畸形以及各种混合畸形等。

婴幼儿血管瘤以前主要依靠医生的视诊来判断,浅表的血管瘤可以较为明显地看到治疗后的效果,但较深层的血管瘤肉眼就很难判断其疗效,这个时候超声检查就可以动态观察血管瘤的情况,可以定期随访评估治疗效果。

此外,超声检查也能协助临床对脉管瘤及脉管畸形进行分类。

超声检查作为一种简单易行、无创伤、无辐射、可以反复进行的影像学检查手段,深受医患双方的欢迎,几乎可以从头查到脚。除了协助临床诊断之外,超声还可应用于治疗,比如对子宫肌瘤的超声刀切除治疗等。在医学快速发展的今天,超声医学也在不断创新发展,新兴的弹性超声具备了定性兼定量功能,可以更加精准地测量组织器官的软硬度,协助临床诊断的同时,也可以指导临床治疗方案的选择。

下肢静脉性溃疡如何保健

谢 挺　创面修复科

下肢静脉性溃疡如何预防和保健

长期站立、先天性静脉管壁或静脉瓣膜薄弱是造成下肢静脉曲张的重要原因。典型的临床表现为下肢有蚯蚓状的静脉团块,下肢水肿,内踝上方皮肤颜色变黑褐色,有的皮肤糜烂,俗称"老烂腿"。严重的下肢静脉曲张会面临截肢的危险,预防下肢静脉曲张的发生、发展非常重要。

5%~30%的下肢静脉曲张患者在溃疡愈合2年内会再次发生溃疡。因此预防下肢静脉曲张破溃和溃疡复发的知识和技能非常重要。

下肢静脉性溃疡的预防包括压力治疗、功能锻炼、预防外伤及健康教育等。其中,压力治疗在下肢静脉性溃疡的治疗和预防中最为重要。

压力治疗是利用特殊材料的袜子或绷带产生的压力帮助下肢静脉血液回流,合适的压力治疗可以使下肢疲惫、沉重等症状得到缓解,曲张的静脉不再突出,并能促进下肢静脉曲张溃疡的愈合。

需要特别注意的是,接受压力治疗前,必须排除下肢动脉系统疾病。当患者同时存在动脉系统病变时,压力治疗可能会导致动脉血管的闭塞、组织的坏死甚至截肢。受过训练的医生或护士应首先检查患者的足背或胫后动脉,当存在搏动减弱或消失的情况时,应利用多普勒超声设备检查患者的踝肱指数(ABI)。若患者的ABI<0.8,则应在采用压力治疗之前先推荐患者接受血管外科医生的进一步检查。若患者存在慢性心力衰竭时,不推荐采用压力治疗。

当患者下肢存在水肿或已发生溃疡时,推荐采用弹力绷带;当患者下肢水肿消退或溃疡愈合时,推荐采用医用弹力袜,当然也可以继续使用弹力绷带。若使用弹力绷带后出现异常情况,如下肢肿胀、疼痛加剧等,应及时到医院进行咨询。

医用弹力袜的原理是,在脚踝部建立最高支撑压力,顺着腿部向上逐渐递减。在小腿肚减到最大压力值的70%~90%,在大腿处减到最大压力值的

25%~45%。压力的这种递减变化可使下肢静脉血回流,有效缓解下肢静脉和静脉瓣膜所承受的压力。一般来说,对于医用弹力袜的选择,有以下方法。

(1)根据穿者的腿部症状选择合适的弹力袜压力。

一级低压预防保健型(15~25mmHg):适用于静脉曲张、血栓高发人群的保健预防。

一级中压初期治疗型(25~30mmHg):适用于静脉曲张初期患者。

二级高压中度治疗型(30~40mmHg):适用于下肢已经有明显的静脉曲张(站立时静脉血管凸出皮肤表面),并伴有腿部不适感的患者(如下肢酸乏肿胀、湿疹瘙痒、抽筋发麻、色素沉着等)、静脉炎、怀孕期间严重静脉曲张、静脉曲张手术后(大小隐静脉剥脱术)患者、深静脉血栓形成后综合征患者。

三级高压重度治疗型(40~50mmHg):适用于下肢高度肿胀、溃疡、皮肤变黑变硬、高度淋巴水肿、整形抽脂术后恢复期等患者。

(2)根据病变部位选择弹力袜的长度。长筒袜分为中筒袜(膝下)、长筒袜(及大腿)和连裤袜(及腰部)。如果穿者只是膝盖以下的部位患有静脉曲张,穿中筒弹力袜即可;如果穿者膝盖以上的部位也有症状,需要穿长筒袜或者连裤型弹力袜。

下肢静脉曲张患者日常生活注意事项

(1)患者平时宜使用温和无刺激性的润肤乳液,防止下肢皮肤干燥、皲裂。

(2)保持规律性的行走和功能锻炼,促进下肢血液循环。

(3)保持适当体重,多吃富含纤维的食物,防止便秘。戒烟限酒,不吃或少吃油腻食品。

(4)养成一日数次躺下将腿抬高高过心脏的姿势,睡眠时可将脚部稍微垫高,采用舒适的体位,如此可促进腿部静脉循环。

(5)定期检查足部和腿部,早期发现异常改变,如小腿肿胀、皮肤的色素沉着、静脉突出、湿疹、溃疡等;保护腿部,避免碰伤、擦伤、跌倒。

(6)每天坚持穿医用弹力袜。由于患者穿着弹力袜的依从性很低,需要医务人员周期性地对患者进行健康教育,说明其目的和重要性。

(7)患者若踝部出现任何破损或溃疡,要及时就诊。

(8)患者不宜站立不动、长时间站立与静坐,尽量多走动,每半小时活动一下双足,改善下肢血液循环;进行小腿肌肉群的收缩运动,促进静脉血液回流。

(9)不宜跷二郎腿,不宜长期穿高跟鞋,不宜穿过于束腰、束腹的衣物,这些不良习惯均会影响下肢的血液循环。

(10)不宜用非常热的水(水温>40℃)长时间洗澡或泡脚,否则会导致下肢血管大量扩张。

（11）避免提携超过10kg的重物。

（12）若发生溃疡，不要假想溃疡会自行好转或愈合，应尽快就医，及时开始治疗，这样才能早日康复。

81 儿童哮喘知多少

亢 娟 儿科

小朋友反复咳嗽、气喘，作为爸爸妈妈焦虑万分，经常抱怨孩子难带，其中大部分都是因为孩子患有哮喘，家长传统观念认为哮喘治不好，长大后会自然痊愈，而没有及时诊断及规范治疗，导致孩子不但要忍受疾病的痛苦，而且耽误学习，家长也耽误了工作。

什么是儿童哮喘

哮喘是由多种细胞（如嗜酸性粒细胞、肥大细胞、T淋巴细胞、中性粒细胞、气道上皮细胞等）和细胞因子参与的慢性气道炎症及气道高反应为特征的异质性疾病。这种慢性炎症导致气道反应性增加，当受到诱因刺激时，气道壁肿胀、黏液分泌增加、平滑肌痉挛使管腔狭窄，哮喘急性发作。儿童由于身体各方面均处于不断发育成熟阶段，哮喘有其特殊性，只要规范治疗，可以完全控制症状。

儿童哮喘发病率

近年来，由于环境污染、饮食结构等综合因素使哮喘发病率逐年上升。根据我国儿童哮喘协作组流行病调查结果，从1990年开始，每10年增加1倍左右，30年增加了3.8倍，2019年，我国每100个儿童中就有3.5个患有哮喘，3~6岁儿童发生率最高，上海儿童哮喘发病率更高，达7.57%。如果宝宝的一级亲属中有哮喘、过敏性鼻炎、过敏性荨麻疹等过敏性疾病时，发生哮喘的可能性会更大。

儿童哮喘的表现

起病或急或缓，婴幼儿发病前，往往有1~2日的上呼吸道感染，与一般支气管炎类似。由上呼吸道感染引起时，胸部常可闻干、湿啰音，并伴发热、白细胞计数总数增多等现象。如为单纯吸入变应原，先多伴有鼻痒、流清涕、打嚏、干咳，然后出现喘憋。对食物有高度敏感者，大多不发热，除发生哮喘症状外，常有口唇及面部水肿、呕吐、腹痛、腹泻及荨麻疹等症状，多于进食后数分钟出现。

（1）一般发作症状：反复咳嗽、喘鸣，常在夜间发作或加剧，剧咳，吐白色泡沫痰，年长儿常突然发作，婴幼儿常为上呼吸道感染后诱发。

（2）危重发作时症状：患儿烦躁不安，出现呼吸困难，以呼气困难为著，往往不能平卧，坐位时耸肩屈背，呈端坐样呼吸困难。如果面色苍白、鼻翼扇动、口唇、指甲发绀，甚至冷汗淋漓，面容惊恐不安，往往显示危重状态，必须立即处理。

儿童哮喘诊断

由于儿童处于生长发育期，各年龄段解剖、生理、免疫以及对于检查配合度不同等特点，诊断思路、检测方法均不同，以6岁为界分为不同诊断路径：

（1）6岁以下诊断方法：在症状上，6岁以下患儿的喘息发作常常与上呼吸道感染相关，也可以因运动、打闹、大哭等诱因引发，早产儿或父母吸烟者儿童早期发作哮喘的可能性会更大。由于6岁以下儿童不能配合相关检查，可以基于临床症状加运用一些评分方式进行初步诊断，如mAPI指数、32111评分、33111评分。

（2）6岁以上诊断方法：临床特点符合：①反复出现咳嗽、气喘、胸闷等症状；②发作时查体双肺可闻及呼气相哮鸣音；③抗哮喘治疗有效；④排除其他病因引起的喘息、咳嗽、胸闷和气促。如果临床症状不典型，可以做一些辅助检查。如：最大呼气峰流量及变异率、特异性IgE、过敏原、FeNO检测，高度怀疑病例可做哮喘激发试验。

儿童哮喘治疗

治疗一定要坚持长期、规范。治疗目标：短期控制急性发作症状，中期维持肺功能，减少急性发作，远期尽量使肺功能接近正常，预防哮喘药物不良反应。同样在治疗上也要按照哮喘全球防治倡议（GINA）建议，不同年龄、不同程度按照不同等级长期运用不同的吸入方式，坚持个体化治疗方案。

儿童哮喘预防

（1）早期预防：母亲孕期避免烟草，提倡自然分娩，鼓励母乳喂养，尽量减少婴儿期应用抗生素。

（2）健康宣教：给家长讲述哮喘的短期及长期危害，提高对于疾病的认识，尽量避免诱发哮喘的各种因素，加强自我监测及管理，定期咨询自己的哮喘医生，不断调整个体化的治疗方案，达到完全控制哮喘的目标。

最后希望通过我们的努力，让每位哮喘患儿拥有健康幸福的未来！

82 "速锋刀"，隔着肚皮灭肿瘤的"利器"

姚　原　放疗科

对于不少肿瘤患者来说，在影像学诊断报告上出现了"转移"两个字，就意味着生命已进入了"倒计时"。因为此时病情已经进入了中晚期，手术已无法将散落在全身各处的肿瘤悉数摘除，而强毒性的化疗药物对于身体虚弱的患者来说，更可能是催命符，很多患者因此放弃了治疗。

其实，在此阶段，治疗仍然是有希望的。一种名叫"速锋刀"的放疗技术，近年来逐步进入了国内医疗机构，对于哪些手术无法企及的肿瘤转移灶，它可以在短时间内逐一精准打击，让肿瘤体积明显缩小甚至消失，从而有效延长了患者的生命。

"速锋刀"，隔着肚皮灭肿瘤的"利器"

"速锋刀"顾名思义，速度快（治疗时间短），又锋利（治疗部位精准），但它不是一把真正的刀，而是一种最先进的立体定向放射治疗。

速度快：单次治疗时间比常规放疗快2~3倍

一般在接受放射治疗时，患者是被严格固定住的，治疗部位的移动距离不能超过1cm，而患者在清醒的状态下，要保持纹丝不动是很难做到的。因此，放射治疗的时间越短，患者的舒适度就会越高，接受治疗的可能性也就越大，这也就是"速锋刀"的一大优势。

"速锋刀"的治疗速度，是目前临床上最快的放射治疗，其剂量率达到2 400Mu/min，比目前常规放疗剂量率要快2~3倍。剂量率高说明治疗速度快，那么患者接受治疗的时间就短。常规放疗的单次治疗时间为半小时，而"速锋刀"的单次治疗时间在10~15分钟。

定位准：多源高端影像融合成像，边做边看，精准击瘤

那么，如何保证最终治疗部位就是原来设定的位置呢？"速锋刀"采用了大量高科技技术来保证治疗部位的精准。对于这项高科技，用一句话来形象地概括，那就是"一边做，一边看"。

在治疗定位阶段，操作人员采用专业的固定装置把患者固定好，在正电子发射断层扫描（PET/CT）上进行模拟定位，然后再把磁共振成像（MRI）的图像与CT图像融合，在多源融合图像上，确定肿瘤的靶区域（GTV）和需要保护的重要器官和组织，然后，由治疗计划系统计算出治疗方案，最终通过网络把治疗计划传给设备。

四、其　他

速锋刀上配备的是第三代平板CT做三维图像引导扫描，由计算机进行自动比对、确定现在治疗的靶区域就是原来设定的靶区域。在治疗期间，操作人员用体表光学追踪系统进行实时影像监控。如果发现患者的体位移动超过事前设定的警戒位置，"速锋刀"就会自动停止治疗，由操作人员再次对图像进行校对，通过调整六维高精度治疗床的位置后再继续治疗。这也就是所谓的"一边做，一边看"。

"速锋刀"与其他立体定向治疗设备相比，它最突出的优点就是机械精度高（误差≤0.5mm）。目前，只有最先进的头部咖玛刀可以达到这样的精度。此外，它还专门配有两类治疗头：一类是针对头部小肿瘤的7种锥形限光筒（最小直径4mm），还有一类是适合全身各个部位治疗的微型多叶准直器（叶宽2.5mm），适合身体内1~7cm的肿瘤。

"速锋刀"适合寡转移的小个肿瘤

"速锋刀"是一种立体定向放射治疗技术。该技术一开始被神经外科医生用于治疗头面部的良性疾病，比如止痛（三叉神经痛）、动静脉瘤、听神经瘤和脑膜瘤等。随着科技的发展，立体定向放射技术开始逐步转向对脑部转移性恶性肿瘤的治疗。随着这项技术在临床上的安全性和有效性得到进一步认可，它开始部分代替手术来治疗一些原发性的肿瘤。比如，脑肿瘤、初发或复发的非小细胞肺癌、前列腺癌、肾上皮细胞癌和肝细胞癌。

如今，立体定向放射技术已经可以治疗全身的转移性肿瘤，特别是一些寡转移（即全身转移肿瘤病灶数在5个以下）的患者。对于这些患者来说，如果动手术的话，可能就要开5刀；而使用"速锋刀"的话，患者不需要全身麻醉，且无须冒着手术风险，一次就可以杀灭肿瘤转移病灶。

对于早期的、单个的、未发生转移的肿瘤，依然建议以手术治疗为主。但对于已经发生寡转移的、体积较小的肿瘤，则建议用"速锋刀"来打击一下。

与手术相比，"速锋刀"治疗后肿瘤二次转移率更低

与手术相比，"速锋刀"的优势不仅在于此。美国MD安德森癌症中心曾经做过临床研究，对500例早期肺癌以及其他肿瘤患者进行立体定向放射治疗。结果发现，这些患者在治疗后的二次转移率比进行手术的同类患者低，原因在于放疗可以激活人体的免疫反应。

通过手术摘除了肿瘤后，人体的免疫系统可能依旧无法识别出肿瘤细胞。但是，经过放射治疗之后，被杀灭的肿瘤细胞尸体依然留在人体内，这就使人体的免疫系统有充足的时间来发现它。一旦免疫细胞发现肿瘤"尸体"，人体对于该肿瘤细胞的免疫反应就会被激活，日后一旦发现相类似的肿瘤细胞，免疫系统就会自行杀灭。这也就是为什么做了立体定向放射治疗后，二次转移发生率要低于手

术的原因。如果速锋刀与顺序下细胞死亡（PD-1）免疫治疗药物一起使用，对于激活人体免疫反应、抑制肿瘤复发和转移的效果会更好。

❤83 备孕期间能拍"X线片"吗

陶晓峰　孙　琦　放射科

日常工作中，女性患者常问："医生，最近我在备孕，刚拍了片子（X线片），不要紧吧？""医生，我X线片拍好了，过多久能要小孩？"曾经听说过这样一个故事。一位男性受检者问："医生，我不喂奶，孩子也不在我肚子里生，我不用担心，对吗？"更有甚者，不少女性受检者当月进行X线检查后得知自己意外怀孕时果断选择人工流产的方式来终止妊娠。那么，备孕期间究竟是否可以做X线检查吗？

自1895年11月，在德国物理学家伦琴首次发现X射线之后的相当一段时期内，人们并没有意识到这种肉眼看不到的射线会对人体组织产生损伤影响，所以没有引起足够的重视。直到20世纪50年代末，科学家们发现长期大剂量暴露在X线下的机体会发生明显损伤，才意识到问题的严重性，进而发现了电离辐射生物学效应，随之有了"放射防护"的概念。近年来，随着医学知识的普及，越来越多的患者关心"放射防护"的问题，甚至时常成为社会公众热议的话题。其中，通常被认为可能影响"继承香火、人类繁衍"的放射检查安全问题成为公众的关注焦点之一。

我们所熟知的医用诊断X线，它的常规照射剂量是0.01~1.0毫戈瑞（mGy），而辐射照射剂量≥50mGy会影响体内胎儿的正常发育。尽管妇女一次拍片所接受的剂量只有胚胎致畸剂量的万分之一到百分之一，但对于备孕期间可能怀孕的妇女来讲，应尽量避免放射学检查，尤其是腹部或骨盆的X线检查，因为这些检查可能会使胎儿发生宫内死亡、胎儿发育不良。如果女性受检者一定要进行腹部或骨盆部位的X射线检查时，请严格控制在月经来潮后10天内进行。同时，对于正在备孕的妇女在接受其他常规X线检查时，请一定要告知摄片医生，医生会采取相应的防护屏蔽措施，从而使风险降到最低。

经期准的女性受检者，可在月经未过期的整个月经周期内进行X线摄片（比如，月经周期是30天而且经期规律，那么在周期内任何一天摄片，都是相对安全的）。因为受精卵在此期间所发生的任何不良反应都会是"全或无"现象，也就是说"要么正常怀孕，要么未能着床受孕"。而对于月经过期的妇女，除非有确切证据表明其未怀孕，否则，均应当作孕妇对待，必要时做妊娠试验予以排除后再进行X

线摄片。也就是说，如果您的月经周期不规律且又在备孕期间，请做妊娠试验（尿检或抽血）排除怀孕的可能后再摄片。当然，检查前最好和您的临床医生沟通，优先考虑选用非X射线的检查方法；同时，评估X线可能造成的利弊后，再做出决定。

此外，男性同胞们的健康对备孕同样重要。性腺属辐射最敏感的器官之一，而男性睾丸的敏感性又高于女性的卵巢。睾丸受0.15Gy（戈瑞）照射即可见精子数量减少。从生理学角度来说，生精上皮每个周期需要16天，人类的精子发育到成熟必须经过4个周期，可以推测整个周期需要64天。所以，对于男性性腺的防护同样不容忽视。

84　空卵、跑卵，不是谁的错

匡延平　肖义涛　辅助生殖科

经常会有病友抱怨，今天我取了一个空卵泡，或者今天手术前卵泡排掉了，觉得这个月的时间和金钱都白费了，老公也白来了，很不开心。这种心情可以理解，医生也希望你能取到卵子，配成好的胚胎，这是医生的本职。

"空卵""跑卵"到底是什么原因

要解释这个原因，我们先要从卵泡的结构说起。

发育中的卵泡逐渐生长变大，逐渐形成一个半月形的腔，称为卵泡腔，腔内充满卵泡液。卵泡液是由卵泡细胞分泌和卵泡膜血管渗出液组成，卵泡液除含有一般营养成分外，还有卵泡分泌的类固醇激素和多种生物活性物质，对卵泡的发育成熟有重要影响。随着卵泡液的增多及卵泡腔扩大，卵母细胞居于卵泡的一侧，并与其周围的颗粒细胞一起突向卵泡腔，形成卵丘。分布在卵泡腔周边的细胞构成卵泡壁，称为颗粒层。在卵泡生长过程中，卵泡膜分化为内、外两层。

排卵的过程是怎么样的？夜针（注射HCG和达必佳）后卵泡发生的反应又是什么样的

注射夜针（HCG和达必佳）后，在一定的时间内，排卵机制启动：卵子从卵泡壁上脱落，然后从卵泡里排出，这就是排卵。卵巢功能不好的病友，因为各种原因，取卵时卵子无法从卵泡壁上脱落，或在没有取卵前，卵子就从卵泡壁上脱落排出，就会造成空卵或跑卵。

取卵手术又是如何把卵子从体内取出来

取卵时，先在阴道超声下定位，将一根特制的取卵针沿超声波设定的引导线穿过阴道壁直接刺入一侧卵巢内，通过负压逐个抽吸每一个卵泡液，每个吸出的卵泡液都将被收集到试管内，由实验室的胚胎师在显微镜下仔细查找卵子，胚胎师会将找到的卵子分别放入含有特殊培养液的培养皿内。

可以看到，取卵时，卵子从卵泡壁上脱落，针尖在卵泡里，负压抽吸卵泡液，卵子向针尖方向移动，然后被收集到试管内。

空卵、跑卵，又是怎么发生的

所谓空卵，就是你的卵泡液里没有卵子，就像西瓜里面没有籽一样。超声只能看到西瓜，看不到西瓜里面有没有籽。

有的人第一次取了几个泡，没有卵子，医生立即停止手术；过了两个小时，再给这个患者取剩下的卵泡，还是没有卵子。这样的患者在临床上不是个案，可能以前也取不到卵子。这就说明这个人的卵泡里没有卵子，或者卵泡里的卵子不能够像正常人一样从卵泡壁上脱落下来，因为只有卵子从卵泡壁上脱落下来，我们抽卵泡液才能找到卵，否则取不到卵。由于卵泡大小有差异，不同的卵泡里的卵子脱离时间有差异，这样就有的卵泡里能找到卵，有的找不到，也可以解释为什么不是每个卵泡都能取到卵。

所谓"跑卵"，即在取卵手术之前排卵。目前的技术还不能精准预测排卵时间，此处的"精准"是指以半小时为计算单位；我们95%以上人的取卵时间的预测是准确的。由于不孕症病因的复杂性，有的人的排卵规律就是不按照常规套路走，导致我们对排卵时间的预测不准；同一个人在不同的周期排卵时间不同，难以按照固定的时间去预测排卵时间。

每天取不到卵的，远比提早排卵的多，取不到卵的损失更大，所以大家更应该多考虑取不到卵，而不是提早排卵。

有时患者的情况非常复杂，高龄、卵巢功能衰退的患者很多，这类患者往往排卵时间难以预测。每天提早排卵的基本是这样的患者。越是卵少的人，取不到卵的概率越高，相对而言，提早排卵的概率也高，这是个体的差异决定的。

实际上，每一个提前排卵的病例，或者取卵术中发现部分卵泡排掉的病例，医生都会在档案中如实精准记录，比如几点几分做B超发现卵泡已排，几点几分手术时发现部分卵泡已排或正在排卵等，这也是为了制订下次打夜针时间和安排取卵时间提供参考依据，所以，每一次失败的经历，也是在为下一次的成功做铺垫，正所谓"失败乃成功之母"！

有的人第一次可能每一个卵泡都取到卵，第二次却没有这么好的成绩，就怪罪医生没有好好手术。其实，每次都能得满分几乎不可能。

85 检查癌症是否转移，目前首选PET-CT

潘懿范　核医学科

如果有人不幸被确诊患了癌症，心理上往往难以接受，认为癌症就是绝症，甚至部分家属为了缓解患者的恐惧心理不得已隐瞒病情。

诚然，晚期癌症的预后较差，病死率较高，但80%~90%早期癌症患者通过有效治疗可以长期存活。

癌症是否存在转移通常是明确恶性肿瘤分期的重要指标之一。

那么怎么才能知道癌症已转移了呢？

通常临床医生会借助各种辅助检查手段来明确患者是否发生恶性病变转移，如B超、CT、MRI、PET-CT、穿刺等。其中能尽早评估大部分癌症是否存在转移的检查，首推PET-CT。

那么什么是PET-CT？它在检测癌症转移方面有什么优势？检查过程中需要注意些什么呢？下面就来详细介绍一下。

什么是PET-CT？

PET-CT是一种国际上先进的核医学影像技术，它将PET（正电子发射型计算机断层显像）和CT（计算机断层显像）两种影像技术进行同机融合，通过一次PET-CT检查，可同时获得组织代谢及血流的PET功能学影像、器官结构的CT解剖学影像及两者的融合图像。

由于肿瘤细胞与正常细胞有明显的代谢差异，我们用放射性核素标记显像剂并引入体内，类似于在体内放一个参与人体代谢的"定位器"，从而反映机体正常与异常细胞代谢的差异。

PET-CT在检测癌症转移方面有什么优势？

PET-CT可以反映肿瘤细胞的代谢活性，可以比其他常规影像学手段更早地发现是否存在转移。而且它可以通过一次显像，获得全身各部位的功能学及解剖学断层图像，有助于评估恶性肿瘤的全身转移情况。

对某些容易发生远处转移的癌症而言，精准的分期有助于选择正确的治疗方案，提升治疗效果，避免不必要的治疗，节约治疗费用。

做PET-CT需要注意的事项有哪些？

首先，核医学检查使用的显像剂是特殊药物，需要提前预订送药，科室也无法备药。因此，检查通常需要提前预约。

其次，由于显像剂的放射性衰变性，有效剂量会随着时间延长而降低，从而影响图像的显像质量，故患者应按时到检。

此外，检查前患者需要空腹至少4小时以上，血糖控制在10mmol/L以下。注射显像剂后，需要安静等待1小时左右，利于显像的吸收，同时多饮水，使循环中未吸收的显像剂从泌尿系统排泄。

最后值得注意的是，PET-CT并不能诊断所有类型肿瘤是否存在转移，有少部分肿瘤的糖代谢水平并不活跃，如部分神经内分泌肿瘤、肾透明细胞癌及部分低度恶性肿瘤等，故这部分糖代谢不活跃的肿瘤单靠PET-CT检查转移灶可能导致漏诊。

总之，PET-CT在检测绝大多数癌症转移方面具有早期发现、全身评估的优势，但考虑到小部分低代谢肿瘤的存在，建议检查前向主诊医生详细咨询后再做决定。

86 咖啡牛奶斑，精准激光治疗效果好

岑卿卿　林晓曦　激光美容科

咖啡牛奶斑，老百姓常称为"胎记"，是一种常见的色素异常性疾病，在人群中的发病率约为10%，其边界清晰，大多颜色均一，为圆形、卵圆形或不规则形，浅棕色至深棕色的色斑，其发生机制尚不明确。

咖啡牛奶斑在出生或幼年时出现和形成，并随着身体的生长发育呈比例增大，其形态一般不发生改变。咖啡牛奶斑在病理学上表现为表皮基底层黑素细胞和角化细胞中黑色素增多，但无黑素细胞的增殖。

多发的咖啡牛奶色斑提示可能存在遗传性疾病，如多于6个斑块需考虑I型神经纤维瘤病的可能。由于咖啡牛奶斑不会自然消退，尤其当其发生在面部时，常影响外观，甚至心理，因此通常需要治疗。

激光是治疗咖啡牛奶斑最安全、最常用的一种方式，但不同个体效果差别较大，总体有效率为60%，一般需多次治疗才能完全去除。

Q开关Nd:YAG激光、Q开关红宝石激光、Q开关翠绿宝石激光、铒激光、皮秒激光和脉冲染料激光等，均被用于治疗咖啡牛奶斑。治疗后，常见的不良反应为皮肤的紫癜，水泡，以及痂皮脱落后的色素改变、瘢痕形成。

除瘢痕外，其余不良反应大多可以自行恢复，少于1%的患者会留有永久性的

瘢痕。有40%的患者会在斑块消退后1年内出现复发。

各种激光治疗特点（参数、次数、间隔等）不同，需个性化选择治疗方案。

对于病灶面积较大的患者，通常多种激光进行对比治疗，选择效果最佳的激光仪器进行后续治疗，可减少治疗次数以及治疗费用，获得更好的治疗效果。若激光治疗效果不佳而斑块面积又较小时，还可以选择手术切除。

87 有些药须踩准点吃

吴 苹 急诊科

随着家庭药箱、夜间药房的普及，许多人身体一旦出现不适，就会赶紧吃药，以求快速缓解症状，其实这样并不可取。医学界历来有"用药如用兵"的说法。用药的种类和时间选择有所讲究。有时让一些药"急上阵"，反而可能影响治疗，尤其是以下几种药。

1）退热药

发热是身体的保护反应，有利于歼灭入侵的病原体。当体温不超过38.5℃时，一般建议多饮水、敷冰贴、给予温水或酒精擦浴等物理措施降温。超过38.5℃时应遵医嘱针对病因治疗，合理选用退热药。过早用退热药，不仅可能影响体温变化、掩盖热型、影响诊断，还可能因体温骤降、短时间出汗较多，机体不能适应反而造成虚脱。此外，一旦家长为了及时退热，让儿童服用成人退热药，可能损伤其神经系统、消化系统和血液系统。

2）止泻药

受凉、饮食不净等原因都可能引起腹泻，由于起病较急，很多人连忙到小药箱里"调兵遣将"，服用药物，反而可能引发危险。其实发病初期，腹泻的排泄物能将体内的致病菌与细菌产生的毒素排出体外，减少对人体的伤害，是一种保护性反应，不应急着用药。临床上曾经发生过肠炎患者自服止泻剂后，肠道内毒素播散、病情加剧，从而引发休克的案例。如果肠炎患者同时服用抗生素和肠道微生态制剂，两者会相互削弱彼此的药效。过量服用肠道微生态制剂还可能引起便秘。当然，如果细菌性腹泻次数频繁、持续时间过长，出现了脱水，就应遵医嘱服抗生素和纠正脱水后，酌情用止泻药。

3）止痛药

生活中发生已明确诊断的头痛、牙痛、肌肉软组织关节痛、女性痛经，可酌情用布洛芬、对乙酰氨基酚扑热息痛等缓解症状,但这只能治标。不推荐"一痛就吃药",更不主张反复吃。如果身体出现了器质性病变,如胆囊炎、胃溃疡、阑尾炎等,也可能出现急性腹痛,急着用药可能掩盖症状,影响医生判断。

需要提醒的是,患慢性病者用药更不能太急。例如,老人用降压药不可过猛过急,以免血压骤降;青光眼患者腹痛不能急着吃颠茄片等抗胆碱药,以免眼压升高等。如果这些时候用药太急,可能出现比较严重的后果。

88 新冠病毒核酸检测与抗体检测的不同意义

陈福祥　检验科

2020,不同寻常的一年。新冠肺炎疫情开始,除了抗战在一线的医务工作者,许多临床研究者们也在日夜奋战,为战胜新型冠状病毒肺炎(COVID-19)寻找各种解决方法。

从刚开始对新型冠状病毒肺炎的一无所知,到最快几分钟就能出结果的新型冠状病毒(SARS-CoV-2)抗体检测,新方法、新"武器"层出不穷。除了如何防疫之外,新型冠状病毒肺炎的诊断也成为大众关心的话题之一。

根据发布的《新型冠状病毒肺炎诊疗方案(试行第六版)》(以下简称"诊疗方案第六版")所述,疑似病例的确诊,须"具备以下病原学证据之一者:①实时荧光RT-PCR检测新型冠状病毒核酸阳性;②病毒基因测序,与已知的新型冠状病毒高度同源。"相比于病毒基因测序,病毒核酸检测更"接地气",因而也就成为目前诊断新型冠状病毒肺炎的"金标准"。

但是,病毒核酸检测的检出率并非100%,新型冠状病毒肺炎的实验室诊断方法也不止核酸检测这一种。

现阶段,新型冠状病毒感染的实验诊断方法主要有核酸检测、抗体检测以及其他血液学指标检测。此外,还可以进行病毒的分离培养。

核酸检测:目前的主要确诊方法

《诊疗方案第六版》指出,疑似病例送检标本实时荧光RT-PCR检测新型冠状病毒核酸阳性或基因测序与已知的新型冠状病毒高度同源,即可确诊为新型冠状病毒感染。送检标本种类包括呼吸道标本(如咽拭子、支气管/肺泡灌洗液)、血液、眼结膜拭子和粪便等,可根据患者的临床表现和病程进行选择。

当前核酸检测主要针对的是新型冠状病毒基因组中开放读码框1ab

（ORF1ab）和核衣壳蛋白（N）编码序列。同一份标本中ORF1ab和N基因同时阳性，可确诊新型冠状病毒感染。如果出现单个靶标阳性的检测结果，则需要重新采样检测。

但是，核酸检测结果为阴性，也不能完全排除新冠病毒感染的可能性。标本采集的质量、患者所处的病程及检测试剂盒的灵敏度等因素均可影响检测结果。样本采样部位不佳、采样量不足、保存不当、病程早期病毒分泌量少及检测试剂灵敏度不佳常导致假阴性结果。据报道，新型冠状病毒的核酸检测检出率约为40%。因此，当核酸检测阴性而临床又非常怀疑新型冠状病毒感染时，需多次采样并采用2种及以上试剂进行检测和验证。作为新型冠状病毒感染后最先能被检测到的标志物，核酸检测对于患者的早诊断、早治疗和疫情的防控具有非常重要的意义。

抗体检测：可快速批量筛查

近期，各地、各医院陆续出现了多种新型冠状病毒抗体检测试剂盒，这种检测方法与核酸检测有何区别，能否用于诊断呢？

病毒感染后7天左右，机体可产生针对病毒的特异性抗体。因此，血液标本中特异性抗体的检测也可反映病毒感染的存在。目前，已有厂家生产研发出针对新型冠状病毒IgG/IgM的抗体检测试剂盒，前期对70多例确诊患者血液样本的检测发现，IgG阳性率为77.14%，IgM阳性率为35%。

关于血液样本抗体检测的评价，尚需要更多的数据支持。由于病毒进入机体到机体产生特异性的抗体需要一段时间（窗口期），以及检测试剂盒的灵敏度不一，抗体检测结果可能出现假阴性的情况；另外，抗体检测可能受到血液标本中的某些干扰物质的存在而出现假阳性结果。因此，抗体检测时通常联合检测IgM和IgG且建议多次动态检测来确认。

核酸检测虽然在确诊新型冠状病毒感染中具有不可替代的作用，但由于其操作烦琐、耗时长、对实验室和技术人员要求高，不适宜用于疑似患者和密切接触人群的快速筛查。而特异性抗体的检测恰可弥补这一缺陷，可实现快速、大规模批量操作，且可降低医务人员在呼吸道样本采集过程中的暴露风险。

抗体检测联合核酸检测可能有助于进一步提高新型冠状病毒感染的检出率。

其他辅助诊断的血液学指标检测

除核酸检测和抗体检测外，还有细胞因子检测、免疫细胞亚群检测、D-二聚体和脑钠肽检测等血液学指标，也可辅助诊断新型冠状病毒感染，为新型冠状病毒肺炎患者的治疗和监测提供依据。

1）细胞因子检测可预测病情转归

细胞因子是由免疫细胞(如单核/巨噬细胞、T细胞、B细胞及NK细胞等)和某些非免疫细胞(内皮细胞、表皮细胞及纤维母细胞等)经刺激而合成、分泌的一类具有广泛生物学活性的小分子蛋白质。细胞因子可以调节固有免疫和适应性免疫应答,但其作用是把"双刃剑",适宜水平的细胞因子可以抑制病毒复制和传播,但过高水平的细胞因子会加剧组织损伤。

研究显示,相对于非重症监护患者,重症监护新型冠状病毒肺炎患者血浆中存在更高水平的炎性细胞因子,如白细胞介素(IL)-1β、IL-6、IL-17及肿瘤坏死因子-α;新型冠状病毒感染后迅速激活炎症性T细胞和炎症性单核-巨噬细胞,通过粒细胞-巨噬细胞集落刺激因子和IL-6等炎症性细胞因子,形成炎症风暴,导致严重肺部免疫损伤;使用IL-6抗体治疗可使重症/危重患者体温降至正常、呼吸功能氧合指数有不同程度的改善及肺部CT病灶吸收好转。

因此,通过检测这些细胞因子的变化,可对新型冠状病毒肺炎病变程度、预后、转归等进行预测。

2)免疫细胞亚群检测可监测疗效

"非典"疫情之后大量的研究成果显示,宿主免疫状态评估在非典(SARS)的诊断、治疗和发病机制研究中具有重要作用。CD4$^+$及CD8$^+$T细胞计数和淋巴细胞亚群检测可以评估患者免疫状态。有研究报道,新型冠状病毒肺炎患者外周血白细胞计数和淋巴细胞比例下降,CD4$^+$及CD8$^+$T细胞计数显著下降,但活化细胞比例明显上升,表现为CD4$^+$T细胞中CCR4$^+$CCR6$^+$Th17亚群细胞比例增加及CD8$^+$T细胞中穿孔素和(或)颗粒溶素表达增加,提示这些免疫细胞可能参与了机体的炎症反应。因此,对外周血标本中CD4$^+$T细胞、CD8$^+$T细胞及其亚群甚至其他免疫细胞的检测,有助于新型冠状病毒肺炎的辅助诊断和疗效监测。

3)D-二聚体和脑钠肽检测有助提高重症患者救治率

D-二聚体是反映血液凝集状态的指标,也是肺栓塞排除指标。新型冠状病毒肺炎重型病例多在1周后出现呼吸困难,严重者快速进展为急性呼吸窘迫综合征,医生可根据D-二聚体水平监控病情进展。

另外,重症肺炎会导致多器官衰竭,加重心脏负担,尤其对于有心脏基础疾病的患者,更容易发生心力衰竭恶性事件。脑钠肽(BNP)和N末端脑钠肽原(NT-proBNP)是诊断心力衰竭的首选指标,可用于急性冠脉综合征的危险分级评估,是心脏功能的评估指标。我们认为,检测BNP一方面有助于鉴别新型冠状病毒肺炎引发的呼吸困难和心力衰竭引发的呼吸困难,另一方面可用于评估重症患者的病情进展。

因此,在对疑似及确诊新型冠状病毒肺炎患者进行救治时,进行D-二聚体和BNP检测,有助于对病情的鉴别诊断,减少等待时间,提高救治效率。

此外,患者外周血C-反应蛋白、降钙素原和红细胞沉降率等也具有一定的辅助诊断价值。部分新型冠状病毒肺炎患者还可见丙氨酸氨基转移酶(ACT)、天门冬氨酸氨基转移酶(AST)、肌酸激酶及肌钙蛋白升高。

病毒分离培养:助力科研、疫苗研发

病毒的培养是活体病毒存在的直接证据。病毒分离培养选用的标本有:口咽部冲洗液、痰液、鼻咽洗液、肺活组织检查材料及支气管肺泡灌洗液等。

病毒分离培养对操作环境和操作人员的要求较高,必须在生物安全三级及以上实验室的生物安全柜内进行。实验室开展相关活动前,应当报经国家卫生健康委员会批准,并取得相应资质后方可进行。病毒的分离培养一般适用于科研或疫苗的研发。

89 骨折后关节粘连、僵硬康复问与答

蔡 斌 康复医学科

骨折后为何需要康复治疗?

骨折的治愈标准不仅仅是骨折断端的骨折愈合,还包括骨折处邻近关节、肌肉的功能恢复。很多骨折尤其是关节周围的骨折,由于术后得不到及时和正确的康复指导和治疗,往往遗留骨折部位邻近关节的功能障碍,导致关节粘连或僵硬,带来终身的不便和痛苦。以肘关节和膝关节周围骨折最为常见。

骨折后为何会产生关节粘连、僵硬?

以膝关节为例,膝关节周围的创伤是最容易导致膝关节僵硬的。引起膝关节僵硬的原因主要由于软组织的因素造成的,分为关节内和关节外的原因,而关节外的原因又包括肌肉与骨骼的粘连和肌肉的挛缩。关节内的粘连就好像是一个轴承的内部长锈了,从而使其活动部分锈在了一起,影响了轴承的活动;肌肉的挛缩好比我们穿了一条很瘦的裤子,在我们弯腿的时候,紧巴巴的裤子限制了我们的活动。另外,我们膝关节的活动其中一项就是髌骨(就是膝盖骨)在大腿下端膨起的股骨髁上滑动,而这种滑动是通过股四头肌腱的牵拉引起的。如果股四头肌腱与大腿骨粘在了一起,那么就失去了牵引髌骨引起滑动的作用,也就限制了膝关节的活动,这就是膝关节周围肌肉粘连的原因。

如何预防关节粘连？

关节僵硬的防治，"防"比"治"更重要！重点是在不影响骨折愈合的情况下，早期在专业人士的指导下进行关节屈伸活动练习。上海交通大学医学院附属第九人民医院骨科为上海市关节外科临床医学中心，是国家级重点学科，下设康复组，康复工作由康复医学科介入完成。无论是创伤病区的骨折患者，还是关节病区的关节置换、关节镜患者，在术后早期患者便接受了安全、规范、科学、有效的康复治疗，病床边的功能锻炼最大限度地促进了关节和肢体功能的恢复，同时也最大限度地规避了关节僵硬的发生。遗憾的是，骨科病区的围手术期康复模式在国内并没有普及手术很漂亮、功能很糟糕的现象并不少见。

对已经形成的关节粘连、僵硬如何治疗？

关节粘连/僵硬早期的患者可以至康复门诊接受保守的康复治疗。上海交通大学医学院附属第九人民医院康复医学科已经摸索出一套行之有效的康复治疗方案，包括软组织松动术、关节松动术及支具牵伸等手段。作为以骨科康复为特色的部门，多年的实践让他们在处理关节僵直方面积累了丰富的经验。对于关节僵直，简单粗暴的压、掰是不可取的，因为这样不仅不能解决全部的问题，还会带来新的损伤和并发症，如异位骨化甚至造成骨折，导致关节功能雪上加霜。所以，建议患者去康复医学科接受更为专业的康复治疗，尤其是关节松动术治疗后。当然，目前的康复医学科都以神经康复（中风偏瘫）为主，所以患者还是要选择以骨科康复为特色的专科康复。

对于晚期的患者，康复医生可根据情况，或直接转入骨科行微创松解手术，术后及时跟进康复，或经过一阵康复治疗后根据疗效来决定是否手术。很多患者经过这样的系统治疗，往往会获得意想不到的效果。

上海交通大学医学院附属第九人民医院骨科与康复科在关节僵直防治方面，强强联手，为骨伤患者带来了福音。围手术期康复对关节僵直的预防起到了至关重要的作用，大大降低了骨关节疾病的致残率。关节僵直的保守康复治疗和微创松解术后结合康复治疗更为那些已经造成功能障碍的患者带来了希望。

骨折后康复的最佳时期是什么？

在一些医院，骨科术后的患者在住院期间通常不同期接受早期的康复治疗，出院时的康复指导也不够详尽，通常在术后4~6周回骨科门诊复诊。四肢骨折基本都有一个初步的愈合，4~6周这个阶段恰恰是骨折康复的"蜜月期"。之所以称之为"蜜月期"，因为在这个阶段患者应该密切配合康复治疗，也就是"与康复度蜜月"。很遗憾，这个最佳时间患者基本在家度过了。由于缺乏专业的指导，患者又不是专业人士，加之中国传统说法"伤筋动骨一百天"的影响，因此多数患者采取静养、基本不动的做法，希望让骨头长长牢。

这样经过4~6周，当复诊的时候，肢体关节会出现不同程度的活动度丢失和关节粘连。大多数情况下，医生会让患者回家多活动、多练习，1~2个月后再来骨科复诊。但是，通常术后6周至术后3个月是骨折术后康复的"黄金期"，这段时间骨折会有初步的愈合；此时进行康复治疗效果也会很显著。而大多数患者因为得不到骨科医生的推荐，自己又缺乏这方面的常识，又得不到康复科的专业治疗，错过了康复的黄金期。当然，也有一定数量的患者经过自身的锻炼可以基本恢复关节和肢体的功能。不可回避的是，在门诊确实有不少因为关节周围或者关节内骨折、复杂骨折的患者由于错过了康复的黄金期，最终留下了不可逆的后遗症。

术后3个月到术后半年，我们称之为骨折康复的"晚期"。晚期不代表无计可施。此阶段康复治疗依然有效，只是疗效大打折扣，要花费更多的时间和精力去跟关节粘连、僵硬作斗争，治疗的手段也要比之前的"蜜月期""黄金期"复杂很多，需要依靠更多专业人士的手法治疗，或用关节松动术支具的牵伸等方法来做最后的努力。经过3个月这样密集高强度的康复治疗，还是有机会最大可能地挽救已经丧失的关节功能。事实上，能在术后3个月及时到康复科接受专业治疗的患者已经算幸运的了。

若等到术后半年，患者才寻求康复治疗，通常我们会建议患者直接去骨科接受微创或开放式的松解手术，术后再接受康复治疗，因为此时的关节挛缩已经定型，保守治疗几乎收效甚微，再去花费更多的时间和精力不值得，还是手术松解来得直接有效，当然，术后更需要及时跟上康复，否则可能出现术后功能比术前功能还差的悲剧。

骨折术后何时来康复科就诊？一般建议术后2~4周常规去康复科就诊。一旦出现功能受限，应及时接受专业的康复治疗，最好不要错过了术后3个月的"黄金期"，至少在术后5个月前去专业从事骨科康复的康复科进行治疗。

关节粘连无痛康复可能吗？

在门诊常遇到很多膝关节、肘关节粘连、僵硬的患者，他们在来就诊之前接受了很多引起剧痛的手法治疗，患者几乎天天以泪洗面，还得天天坚持，痛就一定会好吗？最后这些患者的治疗效果往往不如意。有种认知误区，不痛不会好的，患者也相信"不痛怎么会把粘连拉开呢"，于是天天忍受着治疗带来的疼痛。

笔者常跟患者说这样的道理，就如同驼背，使用两个门板就能压平了？试想如果一个不能屈曲的肘关节或者膝关节，通过简单粗暴的硬掰就能恢复的话，这样的体力活，大可不必到医院康复科接受专业人士的治疗，找几个身强力壮的大汉在家硬掰即可。

关节粘连、僵硬，用医学专业术语来说是关节挛缩。关节挛缩的成因很复杂，有关节内和关节外两个原因，不同原因、不同阶段的关节挛缩其治疗策略和治疗技术会有所不同。这些需要医生通过仔细检查和专业分析来确定。关节挛缩的治疗技术包括软组织松解术、关节松动术、关节牵引、持续进展性牵伸等。和很多非专业人士表述的恰恰相反，关节挛缩的这些治疗技术都不会引起患者明显的疼痛。不仅不痛，而且其粘连的关节每一次治疗总能获得明显的活动度增加，真正做到了"付出就有收获"。

90 激光或手术祛痣前重视色素痣诊断

徐　慧　杨雅骊　皮肤科

痣，是一种常见皮肤病，也是人类最常见的皮肤肿瘤之一。医学上称为"色素痣"，也称"获得性黑色细胞痣"，是一组黑素细胞来源的皮肤良性肿瘤。一般可分为皮内痣、混合痣和交界痣。其中，皮内痣常表现为凸出皮面的增生物，多为良性；交界痣大多平齐或略高起皮肤，反复摩擦，容易恶变。这些色素痣形态各异、到处生长。

如何才能安全有效地祛痣？应该选择激光，还是手术？

当前祛痣的常用方法包括手术和激光。局部点涂药液多在非正规医疗机构或美容机构使用。激光祛痣则是业内争议较多的话题。相比手术而言，激光祛痣适用于多发性、先天性、良性色素痣人群，优点在于治疗价格便宜、疼痛轻。只要严格把握适应证，治疗操作得当，基本不留明显瘢痕。但不可否认，仍有研究显示，约有29%的黑素瘤与色素痣相关。临床上，甚至有"激光术后恶变"患者，在激光治疗前就是恶性皮肤肿瘤如恶性黑素瘤、色素性基底细胞癌等，未能明确诊断就擅自激光治疗。因此，早期明确诊断才是确定色素痣的治疗关键。

换言之，手术切除可能是色素痣的首选治疗方案之一。激光治疗也不是色素痣治疗的绝对禁忌证，而是一个有益的治疗选择。

近年来，皮肤镜搭起了"人眼观察"和"皮肤病理"之间的桥梁。对于身体上的色素痣，医生可以借助皮肤镜的检查，帮助患者大致区别色素痣的良性、恶性或潜在恶性，以便指导后续的治疗选择。

通常来说，皮肤镜辅助诊断色素痣，主要通过皮肤镜下特有的色素颜色和色素模式来鉴别,不同颜色说明黑素的来源部位。

黑色来源于角质层或表皮层;褐色来源于表皮层;灰色或灰蓝色来源于真皮乳头层;蓝色来源于真皮网状层。

通常,良性色素痣仅出现1~2种颜色,颜色越多则说明不典型黑素增生的概率就越大,临床潜在恶变的风险也越大。

值得注意的是,当色素痣发生以下变化时,则需提高警惕。

(1)色素痣颜色发生变化,体积明显增大。

(2)边缘不整齐、不对称。

(3)色素痣表面出现破溃、出血、糜烂,伴随瘙痒。

(4)大的色素痣周围,出现小的点状、卫星状色素痣。

(5)特殊部位的色素痣(手足、指趾甲等)。

(6)有黑素瘤家族史者。

对于近期有明显改变的各类色素痣,须结合皮肤镜图像,由经验丰富的皮肤科医生进行临床甄别,进行手术切除和病理学活检,以减少临床漏诊、误诊和误治。

再次提醒,祛痣要选择正规的医疗机构,向医生陈述祛痣的真实原因(美容或担心恶变);其次,由专业医生综合考虑色素痣基本情况(包括部位、颜色、形状及大小等),必要时再结合专业的皮肤镜图像,得出色素痣的初步分类。最后,根据医生的建议,结合自身意愿和基础情况,选择恰当的治疗方法。

⑨ 发生烧伤后如何救治

俞为荣　烧伤整形科

进入秋冬季,成人在下列情形中可能发生烧烫伤:开煤气灶做饭、做菜时火焰或热油溅出,洗热水澡先开热水阀门,冬天使用暖宝宝等入睡,热水袋因冲得太满或老化爆裂,给糖尿病患者或瘫痪患者洗脚时水温过高,躺在床上抽烟引燃被子(行动不便的老人),以及高压线下甩竿钓鱼引起电烧伤等。

目前,我国烧伤分轻度、中度、重度及特重度4级。分级的标准考虑到烧伤面积大小、烧伤深度及有无合并吸入性损伤或其他严重的外伤或基础疾病。一般单纯的浅度烧伤面积小于总体表面积的10%为轻度;浅度烧伤面积10%~29%或深度烧伤面积<10%为中度;浅度烧伤面积30%~49%或深度烧伤面积10%~19%,或合并其他伤情为重度;大于重度的面积为特重度。

　　火焰、热水、热液、热物接触（如电热饼、摩托车排气管等）或挤压、电流、化学品、放射线等都可以引起烧伤。火焰、热水、热液如果接触时间非常短暂，可能烧伤深度不深，可以通过换药治疗，除了头面部、手、足、会阴等特殊部位，或面积小于10%者，不一定需要住院治疗。其他原因造成的烧伤常较深，需要住院手术治疗，而面积非常小的深度烧伤则可以通过较长时间的换药治愈。

　　烧伤后，可能出现皮肤发红、灼痛、起水疱、脱皮、烧焦等不同表现。当发生烧伤时，第一时间应实施"冷疗"：用冷水冲洗，或用冰袋、湿冷毛巾外敷等降低受伤区域的皮肤温度，以减轻损伤。冷水冲洗应在15分钟左右。清洁的自来水冲洗不会导致感染的发生。冬天被烧伤，如在四肢，也可用冷水冲洗，成人一般不会导致低体温。如果是接触遇水会发生化学反应或损伤扩散的化学物质如石灰、浓酸、碱等，则不能马上用水冲洗，而是应先设法擦去。

　　除了上述"冷疗"后，应及时去专科医院就诊。尽量不要涂用染色的或刺激性大的物品，如碘酊、甲紫（龙胆紫）、牙膏等，以免影响判断或加重损伤。烧伤后一般适合包扎疗法，以保持伤口湿润，减少伤口加深并促进愈合；但应根据不同部位、深度而异，如面部、会阴部不适合包扎，宜暴露或半暴露（敷一层含药物的敷料）。肢体远端的烧伤，应抬高患肢，以免因肿胀而加重损伤、促发感染，影响愈合，所以烧伤的手应吊起来，烧伤的脚应搁起来，尽量不下床。如果发现伤口周围红肿，则提示有感染发生，应及时去医院就诊，对伤口进行专业处理，单纯使用抗菌药物或增加消毒剂使用次数，非但难以奏效，而且可能延误病情。对已经愈合的伤口，新生的皮肤较嫩，易脱屑，可用自来水轻柔地清洗伤口，不宜频繁使用消毒剂，否则可能导致"过敏"而出现皮疹，甚至伤口反复迁延。深度伤口愈合后将在后续数月到2年内发生瘢痕增生，继而挛缩，影响外观及功能，应在瘢痕增生期（充血发红、瘙痒、变硬）采取措施（用药+压迫+锻炼等）抑制其增生，减轻瘢痕程度（难以完全避免），也可通过手术、激光等改善，加速其成熟。

⑨② 走出对体检认识的误区

郑元超　体检中心

　　生活中，人们对于健康体检有着一些错误的看法，原因有以下一些。

不愿查——体检就是"没病找病"

每年，我国被确诊为肿瘤的患者有530多万人，其中，每年死亡的肿瘤患者有

200多万人，这相当于一个中等地级市的人口。也就是说，一年时间里，一个城市的人都没有了。体检的重要性在于使一些潜伏在我们身体里的"定时炸弹"及早被发现，并及时被治疗。

体检不"划算"，就是浪费钱

我们要算好防病的账：如果一个患者已经到了肿瘤晚期，治疗的希望很渺茫，费用一定也会比早期治疗肿瘤高很多，并且5年生存率很低。体检筛查是一个小投入、大回报的稳健投资。仅以胃癌为例，在日本和韩国，早期肿瘤诊断率可以达到70%以上，我国只有15%。虽然同在东亚地区，大家的生活习惯相对来说比较接近，但很重要的一点是，他们肿瘤体检筛查做得好。在日本，40岁以上的人每2年就要做一次胃镜筛查，是笔"划算"的投入。一个早期癌症的治疗费用大概是3万元左右，不需要做放、化疗，不需要其他辅助治疗。但如果是晚期癌症，动辄就是几十万元的开销。我们要算清楚这笔账，使更多的人认识到体检筛查的重要性，如果我国早癌发现率提高到相当于日本、韩国的平均水平，保守估计，全国居民家庭每年能少支出150亿元，国家每年能节省至少300亿元。

没事不检查，等身体出现不适后再做体检

绝对不能有症状了再检查。人们有一个很大的误区就是，总是要等到有症状了，才想起来去医院检查。早癌往往没有任何感觉，等到症状出现了，可能就已经是晚期了。要让"发现一例早癌，挽救一条生命，拯救一个家庭"的观念普及。

体检没用，体检后没多久就得肿瘤

现在有很多体检机构都设定了一些体检套餐，多数是针对一些常见病，不可能将全身各器官的肿瘤都检查到。肿瘤检查创伤性较大，比如胃、肠镜，不可能人人都做、年年都做，因此有些疾病是可能被漏掉的。一些发病率不高的疾病，更不可能动辄就做CT、MRI检查。普通体检套餐使用超声较多，但是超声所能检查的器官有限，有时对于位置比较深的胰腺癌等易漏诊。这就是有些人为什么得到了正常的体检结果，却在不久之后被诊断为肿瘤的主要原因。但是，三甲医院体检中心对肿瘤检测的方式正在发展，有专门针对肿瘤体检的套餐。

肿瘤标志物都正常，说明没有肿瘤

患有肿瘤，肿瘤标志物也不一定高。肿瘤标志物确实有预警作用，但不能作为肿瘤的主要诊断依据。肿瘤标志物是应用科学方法检测到存在于血液、细胞、组织或体液中的物质，这种物质与肿瘤有关，可以从一定程度上反映肿瘤的存在，而且某些肿瘤标志物的高低还能反映肿瘤分期的早晚。但目前为止还没有一个肿瘤有非常特异的达到100%准确度的标志物，也就是说，没有一项肿瘤标志物能100%查出肿瘤患者。一旦肿瘤标志物指标超常，总是会让人特别紧张。体检时受检者肿瘤标志物水平高，不一定有肿瘤，其筛查意义在于起提示作用。肿瘤标志物升高也可见于非肿瘤疾病，比如慢性肝炎、前列腺增生、子宫内膜异位以及服用某些药物等都有可能干扰检查结果。现在，特异性最高的用于检查肝癌的甲胎蛋白（AFP）其特异性也只有70%~80%。换句话说，在所有的原发性肝癌患者中，有70%~80%的患者会产生肿瘤标志物超标的现象，剩下还有20%~30%的患者，其指标是正常的。肿瘤的诊断不能单独依靠肿瘤标志物的检查，只有持续观察肿瘤标志物的动态变化才能作为判断依据。如果之前有肿瘤相关的病史，或者在随后的跟踪检查中发现肿瘤标志物持续升高，应警惕，需要进一步进行CT、B超等检查。特别是要通过病理学检查才能明确诊断。

慢性病不必定期体检

近几年，据专家调查，慢性病发病率在逐年上升，年轻化现象也比较明显。在死因构成中，约70%死于慢性疾病。有些高血压或糖尿病患者，虽然一直在吃药，却不知道吃药的效果如何。在一般城市，除了单位团检，每年定期体检的慢性病患者并不多。预防慢性病一定要定期体检，有助于监控病情的发展，也为用药提供依据。体检并不是单纯要查出危急重症，更重要的是发现某些可能引起慢性病的风险因素。根据每个人的身体隐患，可以通过改变不良生活方式，最大限度地降低疾病的困扰，是早期发现、预防、诊断、治疗疾病，提高健康水平的有效方法。

体检后发现问题，反而增加心理负担

健康检查后，受检者大多会有一些异常的数据出现。不用慌张，三甲医院体检中心都有专家解读体检报告，要遵从医生建议，加以追踪、治疗或改变生活习惯。疾病刚有苗头，这段时间正是防治的大好时机，等到症状出现，届时的负担就不只是心理上的了。

体检讲"名人或熟人效应"

每当有名人或熟人得病或猝死，就会引发一股体检热潮。人们看起来是越来越关注自己的身体健康了，实际却有点"临时抱佛脚"的意思。"渴了才喝水，病了才就医"，这还是许多人的生活方式，肯定不如"没病防病"那样把握健康的主动权。体检切忌跟风，不要非等"某某得病、离世"来为你敲响健康警钟。

担心辐射而留健康隐患

现在听说X线检查对人体有害，许多人便拒绝透视。就因为如此，有人错过了治疗肝癌、肾癌、乳腺癌的最佳时机。实际上，现在的X线检查的辐射剂量远远低于国际上规定的人体器官可接受的射线剂量标准，而且一年一两次、一次几十秒的X线检查，对人体的危害程度不大。除了女性妊娠期不宜检查外，其他人不用过多担心。

一次体检三五年无忧

许多人往往在一次体检后，看到自己身体一切正常，就觉得万事大吉了，认为这一次的结果能管挺长时间，三五年内都不用再做体检了。这样的想法是错误的。我们要认识到自己的身体是一个动态系统，每天都在不停地发生着细微的变化，一次体检的结果并不具有长期的意义，甚至几个月内就可以改变。体检要坚持定期进行，因为它的目的就在于可以及时发现疾病，而及时发现又是取得良好治疗效果的关键，这是体检的真正意义所在。

体检报告随手扔

很多人在体检之后，看看结果就随手将体检报告扔了，觉得既然没查出毛病，就没有保留的必要。去年和今年的体检结果可能都是正常的，但如果其中某项指标有了很大变化，那就有必要引起重视了，因为可能有某种疾病的倾向。经过医生对不同时间体检结果的比较，会发现一年来某人身体状况的变化，有利于及时做出诊断或防范。因此，体检报告要好好保存，切勿乱扔。

93　走好这四步，避免药物"内战"

原永芳　药剂科

生病吃药已经成为常识，但是随着很多慢性疾病的发病率越来越高，同时服用多种药物的情况非常普遍。很多患者不免会产生这样的疑惑和担忧：当体内"漫游"着不同种类的药物时，它们会不会"打"起来呢？相互作用时会不会影响药效呢？确实，同时服用多种药物时，的确会遇到药物相互作用的问题。

"1+1"到底等于几

我们先从同时服用两种药物，"1+1"这一相对简单的模式说起。两药合用对患者的影响可以分为以下3种情况。

1) 1+1＞2：提高疗效，降低不良反应

当两种药物同时使用，可以起到相互协同的作用时，联合用药就是一种很好的"1+1＞2"的用药模式，或者利用这一特性制成复方制剂。

比如，有些高血压患者医生会同时开出两种降压药。这是因为一种降压药不能很好地将血压控制到理想水平，这个时候就需要联合用药，比如氨氯地平联合缬沙坦治疗，同时使用两种降压药就可以将血压控制到正常范围内。

由于两种药物具有不同的降压机制，氨氯地平可直接扩张动脉，缬沙坦既能

扩张动脉、又能扩张静脉,故两药合用有协同降压作用。这就是"1+1＞2"的联合用药效果。

事实上,根据临床需求,有些药物就可以做成复方制剂,比如一粒药中可能同时包含两种降压药成分,患者只要吃一粒复方药就相当于吃了两种药,能达到联合降压的理想效果,而且服用方便,患者更易接受,依从性得到了提高。

2)1+1=2:对患者无明显影响

有些药物相互之间不会发生任何作用,即使一起服用也"形同陌路",既不会增加不良反应的发生率,也不会增强或减弱药效,这种情况可以放心服药。比如,高血压合并糖尿病患者,降压药氨氯地平与降糖药二甲双胍可以一起服用。

3)1+1＜2:导致药效下降或易出现不良反应

两药联用导致药效下降:相互作用机制主要包括两种情况,一种情况是药效学因素,另一种是药动学因素。比如,活菌制剂培菲康与抗菌药物合用时,需间隔两小时,且先服用抗菌药物,否则活菌制剂中的活菌就容易被抗菌药物"杀死"而失效;蒙脱石散会影响阿奇霉素的吸收,这两种药物联用就需要间隔1~2小时。

两药联用易出现不良反应:相互作用机制同样包括上述两种情况,例如,长期服用阿司匹林的患者,出现感冒发热时加用布洛芬,而这两类药物都属于非类固醇类抗炎药(解热镇痛药),药效叠加就容易出现不良反应,导致患者胃肠道毒性增加,引起胃十二指肠溃疡的风险增加;华法林与阿司匹林合用时,由于两者进入体内都会与血浆蛋白结合,相互之间就会产生竞争,"兵多粮少"导致部分华法林不能与血浆蛋白结合而以游离体的形式留在血液中,华法林的血药浓度升高就容易出现急性出血的不良反应;长期服用降脂药辛伐他汀者,出现扁桃体炎时加用克拉霉素,而这两种药进入体内都需要通过CYP3A4这种药物代谢酶来代谢,而且克拉霉素还是这种代谢酶的抑制剂,两药合用后部分辛伐他汀无法代谢而浓度增加,导致横纹肌溶解的不良反应风险增加。

由此可见,即使平时出现感冒、咳嗽等小毛病,家庭药箱里的药物,也不能随便挑两种"一起吃",尤其是长期服用药物的慢性疾病患者,"加药"时一定要慎重。

药物相互作用会影响治疗吗?

当"1+1＜2"时,除了不良反应发生率升高外,导致药效下降时,是否会影响疾病的治疗呢?

2015版《中国药典》收入了5000多种药物,绝大多数都存在药物与药物、药物与食物的相互作用,但并非所有的药物相互作用都会对疾病的治疗产生影响。

说到这里,就需要介绍一下药物"治疗窗"的概念。当药物在体内的浓度太低时就不能产生治疗效应，而当药物在体内的浓度太高时，又会产生难以耐受的毒性作用。在这两个浓度之间的区域，既能达到治疗作用，又不会造成药物"中毒"，就称为药物的治疗窗。

有些药物的治疗窗比较宽，吃1粒药就能起效，吃2~3粒也不会"中毒"，那么在合用药物时，即使因相互作用而使药效略微下降，对治疗的影响也不会很大。但有些药物的治疗窗就比较窄，剂量稍微低一点就起不到治疗作用，稍微高一点就马上发生中毒反应。这种情况下如果合用其他会影响其药效的药物，药效就会明显下降，从而影响疾病的治疗，或者药效增强而带来严重的不良反应。比如抗癫痫药物中的卡马西平、苯妥英钠、苯巴比妥有肝酶诱导作用，在与抗凝药华法林合用时，会增加华法林的代谢，使其抗凝作用下降。

所以，在同时使用治疗窗狭窄的药物时，一定要根据病情调整药物剂量，严格控制血药浓度，在有效治疗疾病的同时，尽可能避免毒性反应的发生。

怎样避免药物"内战"

罹患多种疾病的患者在就医时往往会遇到这样的困惑：到不同医院、不同科室就诊配药时，不同的医生可能会开出同类药物，或者"相冲突"的药物。而有些患者对这些药物的作用及其相互作用并不了解，就可能影响药效，影响疾病的治疗，或者出现严重不良反应。

因疾病治疗所需而同时使用多种药物时，怎样才能避免药物之间发生"内战"呢？有四个建议需要患者谨记。

（1）告诉医生正在使用的药物。许多慢性病患者都需要长期服用药物，因此到其他医院或者其他科室就诊时，一定要告诉医生平时使用的药物，包括保健品以及饮酒、吸烟等情况。

（2）到药学门诊重整医嘱。患者可以将不同医院、不同科室开具的药物拿到药学门诊，由药师帮助患者重整医嘱，避免重复用药、药物相互作用等不良事件的发生。

（3）间隔用药时间。有些不宜联合使用，但又不得不合用的药物，可以选择间隔用药时间，避免影响药效或不良反应的发生。比如，左氧氟沙星与碳酸钙合用时，钙剂会影响左氧氟沙星的吸收，从而降低药效，建议间隔2小时用药，并且先用左氧氟沙星。

（4）进行多学科诊疗。由于临床专科不断细化，临床医生对专科疾病的诊疗研究不断深入，而对其他学科治疗的了解就相对较少。对多系统难治性疾病患者，建议由多个学科的专家共同商议为患者制订个体化的综合诊疗方案，开展多学科诊疗。

走好以上4个步骤,就能大大降低药物相互作用带来的不利影响。

药师审方、重整医嘱

其实,在医生开具处方的同时,医院药师通过前置审方系统,对存在药物相互作用的处方,在打印出处方前就与医生进行沟通。前置审方系统中,建立了药物相互作用的数据库,通过软件判断患者处方中是否存在药物相互作用。医院每日配备资深的临床药师对预审拦截的不合理处方遗嘱进行实时审核,在患者开药、付费的短短时间内,药师根据系统展现的患者全息数据快速审核处方,通过对话框与医师在线及时沟通。避免了以往患者缴费后因药物相互作用等问题而发生退费的情况。

但是,在不同医院之间就诊时,前置审方系统就无法发挥它的作用了。不过患者也不必担心。很多医院都开设有药师门诊,坐诊的临床药师会对患者正在使用的药物与制定的药物治疗方案进行比较,如果确实有疑虑的,可以就诊药师门诊咨询。另外,病房内也开展了药学监护,临床药师会对新入院患者进行重整医嘱。药师通过与患者沟通、复核,了解在医疗交接前后的整体用药情况是否一致,对不适当的用药与医生沟通后进行调整,并做详细全面的记录,来预防医疗过程中的药物不良事件,保证患者的用药安全。

92 营养门诊专家提醒你:肌肉也会跟着衰老而衰减

张美芳 营养科

案例

古语有云"千金难买老来瘦"。王老伯今年70岁,身高175cm,体重62kg,平时肚子上没有赘肉、两条腿也细细的。因此他认为自己的身材还不错,平时早餐就吃一碗杂粮粥,不吃鸡蛋,喝牛奶也不规律;晚餐非常清淡,有时甚至不吃荤菜。可最近他觉得走路有点累,没以前走得快了,提东西也没以前有劲了,这是怎么回事呢?

专家解读

经过医院检查,王老伯的门诊检测结果为:

(1)肌肉量:一年内体重下降6%(>5%),小腿围29.8cm(<31cm),眼眶略有下陷,人体成分测定显示肌肉不足,其中以双下肢肌肉量不足尤为明显。

(2)肌肉力量:握力下降,握力仅23kg(<26kg)

（3）肌肉功能：六米步速测试，速度为0.7m/s（<0.8m/s）。

检测结果显示，王老伯患有肌肉衰减综合征。肌肉衰减综合征主要通过肌肉量、肌肉力量以及肌肉功能3个方面进行诊断。营养门诊中我们可以应用生物电阻抗的原理通过人体成分测定仪测定就诊者的肌肉量及其分布情况；利用握力器等工具测量就诊者的肌肉力量；通过步速试验评估肌肉功能，从而诊断是否患有肌肉衰减综合征。

随着年龄的增加，衰老促使肌肉衰减。研究发现，老年人的死亡风险和体重呈现"V"型走势。也就是说体重正常以及适度超重的老年人死亡率最低，而消瘦和肥胖都会增加死亡率。老年人肌肉衰减综合征的发病率约为10%，且随年龄的增长而增加，男性的发病率更高。肌肉衰减综合征的危害很大，随着肌肉量的减少，老年人跌倒风险上升，若发生髋关节或股骨颈骨折，长期卧床可能导致压疮、肺部感染等并发症，从而增加老年人的病死率。

正常成年人的体质量指数为18.5~23.9kg/m²[体重指数=体重（kg）÷身高（m²）]。对老年人来说，适当保持较高的体重指数甚至略为超重，有利于保留更多的肌肉量（建议老年人体质量指数范围为20.0~26.9kg/m²）。

干预方案

肌肉衰减综合征的干预包括营养和运动两大方面：

1）营养方案

（1）保证蛋白质的摄入量可以说是防治肌肉衰减综合征的基础，老年人应常吃富含优质蛋白质的动物性食物，如肉类、奶类以及豆制品；同时应特别注意把优质蛋白，也就是动物性食物或豆制品均匀分配在二餐，这样更有利于蛋白质的吸收和利用。

（2）老年人应注意补充维生素D。如果没有高脂血症，建议每天吃一个蛋黄，同时适当增加海鱼等维生素D含量较高食物的摄入，鼓励老年人多做户外活动，光照可以增加体内维生素D的合成。

（3）多补充抗氧化营养素，鼓励老年人多摄入些深色蔬菜、水果以及豆类，从而保证充足的维生素C、维生素E、类胡萝卜素和硒等抗氧化营养素的摄入，这对防治肌肉衰减十分有益。

（4）若老年人平时胃口不好，达不到应有的饮食推荐量，可以在三餐以外选用口服膳食营养补充剂。膳食营养补充剂具有全面、均衡、可控的优点。通俗地讲，它和我们日常吃的主食、荤菜、蔬菜及水果一样，含有蛋白质、脂肪、碳水化合物、维生素和矿物质。

2）运动方案

有氧运动结合抗阻运动。有氧运动有助于增加肌肉氧化能力、耐力及改善心肺功能,而抗阻运动则有利于增加肌量和肌力。老年人可以选择一些舒缓的有氧运动,如散步、打太极拳、健步走等,而抗阻运动则可以选择坐位抬腿、拉弹力带、举较轻的哑铃等。应每天进行30min的有氧运动,隔天做20~30min的抗阻运动。运动应注意量力而行,动作宜缓,以防止碰伤、跌倒等事件的发生。

95 乳腺癌患者:手臂突然肿大,当年手术治疗是诱因

蒋朝华　整复外科

案例

5年前,42岁的王女士因左侧乳癌做了根治手术,还经过放、化疗。肿瘤虽然已经切除,但是3年前,她的左手臂出现肿胀,并逐渐加重。经诊断,王女士的症状是左乳癌根治术后继发左上肢淋巴水肿。

专家解读

术后四成患者有淋巴水肿

淋巴水肿是由于引流组织液的淋巴系统受到手术、放疗、化疗以及瘢痕感染等因素破坏中断,导致肢体远端组织液回流受阻,使得富含蛋白质的淋巴液堆积在身体的某部位,产生肿胀的现象。

据文献资料统计,乳癌术后患者平均有40%会发生乳癌术后患侧肢体淋巴水肿,发生的时间不一定,有人术后或经过放射线治疗后没多久就没来由地肿起来了,有些人是好几年后经过某一件事才肿起来的。患者好不容易从癌症的阴影和治疗期间的种种不适中挣扎出来,而毫无预警的上肢水肿增粗,可能会对患者脆弱的心理造成二次打击,水肿增粗的手臂影响美观、社交及功能,对生活质量造成严重的影响。

过度治疗也会诱发上肢淋巴水肿

为什么乳腺癌根治术容易造成淋巴水肿呢?原来,乳癌患者在接受手术治疗时为了根治肿瘤,不可避免地破坏了腋下的淋巴组织,手术治疗会移除部分或全部的淋巴结,造成局部淋巴回流障碍,引发远端组织淋巴水肿。淋巴结具有引流泵作用,临床研究证实肿瘤淋巴结清扫数目和淋巴水肿的发生率成正比。另外,过度的放射治疗、化学治疗、感染及瘢痕形成等因素会使淋巴组织产生纤维化,也是加重

淋巴液回流通道受阻的重要原因。因此，经过乳癌治疗后的患者，由于引流上肢淋巴液的淋巴系统受到破坏，是发生上肢淋巴水肿的高危险人群。

目前，对于乳腺癌术后上肢淋巴水肿的治疗，首先仍要考虑保守治疗，即国际通用的综合理疗淋巴手法引流和上海九院张涤生院士创立的烘绑治疗。这些治疗方法经过指导后可在家中操作，方便患者，以获得长期稳定的疗效。如果保守治疗的效果不明显，可以考虑利用显微外科技术，将富含淋巴结区域的淋巴结移植至缺损区，从而发挥淋巴"泵吸"功能，有效缓解及治愈肢体远端淋巴水肿。

术后尽量避免泡温泉、普通按摩、负荷运动、高空活动等

其实，通过患者自身的注意，一些术后淋巴水肿的发生还是完全可以避免的。首先，要避免人为干扰淋巴液回流的外在因素，比如：① 避免各种会压迫到淋巴回流路径上的首饰、衣物与配件（包括戒指、手镯或手表等）；② 不要穿紧身衣物或背带条索勒在患侧上肢；③患者义乳之重量不要太重，内衣的松紧度要做适当的调整，不要有钢丝硬件为佳；④ 测量血压的气囊会对患肢施加过度的压力，不要在患侧测量血压；⑤避免患肢长期负重下垂。

其次，要限制淋巴液的产生，减少淋巴回流负荷。比如：① 避免患侧上肢提举重物，尤其会造成肢体酸痛或不适的行为都要极力避免；② 避免患侧的日晒、蒸汽浴、红外线及热敷等，若要想泡温泉时，请不要将患肢浸入温泉水中太长时间，浸泡区域限制在腰部以下为佳；③ 避免常规的推拿或按摩，盲人或普通按摩多属较激烈的深部按摩；④ 在旅游和运动方面，尽量避免搭乘飞机、登高山和剧烈运动，因为高空的低气压或运动重力，可能是造成淋巴水肿或加重的因素之一。

96 "午餐美容"有三大风险

王丹茹　整复外科

风险一：不知道找谁来打

专家："哪怕是注射美容，也属于医疗的范畴，绝不是简单地像网店宣传的那样，自己买了产品，对着镜子打打就行了。"

注射是整形美容的一种，利用注射的方法将生物材料或人工合成物等兼容性材料注射入真皮层或皮下，达到不同部位的塑形和改善肌肤的作用。这一定是专业医疗机构的、具备执业医师资格的整形医生才可以操作，而且对操作过程中的卫生条件也有相当高的要求。

然而，生活中很多提供注射美容的美容院，并不具备最起码的无菌手术室条件，也不可能有执业医师在此定点行医，所以不建议在美容院打针。有些女性朋友在网店购买产品自己来打，或者找江湖郎中上门服务，更是高风险的行为。一旦注射出了意外，会产生很可怕的后果，比如引起鼻子的溃破坏死，更有失明的极端案例。

风险二：不知道打的是什么

专家："目前被全球整形外科医生认可的医用注射物，恰恰是带'毒'字的肉毒素和不是尿酸的玻尿酸。"

注射美容是一种医疗行为，它所使用的注射物也是一种医用物品，目前被国际医疗界认可的只有肉毒素和玻尿酸。肉毒素是由致命的肉毒杆菌分泌出的细菌内毒素，经稀释后可用于皮肤除皱。而玻尿酸其实本来就大量存在于人体的结缔组织和真皮层中，是一种透明的胶状物质，具有强大的保湿功能，在医疗美容领域则可作为填充剂，起到美容塑型的作用。

因为只做医用，肉毒素和玻尿酸的流通渠道是被国家严格控制的，在正规的医疗机构才能获得，网上、美容院提供的产品多为假冒伪劣的违规品，这些材料不仅不能带来美，反而可能损害身体的健康，甚至可能造成永久性的畸形。

风险三：不知道打得好不好

专家："任何整形手术只能有限地增加美感，并非天衣无缝，也做不到完美无缺。整形是帮你放大和发现自己的美，而不是照搬别人的眼睛和鼻子。"

近期，多位女性赴韩整容失败、四处奔波维权的事件在媒体上被炒得轰轰烈烈，引起社会各界的广泛关注。如果这些女性不是轻信了海外医生夸大其词的技术和效果，没有甄别其中的真假，怎么会有那样令人惊痛的后果呢？

其实，国内目前的美容整形技术已经走在国际前列，正规医疗机构的专业医生完全有能力保证较高的成功率。当然，前提是求美者不能天马行空，不切实际地提出要整成某某人的模样。树立正确的审美观和理性的期望值，才是一个思想独立、成熟的女性应有的风范。

97 瘢痕，一种容易被忽视的疾病

武晓莉　整复外科

瘢痕在我们生活中十分常见。有些是儿时不小心摔伤、割伤产生的；有些是被高温烧伤、烫伤后形成的;有些是手术后造成的。更有甚者,粉刺、毛囊炎等也可能会留下巨大的瘢痕疙瘩。大多数的瘢痕仅仅只是个外观上的瑕疵,既没有任何的不适症状,也不影响身体健康。但有一小部分瘢痕,却显得与众不同。这些瘢痕不很听话,会慢慢长大,更有些瘢痕好似脱缰的野马,一旦启动就根本停不下来,变得又红又肿,还可能伴随难以忍受的瘙痒和疼痛,影响着人们的正常生活。这部分瘢痕在医学上被称之为病理性瘢痕。

过去我们只要求衣食无忧就已满足。随着生活水平的提高,人们对生活质量的要求自然也逐步提升。于是,越来越多的人开始关注起这种长久都被忽视的疾病。这里就和大家简单地介绍一下瘢痕。

瘢痕是机体创伤修复的产物,它与正常的皮肤不同,它是一种皮肤的替代产物。所以,瘢痕没有正常皮肤的柔软度、弹性、色泽、皮肤附属结构等,甚至有些烧伤后的病理性瘢痕会出现挛缩,从而导致四肢的畸形或五官的变形,从而影响人体正常的功能。

病理性瘢痕,主要包括增生性瘢痕和瘢痕疙瘩,见于胸部、肩背部、四肢等皮肤张力较高的地方。增生性瘢痕虽然会凸出于皮肤表面、高低不平、有红肿痒痛等诸多不适,但随时间的推移,会慢慢稳定,趋于平软,增生性瘢痕有可能要花上几年甚至十余年的时间才能逐渐缓解。然而,瘢痕疙瘩却像肿瘤一般,会呈"蟹足样"生长,面积变得越来越大,并蚕食着周围原本正常的皮肤,它的红肿痒痛的症状更加严重。有些瘢痕疙瘩会合并反复的感染,经久不愈,严重影响患者的生存质量。另外还有一种萎缩性瘢痕,常常由严重的创伤、放射性损伤等引起,这种瘢痕皮肤菲薄,极易溃烂,偶有导致恶性肿瘤的现象。因此,病理性瘢痕和萎缩性瘢痕的预防和治疗刻不容缓。

影响伤口愈合后瘢痕形成的因素有很多,如炎症、张力、遗传、年龄、免疫等。有些因素是可以调控的,而有些因素是无法控制的。如今,国内外对于瘢痕治疗的方式基本包括:手术、放疗、药物注射、激光治疗、硅胶、加压治疗、同位素治疗、中医治疗等。对于病理性瘢痕而言,手术和放疗的联合治疗是当下最为简捷、高效、复发率最低的治疗手段;药物注射通常也能起到不错的效果,但由于治疗周期长、复发率较高,患者常常难以坚持,容易丧失信心;硅胶、加压治疗一般用于创伤和手术以后的预防和辅助,操作相对简单,但同时也有着治疗时间长、起效慢等特点。激光是当今瘢痕治疗领域中较新型的手段,不同的光电设备和参数对不同种类的瘢痕具有防治意义。例如陈旧性瘢痕可以采用离子束(plasma)及点阵式二氧化碳激光、铒激光进行治疗;病理性瘢痕可以辅助脉冲染料激光、点阵式二氧化碳激光、离子束治疗等。当然,具体治疗方法还是需要根据瘢痕的具体情况来决定。此外,控制饮食以及调整生活习惯也是瘢痕防治不可或缺的方面。我们建议患者不要抽烟、喝酒,少吃辛辣的食物(包括葱、姜、蒜、芥、韭菜、桂皮、八角、茴香等),少吃油炸食品,减少肉类、甜品的摄入等。此外还要尽量减轻心理压力,不要熬夜,生活作息要规律等。

有人会问,如果受伤或手术后想要预防瘢痕,或得了病理性瘢痕这种疾病,应该去哪里治疗?现在大多数一二线城市的三级公立医院一般都设有整形外科。如果想得到正规的治疗,我们还是建议去这些大医院进行检查诊治。另外,有些大医院还会特设瘢痕专科,他们对于瘢痕的诊疗相对更为专业,也更有经验。切勿听信一些广告与传讹,尝试各种不知名的药物和偏方,防止瘢痕不但没有改善,反而还加重了病情,从而既延误了治疗的时间,也浪费了大量的精力和金钱。

总之,轻微的瘢痕并不影响我们的生活,而对于较严重的瘢痕,我们应该正视它,面对它,调整好心态,舍弃自卑,通过正规的渠道来了解和治愈瘢痕。

98 先天性"小耳朵"的治疗

张如鸿　整复外科

不是每个人的一生都是完整的,但是每个人都希望自己有一个完整的人生。

从呱呱坠地的婴儿开始,生命就有可能出现残缺。比如小耳畸形,一种在胎儿时期无法识别的出生缺陷,就可能会给孩子的一生带来莫大的影响。但是有一群人,他们用"上帝的手"复原了这些孩子不完整的人生,还给他们一对"自信"的耳朵。

心理障碍比听力障碍危害更大

小耳畸形是一种先天性的耳郭发育畸形,耳朵整体大小比正常人要小,而且缺乏正常的结构。比如,有的耳朵上的沟沟回回没有了,有的耳朵看上去就像一粒小花生米,有的耳朵外轮廓没有了,有的耳垂没有了,有的耳蜗没有了,有的耳朵就是一块"光板",有的耳朵是耷拉的……总之,跟正常的耳朵不一样,感觉缺了很多东西。其中有将近一半的患者没有耳道(耳洞),伴有一定的听力障碍。

小耳畸形在亚洲的发病率比较高,我国小耳畸形的发病率有将近四千分之一。很多患儿会用头发把耳朵遮起来,不让别人看到自己的"不同"。甚至有些男孩子把头发留得很长,像女孩子一样。

家长往往会担心患儿的听力问题，其实单侧小耳畸形的孩子，听力障碍对日常生活的影响并不大，只是心理方面的问题更严重。很多孩子会出现心理障碍、社交障碍，甚至自闭，产生自卑心理，缺乏自信，影响学习能力，对孩子的成长乃至一生都会产生严重影响。

我们曾经做过量表分析，患儿的心理与正常孩子相比，存在很大的问题，一个耳朵的缺损导致了患儿社交能力、沟通能力的障碍，以及性格、心理障碍。所以，耳朵外形的构建就显得更为重要。

手术时机满足两个"6"

为了不影响孩子的心理健康，是不是可以在孩子发现自己的"不同"之前，就尽早做手术呢？手术时机的选择，必须同时满足两个"6"：

（1）手术年龄必须超过6周岁。

（2）胸围必须超过60cm。

小耳畸形的耳再造手术的年龄，现在通用的标准是6周岁，但这是理论上的最低年龄。有些儿童可能6岁的时候胸围达不到60cm，同时满足这两个标准的最佳年龄大概在10岁左右。

手术并非越早越好

不主张过早进行手术，主要有两个原因。

（1）耳朵的发育基本上到6岁定型，这个时候发育完成约90%。如果太早手术，正常一侧的耳朵还没完全发育好，后期还会再生长，而参照其再造的耳朵后期不会再生长，那么，两个耳朵的大小就会出现明显的差异。

（2）6岁儿童正好要准备入学了。幼儿时期宝宝的社交需求比较低，处在懵懂时期，对于自己的"不同"也不会有过多的注意，对宝宝的心理和社交影响不大。6岁以后要准备进入小学学习了，孩子的社交需求越来越明显，相互交往、观察、比较，小耳畸形的影响就会凸显出来。这个时候就需要手术了。

手术年龄不宜偏大

选择合适的手术年龄非常关键。小耳畸形手术的年龄也不宜偏大，因为年龄大了以后骨头变硬，皮肤弹性变差，会给手术增加难度，手术后的效果也可能没有那么好。

整形外科耳再造手术就像创作一件艺术作品，这件艺术作品的最佳创作年龄就是10~12岁，年龄越大，艺术品的完美程度可能就会下降。

很多家长担心手术会不会影响孩子正常上学。其实耳再造手术对孩子上学影响很小，术后5~7天孩子就可以上学去了，但是8周之内不宜上体育课。因为耳再造所需的材料是从孩子自身的肋软骨上切取的，手术后胸廓部位缺乏相应的保护，意外的冲撞容易造成损伤。8周以后手术部位的组织都长好了，就可以正常运动了。

如何补救孩子的听力

小耳畸形既有外形上的缺失，也有功能上的障碍。对于伴有听力障碍的患儿，我们如何来补救孩子的听力呢？

人能听到外界的声音，通过两种方式的传导：一种是耳道传导，又称气传导，占听力的60%；还有一种是颅骨传导，又称骨传导，占听力的40%。

生活中我们都有这样的体会：即使把耳朵闷住了，也能听到声音，只不过音量比较小。这种声音就是通过颅骨传导听到的。所以，小耳畸形的患儿即使耳道缺失，听力障碍，也可以通过耳后植入助听器的方式，扩大颅骨传导的声音来弥补听力。

"打耳洞"需慎重

有的家长可能会觉得：是不是可以打个耳洞，既增加美观，又能恢复听力？

目前而言，不提倡通过打开耳道来提高听力。其实没有耳道，对孩子的听力影响并不大。

对于单侧小耳畸形的患儿，疾病对孩子心理造成的影响比听力障碍造成的影响程度更大。患儿可能存在20%~30%的听力缺损，但是这种程度的听力缺损对生活不会造成很大的障碍。以现有的医疗技术帮助患儿打开耳洞，重建耳道，反而会带来很多其他的问题。对于整形外科来说，包括耳洞再通、泪小管再通等所有管道再通手术都非常困难，现有的医疗技术很难避免一些比较严重的并发症。

生理性的耳道是弯曲的，现阶段的人工耳道没法做到生理性弯曲。手术成功的概率也非常低，目前只有10%左右。

另一方面，耳洞在耳朵的美观方面所占比重很小，处于比较隐蔽的位置，大多数角度其实都看不到耳洞，只有在一个人的斜后方仔细看才会发现有没有耳洞。耳洞的作用更多地体现在功能方面。

双侧听力障碍需尽早补救

单侧听力障碍对患者生活影响很小，双侧听力障碍则对生活影响很大，需要及时进行功能弥补。

双侧畸形一定要尽早干预，因为双侧听力障碍对幼儿早期的语言发育会产生很大的影响，两侧畸形的患儿，听力只剩下40%的骨传导，早期干预并不是把耳道打开重建气传导，而是放大另一条通路——骨传导。早期可以选择头戴式助听器，又称软带，可以放大骨传导的声音。

等到孩子长大到一定的年龄段，满足手术条件时再做整形手术，在完成了第2次耳整形术的同时植入助听器。

待之如常，他便如常

对于小耳畸形的孩子，家长要把他当成正常孩子一样对待，不能过度溺爱。

生活中，有些人因为存在某些缺陷，就会把所有出现的问题都归因于这种缺陷。小耳畸形单侧耳道缺失确实会有听力障碍，但是这种听力障碍对孩子的生活学习影响并不大，不要把这种轻微的听力障碍作为孩子学习成绩不好或者表现不好的借口。

2005年，一个在读初三的女孩，因单侧小耳畸形，没有耳道，轻度听力障碍，前来就诊，做了整形手术。进入高中后，这个女孩不仅学习更加优异，各种课外活动也非常积极，性格活泼开朗，成为学生中的"领袖"。后来，她还学会了5种语言，曾在联合国和欧盟总部实习，现在沃尔顿从事博士后工作。

有些家长对孩子的教育非常好，即使存在小耳畸形，也待他如正常孩子一样，孩子也充满自信，内心非常强大。

有很多孩子手术后，成绩一下子就提高了，人也变得开朗了，这是孩子找回自信的一种表现，这就是整形手术的意义，同时也需要家长的配合，对孩子进行正确的心理辅导。

99 冬季养生之道

郝 军 中医科

中医学养生以传统中医学理论为指导，遵循阴阳五行生化收藏之变化规律，通过饮食、睡眠、运动、药物等手段，对人体进行调养，保持生命健康活力，达到保养精气、强身健体、延年益寿的目的。中医学认为冬季是匿藏精气的时节，冬令进补以立冬后至立春前这段期间最为适宜。冬季养生的重要原则是"养肾防寒"。

中医学认为人和自然是相通相应的，自然界四时有"春生、夏长、秋收、冬藏"这样的一个规律，那么我们人体也要遵循自然界的这种规律。所谓"天人相应"。冬季自然界是"蛰伏闭藏"，《内经》说："藏于精者，春不病温"，即在冬令进补，能使"精气"储存于体内，到春天就不会患病，冬季养生采取的是以"伏藏"为主的这样一个养生的原则。

在冬季应少食生冷，多食温热，但也不宜燥热，冬季起居调养切记"养藏"阳气。早睡晚起，保证充足的睡眠，有利于阳气潜藏。冬天应提倡多运动，但要注意"冬藏"。运动时要注意防寒保暖，还要把握好度，避免不当锻炼引发疾病。膏方是由中药制成的一种具有营养滋补和预防治疗综合作用的稠厚的膏滋方，药性较缓和，药力持久，具有滋补强身、治病纠偏等多种作用。冬季服用的中药膏剂还可抗衰延年。

对于"冬令进补"，每个人应根据自己的实际情况有针对性地选择温补、清补，不可盲目进补。我们可以多吃一些温热食物，如羊肉性温、味甘，冬季常吃羊肉不仅可以增加人体热量、抵御严寒，对一般体虚怕冷、腰膝酸等阳虚症状也具有治疗效果。同时，也要吃一些蔬菜，如大白菜性微寒、味甘，具有养胃生津、除烦解渴、利尿通便、清热解毒等功能。饮食进补时，我们提倡荤素搭配、阴中求阳。

冬令宜适当早睡晚起。《内经》说："冬三月，早卧晚起，必待日光，此冬气之应养藏之道也。"就是说冬三月，是万物生机闭藏的季节，应避免扰动阳气，要尽量做到早睡晚起，等到日光出现后再起床，这是顺应自然界冬季阳气闭藏、养护人体阳气的养生原则。

冬季运动原则应当是顺应冬天阳气收藏，而选择运动幅度小、热量消耗较大的运动，可选择快走、慢跑等低强度等运动，"微动四极"来助阳，以推动血液在人体正常运行，"通则无病"。对于老年人，尤其是患有呼吸道疾病、高血压、心脏病的患者，晨运并不是最佳的时机，因晨起气温较低，而寒性收引，血管易收缩，寒性凝滞易使气血运行不畅，而使原有的疾病复发或加重，应当等自然界阳气充足后再进行锻炼。

膏方主要由具有温热性质和滋补作用的中药组成，天热易变质，冬季便于保存，是冬季药物进补的首选。膏方药味较多，少则20余味，多则40余味或更多。膏方加工时，根据处方将药材合在一起经过浸泡、2~3次煎煮、再将药汁合在一起，煎煮浓缩，再加入名贵药材（另煎）、用阿胶、龟板胶、鹿角胶、鳖甲胶、饴糖、冰糖、蜜等收膏，精制加工成稠厚的膏剂，具有预防疾病、治疗疾病以及延年益寿的功效。

膏方主要适用于亚健康状态者，症见疲劳、乏力、气短、失眠、厌食、便秘、腰腿疼痛等。另外，人到老年，精气日衰，此时服用膏方，补充人体气血之不足，对于维持人体阴阳平衡、加强脏腑气血功能，均具有重要的意义。膏方服用期间的忌口：萝卜、浓茶，以防降低药效。膏方是针对个体的状况而配的，应一人一方，不可混淆。在服用膏方期间如发生感冒、发热、咳嗽、多痰或其他急性疾病时应暂停服用。

冬季养生除以上需注意的以外，还要注意精神调摄。《内经》记载："使志若伏若匿，若有私以，若已有得。"就是说冬季万物肃杀，生机潜伏，阴气内藏，除要保持精神上的安静以外，在神藏于内时还要学会及时地调摄不良的情绪，要以安定清净为根，同时应避免各种不良情绪的刺激和干扰，使心情处于恬淡宁静的状态，不要妄事操劳，遇事做到秘而不宣，含而不露，令心神安静自如。

100　当伤口失去自我愈合的能力

蒉　纲　中医科

生命有神奇而强大的自我修复能力，当我们不小心受伤，身上出现小伤口的时候，机体会自己慢慢将伤口修复，逐渐愈合。大而严重的创伤，经过手术缝合之后，也能自己慢慢愈合。

但是，某些疾病或其他一些特殊原因会导致伤口失去自我修复的能力，难以愈合，从而成为慢性伤口。

伤口愈合的三个阶段

伤口愈合从病理生理角度来说，分为三个阶段：炎症清创期、肉芽增殖期和上皮形成期。每个阶段存在的问题不一样，处理的方式也不一样。

1）第一阶段：炎症清创期

此时抗感染是重点，需要给伤口消炎、清创。这一阶段可以使用抗感染的西药、功能性伤口敷料，也可以使用抗感染的中药，如何选择药物很关键。抗生素使用不当可能造成耐药，影响愈合，甚至愈演愈烈。

比如有的伤口是铜绿假单胞菌（绿脓杆菌）感染，以前局部使用庆大霉素可以起到很好的抗菌作用；但是研究发现，长时间使用可能造成肾功能损伤、耳毒性反应等，而且还会产生耐药性，现在西医往往用含银敷料治疗。而使用提脓去腐的中药膏也能杀灭细菌，从而促进伤口愈合，且不会形成耐药。

另外，这一阶段伤口渗出较多，需频繁换药，至少每天一次，甚至一天两次。

2）第二阶段：肉芽增殖期

这一阶段要让伤口保持红色，肉芽才能正常生长。这个时期渗出减少，换药间隔时间也可以减少到两天一次，甚至三四天一次。在相对无菌的密闭状态下，肉芽组织就生长得很快。

3）第三阶段：上皮形成期

此阶段伤口渗出明显减少，在水肿不太明显的情况下，可以五到七天换药一次，减少对伤口的刺激，也能加快伤口的愈合。

导致伤口难愈的原因

一般情况下，伤口都有自愈倾向，但是有些患者的伤口却久治不愈，反反复复。伤口经正规治疗后，如果一个月内没有愈合的倾向，即诊断为慢性伤口。造成慢性伤口的原因有：血管病变、创伤性手术、异物、压迫性损伤、结核杆菌感染、肿瘤及药物等。

1）血管病变

如下肢动脉硬化闭塞症、下肢血栓闭塞性脉管炎、糖尿病周围血管病变、下肢深静脉血栓、下肢深静脉瓣膜功能不全及静脉曲张等，都可能导致伤口难以愈合，形成慢性溃疡等。

血管病变患者由于病变部位的血液供应差，周围组织缺乏足够的营养，逐渐坏死、发生炎症反应，出现伤口后难以愈合。

2）手术后

因病需行常规外科手术或微创手术，有的患者术后会出现伤口延迟愈合。手术伤口延迟愈合与切口脂肪液化、皮瓣坏死、皮下积液、切口缝合线头残留、微创手术残留窦道等有关。最多见的手术伤口延迟是乳腺癌术后伤口不愈，包括乳腺癌切除术本身遗留的切口、引流管伤口，以及乳房重建时引起的不愈伤口。

3）异物

伤口中如果存在异物，如金属碎屑、鱼刺、玻璃碎渣、木屑、手术线头没有吸收等，清创时没有发现或无法清除干净，就会形成持续的刺激而造成反复的炎症反应，伤口就难以愈合。

4）压力

压疮又称褥疮，多见于长期卧床的患者，在夜以继日的压力之下，局部皮肤组织缺血、缺氧而坏死，产生伤口，且难以愈合。

5）药物

激素：自身免疫性疾病患者，如红斑狼疮、类风湿关节炎、皮肌炎、硬皮病等，需要长期服用激素治疗。这类患者容易出现血管炎，在肢体的远端、关节部位出现伤口，虽然面积一般都不大，但是伴有疼痛，且不容易愈合。这是因为激素具有抑制炎症反应的作用，而伤口愈合的第一阶段炎症清创期需要产生一定的炎症反应，才能启动伤口的愈合过程。所以，长期服用激素者一旦出现伤口之后就很难愈合。

羟基脲：一些血液病患者，如骨髓异常增生综合征患者，需要服用羟基脲类药物来抑制骨髓异常增生，阻止血小板、红细胞的异常增加。长期服用羟基脲者快则两三年、慢则四五年，就会逐渐出现慢性伤口，这类伤口的特点也是面积小、伴有疼痛。

6）肿瘤

肿瘤也会造成伤口不愈合，如乳腺癌、肺癌、肝癌的患者发生远处转移时，可能出现难愈的伤口。肿瘤产生的伤口，在肿瘤没有得到控制的情况下，是很难愈合的。

曾经有一位中年男性患者，在家里宰杀鱼时，不小心被鱼刺刺破了手指，后来伤口发炎化脓，医生清创处理后给予包扎、定期换药，但是持续2个多月伤口都没有愈合。给予中药膏外敷治疗，持续换药近1个月伤口也没有愈合，且发现伤口容易出血，患者疼痛难忍。随即怀疑有其他疾病可能，比如结核杆菌感染、肿瘤等。遂给予伤口组织结核杆菌培养、病理学检查，最后病理学检查结果确诊为皮肤鳞癌。

肿瘤伤口的特点是：疼痛，容易出血，渗出多，异味。因为肿瘤的血管较为丰富。所以对于容易出血的慢性伤口要高度怀疑肿瘤的可能。皮肤肿瘤如果早发现、早治疗，预后较好。如果延误了诊治，就会影响患者的生存率。

7）结核杆菌感染

极少数患者的伤口会感染结核杆菌，出现干酪样坏死，形成脓肿，伤口就很难愈合。

经正规治疗后没有愈合倾向的伤口，要考虑其他疾病的可能。慢性伤口的形成都是有原因的，要逐一进行排除，找到病因，才能得到有效的治疗。

中药膏如何促进伤口愈合

如今，看中医的外伤患者逐渐减少，而糖尿病足、下肢溃疡、褥疮（压疮）等伤口患者越来越多，以及各种各样的手术后伤口不愈合的患者也在不断增加。

早在20世纪七八十年代，乳腺癌术后伤口不愈的比例超过70%，因为乳腺癌切除后很容易形成皮下积液、皮下空腔，导致渗液增多而使得伤口不愈。那时候通过引流管、胸带压迫等方式促进伤口愈合，将伤口不愈率控制到1.5%~2%。即便如此，但仍有不少患者遭受着术后伤口不愈合的痛苦，生活质量受到严重影响。

曾有一位患者，乳腺癌术后数月伤口都没愈合，皮下空腔面积较大，放化疗后伤口渗出严重，不断有脓水流出，严重影响生活，患者痛苦不堪。后使用医用液状石蜡将中药膏调成乳状，然后用针筒注射入患者的皮下空腔内，在用胸带加压包扎好，经治疗2周后伤口完全愈合。

中药膏是如何起到促进伤口愈合作用的呢？其功效主要有三大类。

1）提脓祛腐

使用一些具有腐蚀性的药物，比如含有汞（水银）、铅等重金属物质的药物，常见的有九一丹、八二丹等丹剂。这类药物有一定的毒性，对组织细胞具有破坏作用，却有"拔毒"的作用，使用含丹剂的药膏能将伤口处的有毒有害物质"拔"出去，将脓液"吊"出来。

比如，外伤导致铁屑进入体内，依靠现在的外科清创技术，很难将铁屑清除干净。但是外敷拔毒的中药膏后，就可以将铁屑等异物从伤口"拔"出来。

再比如，有些患者手术后缝线没有吸收，形成窦道难以愈合，患者感觉瘙痒不适，但这些窦道往往非常小，缝线埋藏比较深，医生很难找到。这种情况下外敷拔毒的中药膏，就可以将缝线"吊"出来，然后剪除缝线，再敷药几天，窦道就能愈合了。

拔毒的药膏确实具有比较独特的疗效，但这类药膏含有毒的重金属成分，需要谨慎使用。

2）活血生肌

使用活血化瘀、养血生肌的中药，让新的组织生长起来，促进伤口愈合。比如长皮膏2号，含紫草、当归、地骨皮、白芷等，以养血生肌的药物为主，可促进肉芽组织的生长。

3）收敛长皮

使用一些具有收敛止痛作用的药物，可以促进表皮生成。比如长皮膏1号，含冰片、煅石膏等，以矿物质药物为主，具有收敛作用，可促进皮肤组织的生长。

临床应用中，有时根据伤口的具体情况，可以将上述三类药物组合使用。比如将提脓祛腐的药物与活血化瘀的药物组合在一个处方中，制作成一种药膏，就具备了双向调节作用，既有破坏作用，又有生成作用。一方面破坏脓腐之物或异物，另一方面促进健康组织的生长。最后愈合的创面质量就比较好，不会有凹凸不平、疙疙瘩瘩，瘢痕也比较小。

给难愈伤口"造势"

有些患者发现，自己的伤口外敷中药膏后，反而产生较多的渗液，有很多脓水渗出，认为是感染加重而担忧不已。

中医学对于创面的治疗除了提脓祛腐之外，还能煨脓长肉，这种看似脓水的组织液其实并非感染，而是有利于伤口愈合的黏液。

传统的西方医学观念认为，干燥的伤口易于愈合。但是，近些年来的研究发现，湿润疗法更有利于伤口的愈合。比如，临床不少病例显示，烧伤患者的伤口干燥但很难愈合，而采用湿敷的方法却能促进伤口愈合。

太过于湿润的伤口也不利于愈合，不干不湿最有利于伤口的愈合。比如，想要让伤口变得湿润一些促进肉芽组织生长，就可以增加养血生肌的药物；想要让伤口变得干燥一些促进表皮生长，就可以增加收敛作用的药物。

中医学称此为"造势"。"势"是中医学中病机转化的关键。

中药膏外敷引起过多渗液时，可以再撒上中药粉吸收渗液，改善伤口的干湿度，以更好的环境促进伤口愈合。1号长皮膏偏干，2号长皮膏偏湿，控制好伤口干湿比重，灵活应用两种药膏，为伤口"造势"，能促进伤口更快愈合。

掌握治病的原理很重要，了解了疾病的病机变化和趋势，就可以"造势"调干湿、长伤口，遣方用药就是顺理成章的事情。但如果原理没有掌握，不了解疾病的病机转归，就看不清疾病处于哪一阶段，治疗也就无从下手了。

外科病不能单纯治"外"

治病必求其本。治外不治内，不能治病之本。

中医学外科除了可治疗疮疡等发于皮肤肌表的外科病之外，还可治疗乳腺病、甲状腺疾病、男科前列腺疾病、肛肠科疾病等，且内外兼治，各擅其长。但不管是哪一科、哪一类疾病，治疗的原则是可以通用的，外科疾病的治疗也需要辨证论治。

伤口治疗也需辨"阴阳"。治疗伤口除了外用药物外，还可配合口服中药。比如，伤口颜色灰暗者，多偏阴，需要口服一些温阳的中药，外敷偏热性的中药；伤口红肿者，多偏阳，需要服用一些清热解毒的中药，外敷金黄膏等中药膏去脓消肿。

长期服用激素、羟基脲类药物者，大多会出现阴虚内热的表现。口服中药除了改善阴虚内热的状态之外，还可以拮抗激素抑制炎症的作用。使用类激素样作用的药物，可以减少激素的服用剂量，比如白花蛇舌草、仙茅、仙灵脾、蚕茧等。

中医学理论强调，人是一个整体。伤口难以愈合往往存在内部因素的影响，只有找到病因，将整个身体的阴阳调整到平衡的状态之后，再局部使用长皮膏等外用药促进伤口愈合，效果会更好。